中医
智慧育儿百科

中西医结合儿科医生20余年
临床经验总结

刘慧兰　编著

U0369070

中国轻工业出版社

图书在版编目（CIP）数据

中医智慧育儿百科 / 刘慧兰编著. —— 北京：中国
轻工业出版社，2019.9
ISBN 978-7-5184-2218-0

Ⅰ. ①中… Ⅱ. ①刘… Ⅲ. ①婴幼儿－卫生保健
Ⅳ. ①R174

中国版本图书馆CIP数据核字（2019）第055246号

责任编辑：孙苍愚　付　佳　王芙洁　　责任终审：张乃柬　　封面设计：锋尚设计
策划编辑：孙苍愚　付　佳　王芙洁　　责任校对：吴大鹏　　责任监印：张京华
版式设计：水长流

出版发行：中国轻工业出版社（北京东长安街 6 号，邮编：100740）
印　　刷：艺堂印刷（天津）有限公司
经　　销：各地新华书店
版　　次：2019年9月第1版第1次印刷
开　　本：720×1000　1/16　印张：20
字　　数：350千字
书　　号：ISBN 978-7-5184-2218-0　定价：49.80元
邮购电话：010-65241695
发行电话：010-85119835　传真：85113293
网　　址：http://www.chlip.com.cn
Email: club@chlip.com.cn
如发现图书残缺请直接与我社邮购联系调换
180039S3X101ZBW

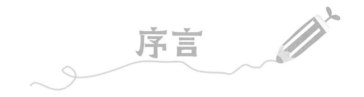

序言

作为一名儿科医生，我每天接触的都是各种各样的患儿，看着家长们焦急心疼的样子，说实话我也是感同身受的，因为在生活中我也是一个妈妈，所以我非常理解家长们的心情。但是，我不得不说一句，孩子生病，家长有不可推卸的责任。就拿儿科诊室独有的"风景"来说，家长带着孩子来看病，在走廊里候诊时，孩子不舒服、哭闹，家长就拿零食哄孩子，在零食的安抚下，孩子暂时安静下来。想必家长们对这个场景不陌生吧？每次看到这样的家长，我的心里都是五味杂陈，因为薯片、虾条、糖果等属于高盐、高糖食品，是非常不健康的，对某些疾病来说是雪上加霜。

正所谓："为人父母者，不知医为不慈。"作为父母，如果不懂孩子的生理、病理特点，不了解孩子生长发育的规律，盲目养育，给孩子不恰当的饮食和护理，生病时不能及时采取合理的治疗措施，这是对孩子的成长是毫无助益的，更如何谈及让孩子健康成长呢？我们常说，身体是革命的本钱，不管大人还是孩子，健康永远是第一位的，我在临床工作这么多年，见多了生老病死，健康在我看来便是无价之宝。所以，时隔两年，我再次提笔著书，把我多年的养育及临床经验拿出来与广大读者分享，目的是让更多的家长知道如何科学养护孩子，陪伴孩子健康成长。

本书中总结了育儿的方方面面知识，例如如何保养孩子的五脏六腑，如何给孩子补充营养，各个阶段的孩子怎么吃，婴幼儿大动作和精细动作的练习，孩子的日常护理，小儿常见病的对症处理及调养方法，如何调整孩子的不良情绪等。写着写着就觉得自己很啰唆，很多事情总是担心讲不明白，这大概就是职业病吧！希望读者朋友们多多包容，当然您的批评与建议我也会照单全收，我只盼望这本书能对大家有所帮助，让所有的孩子少生病，这便是我最大的愿望！

孩子发热的降温方法

孩子体温＜38.5℃：使用物理降温法

推荐使用的方法：

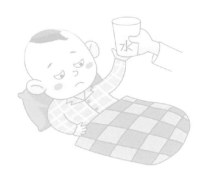

✔ 多喝水

> 方法 少量多次地喝，每半小时喝一次。

> 作用 汗液蒸发可以散热；多排尿可带走体内的热量。

✔ 温水擦身

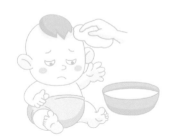

> 水温 32~34℃。

> 时间 每次10~20分钟。

> 部位 头、颈部、腋下、肘部、腹股沟、四肢。

> 作用 通过水分蒸发来散热。

> 注意 擦身时注意保暖；避免擦拭胸前、腹部、足心等部位。

✔ 温水洗澡

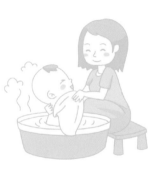

> 水温 比体温稍低即可。

> 时间 5~10分钟。

> 作用 用水分吸收身体的热量，可快速降温，适宜高热患儿。

> 注意 洗完澡后，迅速擦干，穿好衣服，避免着凉。

不推荐使用的方法：

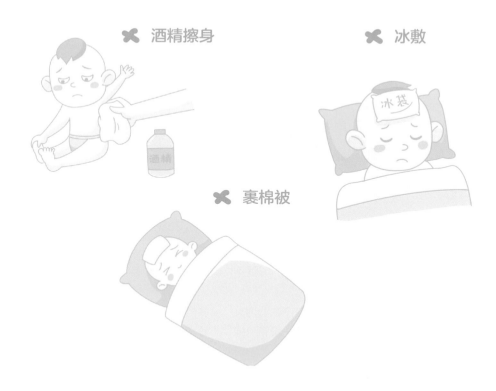

✖ 酒精擦身

✖ 冰敷

✖ 裹棉被

孩子体温≥38.5℃：适时服退烧药退热

推荐	不推荐
✓ 对乙酰氨基酚：3个月以上孩子的首选	✖ 肌肉或静脉注射、输液
✓ 布洛芬：6个月以上孩子宜选	✖ 青霉素、头孢等抗生素类药物
✓ 孩子持续高烧不退时，对乙酰氨基酚和布洛芬可交替使用，间隔4~6小时	✖ 阿司匹林、尼美舒利、安乃近等

注意：在孩子发热期间，应仔细为他测量体温，密切关注体温变化情况。同时仔细观察孩子的脸色是否苍白，呼吸是否增快，有无恶心、呕吐、腹泻，有无神志的改变，有无惊厥的发生。若出现上述情况，请立即就医。另外，因孩子的个体差异，用药时机的标准也应灵活应对，不一定非要等到38.5℃以上才能用药，具体可咨询医生。

孩子上火了怎么调

　　婴幼儿的脏腑功能尚未发育成熟，如果饮食失调、生活起居不当，就很容易导致上火。上火属于中医热证范畴，中医认为人体阴阳失衡，内火旺盛，就会表现出上火的症状。因此"上火"就是人体阴阳失衡后出现的一系列内热证候，比如眼睛红肿、口角糜烂、尿黄、牙痛、咽喉痛等。而在中医中"火"又可以分为"实火"和"虚火"两大类，二者调理方法也不一样，所以，当孩子上火了，要先分清虚实，再对症调理。

	实火：清热泻火	虚火：滋阴清热
症状表现	食欲不振、口舌生疮、眼屎增多、口臭、大便干、小便黄、睡眠不安等	口干唇燥，不想吃饭、厌食，大便干、小便短黄，烦躁、乱发脾气，手脚心热、夜里盗汗、睡不好
饮食原则	·饮食要清淡，多给孩子吃些清火食物，如白菜、芹菜、莴笋、绿豆、西瓜等 ·忌辛辣、油腻、高热量食物 ·让孩子多喝白开水，补充体内所需的水分，去火排毒	·多摄入水分，以补充发热时丢失的水分，亦可生津利尿，加速热量散发 ·多给孩子吃滋阴食物，如梨、鸭肉、豆腐、藕、银耳、山药、百合等 ·忌吃辛辣燥热食物，如辣椒、干姜、生蒜、大葱、韭菜、荔枝、羊肉、虾等，以免助热耗阴、伤阴
食疗方	绿豆海带粥：绿豆（50克）洗净后，用清水浸泡2~4小时；大米（50克）淘洗干净；水发海带（50克）洗净、切成小块。上述食材共煮成粥即可	山药沙参麦冬扁豆粥：将沙参（10克）、麦冬（10克）加水煮20分钟，取汁，将药汁加大米（50克）、山药（15克）、白扁豆（15克）共煮成粥食用
穴位按摩	用拇指指端按孩子的内庭穴（位于足背，第2、3趾缝间的纹头处），稍用力按压1分钟。可清热泻火，改善口臭、便秘、鼻出血、牙龈肿痛等上火症状	用拇指指端按揉孩子的三阴交穴（足内踝尖往上3寸处），每次2~3分钟。可补肝、脾、肾三脏之阴
定时排便	每日定时排便1~2次，保持肠道通畅，有利于泻火	
保证睡眠	睡眠不够或睡眠质量不好都容易引起上火，所以家长要保证孩子有足够的睡眠，不熬夜	

注：虚火也分很多种，本处仅以其中一种为例。

怎样预防反复感冒的发生

饮食得当，强壮脾胃

　　婴儿期重视母乳喂养，因为母乳中所含的免疫球蛋白A有助于提高婴儿免疫力，帮助抵抗细菌与病毒感染，对预防感冒有独特功效。幼儿期的饮食则要以清淡、易消化、有营养为原则，多喝水，多吃一些米粥、面条、馒头、新鲜蔬菜等，少吃肥甘厚腻的食物。另外，还要让孩子养成规律、有节制的饮食习惯，以强壮孩子的脾胃功能，充实人体的正气，正气足了也就不怕外邪入侵了。

衣物得当，寒热适宜

　　中医认为要想小儿安，三分饥与寒。意思是要确保婴幼儿平安健康，就不能让孩子吃得太饱，穿得太暖。所以，家长不要总担心孩子冻着，给孩子穿得特别多，这种做法往往会使孩子失去适应气候变化的能力，孩子穿的衣服应该要比大人少一件。当然，也不能让孩子太贪凉，尤其是夏天，不能给孩子吃太多冷饮或寒凉水果，不要长时间吹电扇和空调，不宜洗冷水澡，因为孩子承受太大的温差大，会更容易生病。

规律作息，提高免疫力

　　孩子处于生长发育的最快时期，但免疫力的提升相对迟缓，在孩子处于疲劳、睡眠不足的情况下，抵抗力会明显下降，容易引起感冒，因此，家长要关注孩子的作息时间，督促孩子按时睡觉，最好是21点之前就能进入睡眠状态，这样既能提高孩子的免疫力，还能促进其生长激素的分泌。

合理运动，增强体质

　　户外活动能够增强孩子的免疫力和抵抗力，家长要鼓励孩子每天到户外活动至少1小时，大一些的儿童应每周进行3次体育锻炼，同时接受日光照射，补充维生素D，增强体质，减少上呼吸道感染机会，这比服用增强抵抗力的药物更实际、作用更明显。

给孩子补充营养，不挑食

合理、充足的营养是孩子体格生长的物质基础，家长在给孩子准备饮食的时候，既要保证营养均衡，又需要适当多提供一些利于体格生长的食物，如鱼、虾、瘦肉、大豆类等富含蛋白质的食物；又如牛奶、虾皮、豆制品等富含矿物质的食物。此外，还要让孩子养成良好的饮食习惯，不挑食、不偏食，尤其不要让孩子过多地吃零食。

充足的睡眠促生长

我们常说，小孩子睡觉就是在长个儿，确实，人体的生长激素在晚上分泌得比白天多，尤其是到21点至第二天1点和清晨5点至7点达到分泌高峰。所以，家长千万不要让孩子熬夜，应该让孩子在每天21点前入睡，早晨7点后起床，这样才能保证在生长激素分泌高峰期处于深睡眠状态，对孩子长高非常重要。

多做户外运动

运动不但有利于增强孩子的体质，还可以促进人体的新陈代谢，加速血液循环，促进生长激素分泌，加快骨组织生长，帮助孩子长高。所以，随着孩子的大动作发育，家长要适时给孩子安排合适的运动，多在阳光下跑跑跳跳。

捏脊可促进生长发育

捏脊，是捏捻脊柱两侧膀胱经处肌肉的一种外治法。中医看来脊柱就是督脉所处的位置，而督脉、膀胱经都是主管阳气的，所以，捏脊有助于提升孩子的阳气，家长每天给孩子捏几遍，就会使孩子周身气血畅通，生发能力增强，也就能长高了。

孩子使用抗生素的常见问题

Q1 抗生素就是消炎药吗？

A: 不是，它们是不同的两类药物。消炎药是针对炎症的，而抗生素并不是直接针对炎症，而是针对引起炎症的细菌来发挥作用，对于病毒引起的炎症无效。如果孩子的炎症不是细菌引起的，那么服用抗生素不但不能治愈炎症，反而会杀死体内的有益菌群，造成孩子抵抗力下降。

Q2 多大的孩子才能使用抗生素？

A: 如果没有适应证，多大的孩子都不建议使用抗生素。如果有特殊原因非用不可，最好听从医嘱。

Q3 孩子得了什么病才可以使用抗生素？

A: 抗生素临床应用适应证主要有：细菌性肺炎；急性化脓性扁桃体炎；急性化脓性中耳炎，表现为外耳道流脓；鼻窦炎，表现为流脓性鼻涕；细菌性感冒合并高烧（体温超过39.5℃）持续1~2天或有高热惊厥；验血报告白细胞超过12000个/立方毫米，嗜中性粒细胞超过80%。但是要提醒大家的是，即使孩子确实得了这些适应证，但用不用抗生素需要由医生来决定，不要擅自给孩子服用。

Q4 哪些小儿常见病无须使用抗生素？

A: 感冒、秋季腹泻和小儿支气管哮喘，这三种小儿常见病不需要使用抗生素治疗。因为感冒和秋季腹泻大多数都是病毒引起的，而抗生素对病毒无效，除非合并细菌感染。哮喘则是一种由过敏原的刺激导致的过敏性疾病，并非细菌感染所致，使用抗生素无效。

Q5 孩子发烧了，怎样判断该不该用抗生素？

A: 导致发热的原因很多，比如感冒、扁桃体炎、支气管炎、肺炎等，到底用不用抗生素，先要进行血液检查，看孩子的发热是由细菌还是病毒引起的，然后再由医生判断该不该使用抗生素，切忌擅自给孩子服用抗生素类药物。

Q6 滥用抗生素会有什么危害？

A: 抗生素的作用就是杀菌，如果滥用抗生素，那么抗生素在杀死致病菌的同时，也影响了正常细菌，使体内菌群失调，导致抵抗力降低。更为严重的是，滥用抗生素还会培养细菌的耐药性，当细菌的耐药性越来越强，抗生素对它就失去了治疗效果，最终产生超级耐药细菌。

Q7 正确合理使用抗生素，家长要注意什么？

A: ①不要自己决定是否用抗生素，抗生素是处方药，必须经过医生的判断才能使用。②抗生素的使用应以医嘱为准则，不能多用，也不能擅自减量或停药。③能服用老抗生素时，尽量不服用新的抗生素。④一种抗生素能治好的病就没必要用两种。⑤能口服时，尽量不选择针剂。

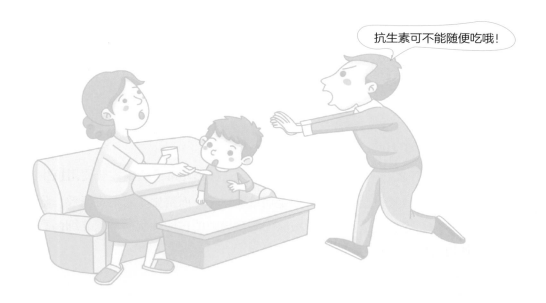

抗生素可不能随便吃哦！

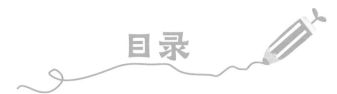

目录

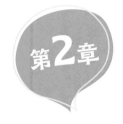

第2章

脏腑发育好不好，
关乎着孩子的身体状态

第3章

补充营养素，
是孩子健康成长的关键

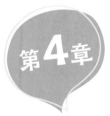

第4章

合理饮食，
吃得好才能长得快

第5章

让孩子动起来，
增强体质身体壮

第6章

科学护理，
关注孩子成长的每一个细节

第**7**章

孩子生病了，
对症处理及调养的方法要知道

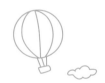

第8章

感知孩子心理，
心理健康与身体健康同等重要

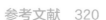

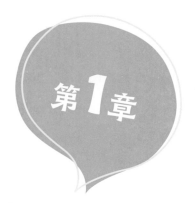

第1章

要想小儿安，
家长做足功课是关键

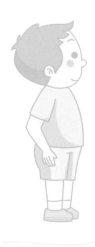

　　哪位家长不希望自己的孩子能够健康快乐的长大呢？但事实是，无论多么精心地养护，孩子还是会出现各种问题。为什么呢？原因就是很多家长把孩子当成一个成年人看待，一切按照成人的意愿来养孩子，常常事倍功半、事与愿违。所以，要想孩子健康，家长首先要了解孩子，从孩子的生理特点出发，为他提供科学、合理的养护。

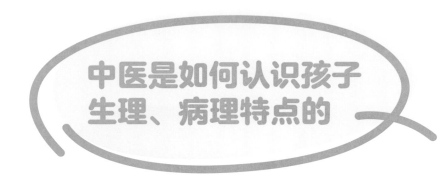

中医是如何认识孩子生理、病理特点的

无论作为一个妈妈，还是一名医生，我认为，从中医的角度认识孩子的生理、病理、病因特点，对养育、护理孩子都是非常重要的，我也时常在出门诊时跟家长强调，因为有些家长根本不知道该如何做，还是用一些老观念或自认为正确的方法对待孩子。所以，这里我就详细讲一下。

孩子的生理特点

关于孩子的生理特点，中医用了十六个字来概括，即"生机蓬勃，发育迅速；脏腑娇嫩，形气未充"。具体是什么意思呢？

"生机蓬勃"是指孩子生命力旺盛，充满生机。"发育迅速"是指孩子生长和发育的速度很快，对于这一点，家长们往往体会很深，孩子从出生到会爬、会走、会跑，从不会说话到牙牙学语再到出口成章，好像是转眼间的事情，这也是孩子生长迅速的表现，而且年龄越小，生长发育的速度越快。当然，这同时也反映了孩子的生命力很旺盛。

"脏腑娇嫩"中的脏腑就是指五脏六腑，娇是指娇弱，不耐攻伐，嫩是指柔嫩。所以，脏腑娇嫩就是说孩子的五脏六腑还未发育成熟，其生理功能也不完善。

那"形气未充"又是什么意思呢？形是指身体的物质基础，即四肢百骸、肌肤筋骨、精血津液等，孩子的身体各部分都很小，也很柔弱、娇嫩，不够强壮，这就是孩子"形"的特点。气是指各种生理功能活动，如心气、肝气、脾气、肺气、肾气等。充是指充实旺盛。"形"是有形的，"气"是无形的，所以，"形气未充"的意思就是说孩子在有形和无形两方面的发育都还不成熟，生理功能都是不完善的，脏腑的状态也不稳定。

儿童期处于脏腑娇嫩、形气未充状态。而且，年龄越小，这种生理特点的表现就越突出，身体随着年龄的逐步增长，才能不断地趋于健全和成熟。

正因为如此，孩子对饮食的要求比大人要高，而对病邪的侵袭、药物攻伐的抵抗和耐受力则比成人要低得多。我在临床上曾遇到一个孩子，1岁多，妈妈带他来看病，据描述孩子从前一天晚上就开始又拉又吐。大多数小孩子出现肠胃问题都与吃脱不了关系，所以我就问孩子的妈妈，前一天晚上给孩子吃了什么，妈妈说吃的饺子，纯肉馅的，孩子喜欢吃，吃了好几个，结果半夜就折腾开了。1岁多的孩子脾胃功能很弱，对他来说，纯肉馅的饺子消化起来不容易，再加上吃得多，增加了脾胃的负担，这便是生病的根源了。

小儿五脏形气未充的表现

五脏	主要生理功能	形气未充的表现	原因
心	主神明	脉搏跳动比成人快，易喜易怒，容易受惊吓，自控力差，睡不安稳，有时会出现抽搐、惊厥等证	小儿心常有余，心火易动
肝	主人体生发之气	脾气急，爱哭闹，发烧时会出现抽搐，甚至角弓反张、昏迷等危急情况，有可能留下后遗症	小儿肝常有余，易动肝风
脾	为后天之本，主运化水谷精微	很容易出现消化不良、厌食、积食、呕吐、腹泻、便秘等脾胃病	小儿脾胃不足，消化功能薄弱
肺	主一身之气，外合皮毛	呼吸频率比成人要快，抵抗力弱，容易受外邪感染，引发咳嗽、感冒、发热、哮喘、气管炎、肺炎等呼吸系统疾病	小儿肺气不足，卫外不固
肾	为先天之本，主藏精，主骨生髓	大小便不能自控，有的孩子七八岁了还经常尿床；出现立迟、行迟、语迟、发迟、齿迟以及头项软、口软、手软、足软、肌肉软这类五迟、五软的生长发育障碍病症	小儿肾气不足，骨气未坚

孩子的病理特点

孩子在病理方面，也有着与成人不同的特点，中医也用了十六个字来概括，即"发病容易，传变迅速；脏气清灵，易趋康复"。

关于"发病容易，传变迅速"这一点，家长们肯定都深有体会，小孩子有时候稍微着凉就流鼻涕、发烧，如果不及时护理或调治，很快就会演变为支气管炎，甚至是肺炎，而且年龄越小的孩子越容易生病，病情变化也越多、越迅速。为什么会这样呢？这是其生理特点决定的，孩子脏腑娇嫩，形气未充，机体未发育完善，抵御外邪的能力自然就很弱，加上其对寒热不能自调，饮食上也不能自我节制，一旦家长调护不当，就很容易生病了。

"脏气清灵，易趋康复"是指孩子染病后容易好转、痊愈。我们还是以最常见的感冒为例，孩子得了轻微的感冒，流清鼻涕，这明显是受寒了，给孩子熬点姜糖水，再捂着被子发发汗基本就能好了，根本不用吃药。即使有的孩子感冒比较严重，但只要用对了药，恢复也比成人快得多。但是现在很多家长太紧张孩子了，一见孩子病了就赶紧吃药、打针，甚至输液，认为这样好得快。其实恰恰相反，过度服药、过度治疗，不但对疾病无益，反而会使孩子自己的调节能力得不到锻炼的机会，长此以往会滋生更多的问题。这就是为什么很多孩子容易得病，得了病不容易好，缠绵反复的原因。

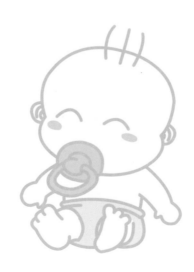

孩子的病因特点

门诊的时候，很多家长问我，怎么做才能预防或避免小孩子生病？要想孩子不生病，还得知道导致其生病的原因都有哪些，这样，家长们才能有的放矢，做好重点调护。总结起来，大致有6点：

先天因素 即胎产因素，是指孩子出生前已形成的病因，比如遗传因素、孕期养胎护胎不利损伤胎儿、分娩不利等

外感因素 是孩子最常见的致病因素，包括风、寒、暑、湿、燥、火这六淫和强烈传染性的病邪

食伤因素 孩子饮食不知自节，若家长喂养不当，易被饮食所伤，产生脾胃病证；或者饮食不洁也会引起肠胃疾病

情志因素 比如突然受惊吓、学习压力大、家长溺爱、家庭关系不和谐、亲人伤亡、小朋友欺侮等都可能使其精神受到打击而患病

外伤因素 孩子缺少生活经验和自理能力，对外界的危险事物和潜在的危险因素缺乏识别与防范，加之生性好奇，常轻举妄动，因而容易遭受意外伤害，比如摔伤、烫伤、触电、溺水、中毒等

医源因素 比如用药不当、治疗方法不当、就诊时交叉感染等，都可能使孩子生病

西医对孩子生理特点的理解

对小儿疾病的诊断和治疗，我通常都是采用中西医结合的方法，临床效果很好。所以，家长们从中医角度了解了孩子生理、病理特点之后，还有必要再从西医角度来认识一下，这样更有利于孩子的日常保健。

免疫系统

足月出生的新生儿就已经具备了产生了IgE抗体的能力，这是妈妈体内的IgG通过胎盘传给孩子的，但抗体IgA和IgM却不能通过胎盘，因此，孩子的免疫力还比较低，容易感染细菌而生病。不过，随着孩子不断长大，免疫力会逐渐提高。

循环系统

我们知道，胎儿时期是脐胎循环，即通过脐血管和胎盘与母体之间进行营养交换，出生后则改为肺循环，心脏功能逐渐发育完全。家长们需要了解的是孩子的心率及血压。

心率：快于成年人，在不同时期有不同的范围，但并不恒定。孩子容易受当时所处状态的影响，如哭叫、体位变动、情绪紧张等。

年龄	心率（次/分钟）
新生儿	120~140
1岁以内	110~130
2~3岁	100~120
4~7岁	80~100
8~14岁	70~90

血压：由于孩子动脉壁柔软，所以动脉血压较低，血压会随着年龄的增长而升高，新生儿收缩压为53~71mmHg，1岁以上的收缩压可按公式计算：收缩压=80+（2×年龄）mmHg。当然，同心率一样，孩子的血压也容易受外界因素的影响，所以应尽量在其安静时测量。

呼吸系统

不知道家长们发现没有，小孩子特别容易患呼吸系统疾病，比如咳嗽、扁桃体炎、咽炎、支气管炎、肺炎等，主要原因就是他们的呼吸系统发育不完善，代偿能力差，且呼吸道免疫球蛋白分泌量较低，局部免疫功能差。

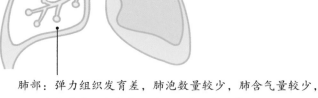

鼻部：相比成人，孩子的鼻道狭长，缺乏鼻毛，鼻黏膜下的血管又很丰富，容易出血肿胀而出现鼻塞、呼吸困难等症状

咽部：相对较长且狭窄，易患扁桃体炎；耳咽管却比成人的宽、短，所以病菌很容易从咽部侵犯到中耳，引起中耳炎

喉部：孩子的喉部比成人窄且长，喉腔较窄，软骨柔软细弱，黏膜下的血管丰富，轻微的发炎就会引起红肿，使喉头狭窄，造成呼吸困难

气管、支气管：管腔狭窄，弹性组织缺乏，加之黏液分泌少，纤毛运动差，所以容易感染发炎

肺部：弹力组织发育差，肺泡数量较少，肺含气量较少，一旦发生炎症，容易出现呼吸困难、发绀等症状

泌尿系统

相比于其他器官来说，孩子泌尿系统的发育相对成熟，在胎龄36周时肾单位数量就已经达到成人水平了，出生后泌尿系统的功能已经基本具备，但调节能力较弱，储备能力差，所以，年龄越小的孩子每日小便的次数就越多。另外，孩子的肾脏相对较大，下端位置较低，所以极易受细菌感染而引发炎症。

消化系统

在小儿疾病中，厌食、腹胀、呕吐、腹泻、便秘等消化系统疾病也占有相当大的比例，主要就是因为孩子的消化器官稚嫩，发育还不成熟。下面我们就简单来了解一下孩子各消化器官的生理特点。

消化器官	生理特点	易出现的病症
口腔	黏膜薄嫩，血管丰富，唾液分泌少，所以容易受伤或发生感染	口腔溃疡
食管	缺乏腺体，弹力纤维和肌层发育不全	胃食管反流、溢奶
胃	呈水平位，贲门较宽，且括约肌不够发达 胃黏膜血管丰富，胃酸和各种酶分泌均比成人少且活性低，消化功能差	呕吐、溢乳 腹胀、消化不良、积食等
肠	肠管相对比成人长，肠黏膜肌层发育差，与后腹壁固定差 肠壁薄，血管丰富且通透性好，但肠壁屏障功能差，肠腔内毒素易通过肠壁进入体内 婴儿结肠较短，不利于水分吸收；乙状结肠和直肠相对较长 肠道正常菌群脆弱，易受许多内外因素影响而致病	肠扭转、肠套叠 大便多不成形而成糊状 便秘 消化功能紊乱、腹泻、痢疾等
胰腺	胰腺液的分泌易受天气和各种疾病的影响而被抑制	消化不良
肝脏	肝糖原储存较少 胆汁分泌较少，对脂肪的消化、吸收功能较差 肝脏血管丰富，但屏障功能差，易受各种不利因素的影响，如病毒感染等	消化不良、积食等 易因饥饿发生低血糖

神经系统

孩子的神经系统发育最早，发育也最迅速，新生儿脑重已达到成人脑重的25%，神经细胞数目已接近成人水平，只是皮质发育尚不完善，一般到8～10岁时也能达到成人水平。脊髓的发育在出生时已经比较成熟了。神经髓鞘的形成和发育均在4岁之前完成。

了解孩子的生长和发育过程

有一次，一个家长问我："刘大夫，我怎么感觉我家孩子长得慢呢，是不是需要给孩子补点什么呀？"我就问她："你孩子身高在正常范围内吗？"她一脸茫然，说："我不知道正常范围是多少呀。"不知道的话又凭什么来判断孩子长得快还是慢呢？类似盲目的家长其实有很多，所以，我觉得大家真的有必要了解一下孩子的生长和发育过程，这样在家给孩子体检的时候才能做出正确的判断。

孩子颅骨与头围发育与增长规律

孩子颅骨的发育是随着脑的发育而逐渐长大的，但刚出生的孩子，颅骨并不是一块完整的骨头，它是由多块骨骼组成的，还没有融合在一起，我们用手轻轻触摸，可以摸到头上有两块软塌塌的地方，这就是囟门。前囟门位于头顶靠前位置，宽度为1.5~3厘米，近似菱形；后囟门位于头后方，宽度约0.5厘米，呈三角形。另外，还可以摸到骨缝或轻度颅骨重叠。有的家长跟我说，孩子头顶上有一道凸起的颅骨，是不是发育不好？不用担心，出现这种情况的孩子通常是自然

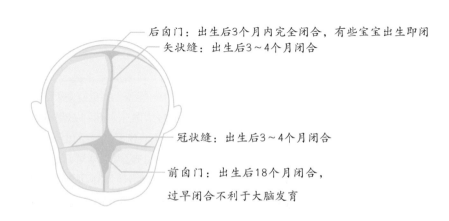

后囟门：出生后3个月内完全闭合，有些宝宝出生即闭

矢状缝：出生后3~4个月闭合

冠状缝：出生后3~4个月闭合

前囟门：出生后18个月闭合，过早闭合不利于大脑发育

分娩的，颅骨在分娩时能够移动甚至产生部分重叠，可以帮助胎儿顺利通过产道，随着孩子长大会自然消失。

另外，家长们通常还比较关心孩子囟门闭合的问题，担心囟门闭合过早会影响孩子的脑发育。其实，评定孩子的脑和颅骨发育情况，可以通过测量头围来衡量。头围是指头的最大围径，只要头围增长正常就不必担心，因此正确地测量孩子的头围是很重要的。

头围测量方法：测量时，用一根软皮尺，将零点固定在头部右侧，齐眉弓上缘处，后面经过枕骨粗隆最高处（后脑勺最突出的一点），绕头一周，所得数值即为头围值。

婴幼儿平均头围（厘米）

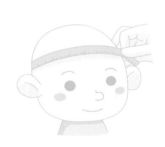

年龄	平均头围
刚出生	34
满3个月	40
满1周岁	46
满2周岁	48
满5周岁	50
满15周岁	53~54

异常情况

头围过小或者不能正常增长，可能是小头畸形或脑发育不全；头围过大或突然增长过快，可能是脑积水、脑肿瘤或佝偻病

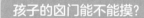

孩子的囟门能不能摸？

家长提问

刘医师解答

囟门看上去软软乎乎的，只有一层膜，感觉好脆弱，很多新手爸妈碰都不敢碰。其实家长们不必太紧张，囟门的保护膜足以应付一般的触摸，正常洗头、理发也不会伤及大脑。虽然如此，家长还是要对囟门给予保护，比如抱孩子的时候不要对着囟门呼气；不要用手按压；避免被指甲或尖齿梳子划伤；不要剧烈摇晃孩子，否则可能会引起囟门肿胀；外出给孩子带个帽子，避免囟门受风等。

孩子大脑发育过程

大脑不仅是身体的指挥部，而且也是智慧所在。大脑的发育是否正常，直接关系到孩子的智力发展，所以，家长有必要了解一下大脑的发育过程。

大脑的发育分为两个阶段：

◎ 第一个阶段：即从怀孕到孩子出生。这个阶段我们称之为大脑长数量的阶段，也就是说脑细胞生长发育的关键期是在胎儿期，孩子出生时，脑细胞的数量已经接近成人了。

◎ 第二个阶段：即孩子出生以后，大脑就进入了长质量的时期。孩子刚出生时，脑的重量仅有350～400克，大约是成人脑重的25%。虽说大脑在外形和基本结构上已和成人很接近了，但在功能上还差得很多，所以，刚出生的孩子还不会说话、不能自主活动。随着孩子年龄的增长，脑重逐渐增长，神经系统逐步发展、完善，这些能力才逐渐具备。

年龄	脑重	占成人脑重
刚出生	350~400克	25%
6个月	600~700克	50%
12个月	800~900克	60%
2~3岁	1100~1150克	75%
4~5岁	1200~1350克	80%~90%
成人	1500克左右	

孩子牙齿发育过程

大多数孩子都是从6个月左右开始长牙，因此，很多家长都以为牙齿的发育是从这个时候开始的。其实不然，当其还在妈妈肚子里的时候，牙齿就已经在发育了，一般从胎儿6周的时候开始逐渐形成20个乳牙胚，牙胚逐渐钙化后形成牙冠。当牙冠发育完成后，牙根才开始发育，也促使牙冠逐渐向外萌出，当牙齿终于破龈而出时，孩子通常已经出生4～10个月了。

所以说，牙齿的发育是个连续的动态过程，并不是一下子就长出来了，这也就要求孕妈妈在孕期要注意饮食均衡，特别是钙、磷等矿物质的摄入，这对是否按时萌出、是否整齐坚固、将来牙齿的好坏都非常重要。

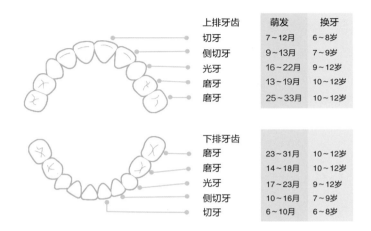

上排牙齿	萌发	换牙
切牙	7~12月	6~8岁
侧切牙	9~13月	7~9岁
尖牙	16~22月	9~12岁
磨牙	13~19月	10~12岁
磨牙	25~33月	10~12岁

下排牙齿		
磨牙	23~31月	10~12岁
磨牙	14~18月	10~12岁
尖牙	17~23月	9~12岁
侧切牙	10~16月	7~9岁
切牙	6~10月	6~8岁

孩子视力发育过程

　　孩子的视力发育也是从胎儿期开始的，一般怀孕4周眼睛就开始发育了，所以胎儿在妈妈肚子里就能察觉到光亮。在出生时眼睛的结构已经形成了，但视觉功能还需要随着年龄增长逐步发育成熟。

0-4岁视力发育图表

年龄	视力发育标准
出生时	视野窄小，上下不超过15度，左右不超过30度，看不见25厘米以外的东西
两周	可以辨认较大物体的形状、颜色
2个月	视野明显增大，左右眼会同时追视人的动作
3个月	可追视移动的小物体，也可以辨别各种不同的颜色
4个月	会看自己的手，会伸手摸看到的东西
6个月	双眼可以对准焦点。此阶段眼球逐渐成熟，可分辨上、下、左、右不同的方向，立体感的建立也接近完成
9个月	视力约0.1
1岁	视力大约有0.2，视野宽度慢慢接近成人
3岁	视力大约可达0.6左右，等到3岁左右时，有精细的视觉反射运动
4岁	前后视力达到1.0

孩子听力发育过程

孩子的听力发育同样是在妈妈肚子里就已经开始了，胎儿3个月时，就能听到母亲体内的声音，到5个月时，不仅能听到母亲体外的声音，还能做出反应，这时就可以进行胎教了。孩子出生后，都应该接受新生儿听力筛查，以判断孩子是否有听力缺陷。

小儿听力发育规律

年龄	听力发育标准
0～30天	在觉醒状态下听到声音后转动眼和头去找声源 听到突然的响声后两臂屈曲抱在胸前，四肢抖动并做出眨眼动作 听到友善或熟悉的声音会停止哭泣，喜欢听高音调和母亲的声音
2～3个月	大人用语言引逗时能够听到，并做应答式的回答，如"哦""啊""唉"等 听到柔和、悦耳的音乐时面露笑容，并很安静地听。听到刺耳的音乐时全身乱动，烦躁不安 已经能够倾听周围的声音，如说话声、乐器声、并在听到后将头转向一侧
4～5个月	在孩子一侧耳后大约15厘米的地方摇铃，能转过头向发声的方向去寻找声源。这是测试听力非常重要的表现，可以早期判断孩子的听力是否正常 能够分辨熟悉和不熟悉的声音，听到母亲的声音特别高兴，眼睛会朝着发出声音的方向看 对愤怒的声音感到害怕，但对发声的玩具很有兴趣
6～7个月	已经能够感知习惯的声音，如知道自己的名字 能够模仿声音 当大人叫孩子名字时，听见后会转向呼叫人并友好地微笑，表示应答
8～9个月	能够理解简单的语言 可逐渐据声音来调节、控制行动，逐步学会倾听声音，而不是立即寻找声音的来源 逐渐能够听懂几个字，包括家里成员的称呼
10～12个月	能够随着音乐摆手，并能寻找视野以外的声音 能对简单的语言做出反应，如爸爸、妈妈、自己的乳名等 听到大人的指令后能够指出自己的五官，如眼睛、耳朵、嘴等 能够和大人一样去判断声音的来源，并开始增强对词语的感觉能力

孩子体重增长规律

体重是反映婴幼儿生长和营养情况的代表性指标之一，带孩子看病时，医生开药或输液也常是以体重来计算的，所以家长要定期给孩子测量体重。正常足月的孩子出生时体重为2500～4000克，出生后的第一年体重增长最快，1岁以后增长速度有所减缓，但仍然在稳步增长。有家长可能会说，我家孩子比同龄孩子轻，是不是营养不够？对婴幼儿来说，体重与喂养关系的确很大，但是，同年龄、同性别孩子体重的增长是存在显著个体差异的，无法做出精准判断。所以，要评价一个孩子的生长状况，最好能连续定期监测其体重，跟自己纵向比，少做横向比较，比如在其出生后的2、4、6、9、12个月各称一次体重；1~3岁每隔半年称1次，3~7岁每年称1次，这样才能比较确切地发现体重增长过多或不足，再追寻原因。

体重增长规律

年龄	体重增长
出生后一周	生理性体重下降，比出生时体重减轻6%左右
0~3个月	700~800克/月
3~6个月	600~700克/月
6~12个月	300~400克/月
1~2周岁	2.5~3千克/年
2周岁~青春期前	2千克/年

注：孩子体重增长与下降的数值只要不偏移参考值太多，都属于正常状态，家长不必过度担心。

为什么孩子出生后一周内体重会下降？

家长提问

刘医师解答

这种现象叫生理性体重下降，属于正常的生理现象，主要因为孩子刚出生，吃奶量很少，加上胎粪和尿液的排出，以及皮肤和呼吸造成的水分损失，从而表现为暂时性的体重下降，一般出生后7~10天就会恢复到出生时的体重，随着孩子吃奶量逐渐增多，体重会逐渐增加。若体重仍增加不满意，应调整喂养方式。

孩子骨骼发育与身高增长规律

孩子的身高也是家长们非常关注的一个问题，身高（身长）是指从头顶到足底的全身长度，其增长规律与体重增长相似，年龄越小增长越快。一般足月出生的孩子身高

年龄	身高增加
3个月	11~12厘米
1周岁	25厘米
2周岁	35厘米
2周岁~青春期前	5~7厘米/年

（身长）约为50厘米，在第一年内增长最快，可增高25厘米。有些家长一看自家孩子比同龄孩子矮就着急，赶紧给孩子补充营养，其实，身高的增长也是有个体差异的，长得快还是慢不是与其他人比较，而是与孩子过去比较，只要遵循自己的增长规律，就不必担心。

影响孩子身高的因素比较多，比如遗传、内分泌、营养、运动、疾病等。当然，起决定性作用的还是孩子的骨骼发育情况，特别是颅骨、脊柱和下肢骨骼与身高的关系最为密切。婴儿期是头部骨骼生长最快，而青春期时则是下肢增长最快。有些家长为了让孩子长得更高，就给孩子补钙。骨骼发育确实离不开钙质，但凡事都讲究适度，钙摄入过多，很可能会导致孩子便秘，甚至使钙质沉积在其他脏器里，导致孩子患上肾结石、脑钙化等疾病，得不偿失。所以，家长们不要太过于依赖补钙，还是需要提供给孩子均衡的营养。

什么是生长痛？需要治疗吗？

家长提问

刘医师解答

生长痛是发生在孩子腿部的一种疼痛，常出现于吃饭前、睡觉前等安静状态时，多发生在3~6岁及8~12岁的孩子中，其中以3~6岁的孩子居多，这是由于骨骼生长迅速，而四肢长骨周围的神经、肌腱、肌肉的生长相对慢一些，因而产生的牵拉痛，属于一种正常的生理现象，不需要特殊诊治，家长不必过度担心，平时可多运动，如跳绳、打篮球等，以促进肌腱、肌肉的生长。

孩子大运动发育过程

婴幼儿的大动作通常包括翻身、坐立、爬行、走、跑、跳、钻、投、抛、攀等。大运动发育遵循着一定的规律，比如我们常说的"三翻、六坐、八爬、十站立"，就是总结出来的孩子大运动发育的规律。

有些家长总想让孩子尽快学会坐、站、走，有的孩子甚至没学会爬就直接会走了，家长还挺高兴，这其实是违背了孩子发育的规律，孩子什么时候会坐、什么时候会爬等都不需要刻意地训练，到时候孩子自然而然就会了。每一项大运动的发育都与大脑、脊柱、肌肉的发育有着密切的关系，如果大脑、脊柱、肌肉发育不到位，就强行让孩子练习这些动作，相当于拔苗助长，会对孩子的正常发育起反作用。

婴幼儿大运动能力发育进程

年龄	大运动
出生	四肢卷在体侧；俯趴时能稍微抬头
1月	俯趴时能抬头45度
2月	俯趴时能抬头；竖抱时头可以稳住一下子
3月	俯趴时能把头和肩膀抬起
4月	坐着时抬头较稳；俯趴时能抬头90度；会翻身
5月	拉坐时头不下垂；俯趴时能打转
6月	匍匐爬行
8月	手膝爬行
10月	自己能扶站；能坐稳
12月	小熊爬；只用一只手扶着走
15月	独立行走；自己能正确地坐起来
18月	走路非常稳；走路时能推拉车子；会蹦跑；倒走
21月	会猴子跳；身体能左右摆动做钟摆动作
2岁	会踢球；能上下楼梯，每2步一级楼梯
2.5岁	双脚跳；从梯级跳下；会模仿踮脚走路
3岁	双脚交替上下楼梯；单脚跳；骑自行车；正确地跑步

做好孩子生长发育的体检与监测

要想知道孩子生长发育是否正常，最有效的方法就是体检和日常监测。现在很多家长对孩子体检并不是很重视，甚至有些孩子在幼儿园之前都没体检过，这样的做法有可能使孩子在生长发育过程中存在的问题不能得到及时、有效的干预和解决，影响孩子的健康成长。所以，建议家长们要重视体检，不要怕麻烦。

制订体检计划

很多家长都问过我，应该多久给孩子体检一次，对婴幼儿来说，体检应遵循"越小越多"的原则，就是孩子年龄越小，体检间隔应该越密，这样能很好地监测孩子的生长发育情况，便于在日常喂养和护理中随时调整。一般孩子1岁以内应进行5次体检，1岁以后每半年或一年做一次全面的体格检查即可。

0~3岁婴幼儿体检计划表

孩子体检年龄	检查项目
出生后42天	身长、体重、头围、胸围、评价智能发育等
4个月	体重、身高、头围、心脏、视力、听力、动作发育、血常规
6个月	体重、身高、头围、胸围、视力、听力、口腔、动作发育、评价智能发育、血常规、骨骼
9个月	体重、身高、头围、视力、动作发育、口腔、微量元素、血常规
1岁	体重、身高、头围、视力、听力、动作发育、口腔、血常规
1.5岁	体重、身高、头围、颈部、五官、腹胸部、生殖器、心肺、大小便、血常规
2岁	身高、体重、头围、心肺、血常规、大小便、动作发育、口腔、听力、语言能力
3岁	体重、身高、头围、视力、口腔、血常规、大小便等

通过生长发育曲线来监测孩子成长

给孩子进行常规体检后，有些家长发现自家孩子比同龄孩子瘦了或矮了，就很担心孩子是不是发育不正常。这里我要告诉大家，判断孩子生长是否正常，绝对不是根据某个时点的测量数据，而是应该观察孩子整体的生长趋势，因为孩子的生长过程是连续动态变化的，而且会受到遗传、营养、环境、疾病等多方面的影响。所以，建议家长们通过生长发育曲线来监测、评估孩子的生长发育情况。

什么是生长曲线

生长曲线是一种判定孩子生长发育状况的工具，它汇总的是正常、健康孩子的发育情况，它既可以判断一段时间内孩子的发育情况，也可以与同龄的孩子相比较，以便及时发现问题，及时干预。

目前国内使用的生长曲线是世界卫生组织（WHO）制订的生长标准曲线，包括身长/身高、体重和头围的曲线（见下页）。大家可以看到图中有五条线，从下到上分别是3%、15%、50%、85%、97%。这五条线把孩子的生长发育情况分为5个等级，其中50%代表人群的平均水平，3%～97%就是正常的。

使用方法

定期（孩子出生后前6个月每月测量一次，以后2～3个月测量一次）将测量值画在曲线上就可以发现整个生长趋势，便于家长了解孩子的生长过程。

如何评判发育情况

若孩子的生长曲线位于15%的那条线上，就说明有15%的同龄孩子比他轻，而有85%的同龄孩子比他重。只要孩子的生长曲线处于3%～97%，并且与某一条曲线平行，就是正常的。

但是，如果孩子的生长曲线超出了97%的百分线，或者低于3%的百分线，那么就说明孩子可能存在肥胖、超重、发育不良或患有疾病等问题，需要引起重视了。

以下几个图都是来自世界卫生组织的0~5岁孩子的生长曲线，家长们可根据孩子的测量结果来监测孩子的生长发育情况。

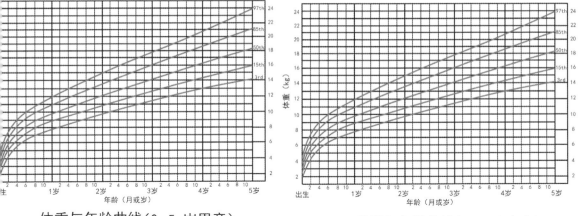

体重与年龄曲线（0~5 岁男童）　　　　　体重与年龄曲线（0~5 岁女童）

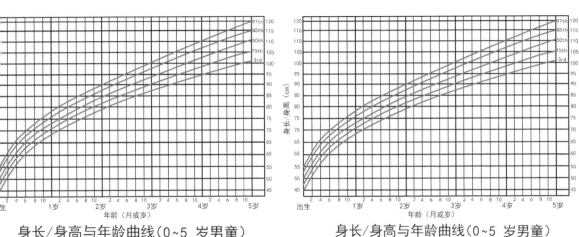

身长/身高与年龄曲线（0~5 岁男童）　　　身长/身高与年龄曲线（0~5 岁男童）

头围与年龄曲线（0~5 岁男童）　　　　　头围与年龄曲线（0~5 岁女童）

这些常见的育儿误区家长一定要避免

在与患儿家长接触的过程中，我发现很多家长在育儿方面都存在一定的误区，由此导致孩子养护出现了一些问题。这里我挑了一些常见的育儿误区来解答一下。

误区一：孩子溢奶就是呕奶

问：我家孩子出生刚1个多月，最近总是在吃奶的时候或者吃了奶没多久就吐，是不是孩子肠胃不舒服啊？

答：孩子出现这种现象时，家长首先要做的就是区分孩子到底是溢奶还是呕奶。溢奶是生理现象，特别是小宝宝，这是因为小孩子的胃容量非常小，而且胃尚处于"直肠直肚"的状态，成人那样"鱼钩样"的胃还没有形成，所以，孩子稍微吃多点奶就会从胃里溢出，通常是从孩子口角慢慢流出来。溢奶后孩子很安静，没有什么异常的表现，一般孩子在3个月以后就很少溢奶了。呕奶却大不相同，常常是孩子大口地吐奶，量多，有奶块，甚至有时候呈喷射状呕吐，这种情况家长就要提高警惕了，最好到医院检查一下。

误区二：孩子吃得多、长得胖就好

问：我家孩子1岁了，邻居家的孩子才10个月，可体重比我家孩子还重，吃得也多，我是不是应该给孩子多补充些营养，让孩子多吃些呢？

答：这是很多家长的误区，认为孩子吃得多、长得胖就好，其实不然，孩子的脾胃功能还比较弱，而且每个孩子的生长发育情况都不一样，所以，孩子在3岁之内不要横向比较，而应该纵向比较，也就是根据孩子的生长发育曲线来监测孩子的成长，只要生长发育正常即可，吃得过多、长得过胖的孩子反而可能会导致肥胖症。

误区三：孩子常打嗝是吃得太饱了

问：我家孩子最近总是打嗝，特别是吃完奶以后，总要连续打几分钟，有时候打嗝还会吐出一些奶，是不是吃得太饱了？

答：饭后打嗝是婴幼儿阶段的一个常见现象，主要是由于饮食过程中吸入了过多空气造成的，比如孩子吸奶时注意力不集中，吸两口就停下来玩一会儿，这可能吸入过多的空气，进而导致打嗝的发生。所以，孩子常打嗝并不是由于饮食过饱，如果真的是吃得太饱了，孩子通常会感觉腹胀，容易发生呕吐。

误区四：给孩子含奶嘴可避免孩子哭闹

问：我家孩子特别爱哭闹，真不知该如何安抚，只能一直抱着，要不然就是用乳头安抚，6个月左右的时候给他尝试安抚奶嘴，一下子安静了许多，那安抚奶嘴能长期使用吗？

答：给孩子使用安抚奶嘴，确实可以满足他们的吸吮需求，达到缓解焦虑、减少哭闹的目的。但长时间使用容易使孩子对安抚奶嘴形成依赖，还可能会影响孩子上下颌骨的发育。另外，安抚奶嘴的卫生也是一个大问题，建议家长尽量少让孩子含着奶嘴。

误区五：孩子有眼屎，是上火了

问：最近孩子一觉醒来，眼睛总是被一层厚厚的眼屎糊住，家里老人说是孩子身体里有热气，上火了，用了很多偏方给孩子"清热"，比如给孩子眼睛涂抹金银花水、茶水等，结果问题没解决，反而使孩子眼睛出现了红肿，最终导致结膜炎。

答：孩子长眼屎可不只是因为上火，还有很多其他原因，比如泪囊炎、结膜炎、细菌性眼病、角膜溃疡等眼部疾病；用手揉眼、摸眼等不良卫生习惯；不良的睡眠姿势；积食等。所以，一发现孩子眼屎多，就采用清热去火的方法是不对的，最好到医院眼科就诊检查。

误区六：孩子怕着凉，要多穿衣服

问：孩子一直是家里老人帮着带，怕孩子着凉，总是给孩子穿很多衣服，捂得严严实实，这样做对吗？

答：不对。中医有句话叫："若要小儿安，三分饥和寒。"意思是说，要想孩子平安健康，就不能给孩子吃得太饱、穿得太暖。饮食过饱，易伤脾胃；穿得过多，容易出汗，毛孔时时处于开放的状态，更容易受外邪侵袭而引发疾病，所以穿得越多的孩子反而越容易感冒咳嗽。

误区七：夜间哭闹是肚子里长虫了

问：孩子11个月，最近晚上睡觉前经常哭闹不止，夜间醒了也常大哭，是肚子有虫吗？

答：孩子夜啼的原因很多，肚子长虫只是其中之一。根据多年的临床总结，睡前吃得过饱、消化不良、白天玩耍过度、精神亢奋、受惊吓等，也都可能引起夜间哭闹，睡眠不安。如果真的是肚里有虫导致的，那孩子通常还会出现面上虫斑、巩膜虫点、夜间磨牙等伴随症状。所以，家长应根据孩子当天的实际情况，仔细区分。

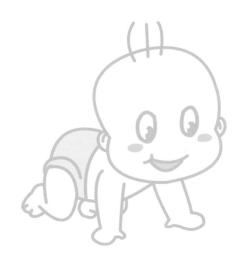

脏腑发育好不好，
关乎着孩子的身体状态

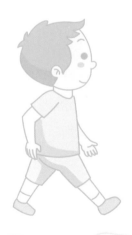

五脏六腑是人体的中心，在人体内各司其职，在功能上相互配合，构成一个整体，共同维持着人体的生命活动。所以，孩子脏腑发育得好不好，功能是否完善，直接关乎着孩子的身体健康状态。然而，脏腑娇嫩又是孩子的生理特点，中医有"三不足、两有余"之说，怎样帮助孩子调理好脏腑发育就成了家长们需要了解的事情。

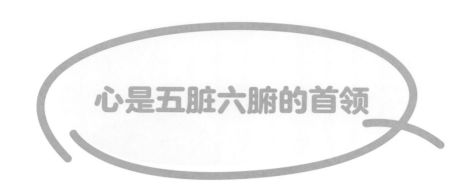

心是五脏六腑的首领

《黄帝内经》中称心为"君主之官"，我们知道，君主，是一个国家的最高统治者，是全体国民的领袖。相应的，心也就是人体生命活动的主宰，全身气血的运行，五脏六腑、形体官窍等生理活动以及人体精神意识、思维活动等，都是在心的掌控之下。如果心脏出现问题，那人体的各项生理活动就会出现紊乱，各种疾病也就全来了。所以，孩子心脏的发育状况，对其整体的身体健康影响很大。

从哪些方面判断孩子心脏较弱

我女儿小的时候，我有空也带她在小区里玩，小孩子在一起就喜欢追逐打闹，有次我发现有一个孩子跑一会就出了很多汗，还要停下来喘一会。她妈妈说这孩子每次在外面跑着玩都是这样，我就建议她带孩子去医院检查一下心脏。后来再碰上这个孩子的妈妈，她说去检查了，结果显示孩子心脏功能较弱，不适宜做剧烈运动，让平时多注意。

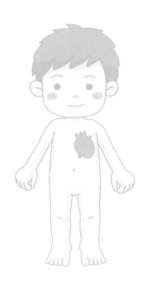

其实像这样的孩子我们生活中并不少见，只是家长没太在意，往往会使孩子心脏的负担过重，对心脏造成不可逆的损害。那么，家长怎么判断孩子心脏功能的强弱呢？主要观察以下2方面即可。

出汗量大，呼吸粗重

如果孩子进行奔跑等比较剧烈的运动时，出汗量比其他孩子多，而且呼吸粗重，运动过后久久不能平静，这些就很有可能是孩子心脏较弱的表现。

面色苍白，容易感冒

有些孩子脸色看起来很苍白，给人一种虚弱无力的感觉，而且很容易感冒，感冒了还不容易好，这也可能和心脏较弱有关，需要到医院进一步检查。

肥胖是心脏的天敌，切忌不要让孩子超重

肥胖对孩子身体的健康危害极大，而心脏又是首当其冲，为什么呢？

首先，体重过重就需要消耗更多的氧，这也就意味着肥胖的孩子心脏负荷比一般孩子要大很多。比如胖孩子跑起来，很容易就气喘吁吁，一会儿就跑不动了，这就是心脏提供的血氧跟不上了。

其次，肥胖的孩子血液中的脂质含量较高，堆积在血管中，会使血管壁增厚，血流供应相对减少，还会造成动脉硬化，增加血栓和全身血液循环恶化的危险。另外，肥胖孩子出现"三高"的风险也远高于健康孩子，这些都会对心脏功能造成损害。

所以，家长一定要注意，千万不要让孩子超重，孩子的饮食要合理，并坚持适量运动，把孩子的体重控制在合理的范围内，对孩子的心脏健康是大有益处的。

肥胖的孩子怎么吃对心脏最好？

家长提问

刘医师解答

肥胖的孩子饮食一定要清淡、少盐、少糖，多吃一些富含优质蛋白质的食物，如瘦肉、鱼、虾、豆制品等；多吃些新鲜的蔬菜和水果；少吃高脂肪、高热量的食物或零食，比如肥肉、汉堡、薯条、炸鸡等；鸡蛋每天1~2个，切不可多吃；少喝或不喝含糖饮料，多喝白开水；适当多吃些粗粮，如全麦、燕麦、糙米等都是对心脏有益的食物。另外，还要注意改变不良的饮食习惯，三餐或加餐都要适量，切忌暴饮暴食。

心火旺的孩子可多吃些清心食物

中医认为，小儿"心常有余"，是指孩子发育迅速、心火易动的生理特点。比如小孩子五心烦热、咽干、口燥、口舌生疮，很容易受到惊吓、易喜易怒，有些孩子还会出现抽搐、惊厥等危险情况，这些都是心气有余、心火亢盛导致的。这样的孩子，建议家长给他们多吃些清心火的食物，尤其是夏天天气炎热的时候，吃些绿豆、西瓜、莲子、苦瓜、荷叶、芹菜等，可以让孩子心情舒畅，对睡眠也有帮助。这里给大家推荐3款清心火的食谱，大家可以试着给孩子做一做。

凉拌苦瓜

材料　苦瓜1根，彩椒半个，蒜泥、香油、醋、酱油、盐各适量。

做法　1. 将苦瓜洗净，一剖为二，刮去内瓤，切成薄片；彩椒洗净，切丝。

2. 将苦瓜片放入开水中焯30秒，捞出沥干水分。

3. 苦瓜和彩椒一起装盘，放入上述调味料，拌匀即可。

功效　清热解毒，清心明目，促进食欲。

荷叶粥

材料　新鲜荷叶1张，大米50克，冰糖少许。

做法　1. 将荷叶洗净，放入锅中，加入适量清水煮15分钟，滤渣取汁。

2. 大米淘洗干净，与荷叶汁、冰糖一起熬煮成稀粥即可。

功效　解暑生津，清心除烦，对改善孩子头昏脑涨、胸闷烦渴、小便短赤等心火旺症状有食疗功效。

西瓜莲子羹

材料　西瓜肉300克，莲子30克，淀粉少许。

做法　1. 莲子洗净，用温水浸泡30分钟；西瓜去皮，果肉切成1厘米厚的片；淀粉加水调成淀粉浆备用。

2. 莲子放入锅中，加水煮至熟透。

3. 倒入淀粉浆，将汤汁熬至黏稠后盛入碗内，放入西瓜肉即可。

功效　清热解暑，养心安神。

生活起居中的养心细节家长要知道

对维护孩子的心脏健康来说，生活起居中的一些细节也是需要家长们了解的，主要有4个方面：

避免孩子情绪激动

孩子的心气容易波动，心火易亢盛，所以，通常孩子的情绪波动都比较大，有些孩子前一刻还兴高采烈，后一刻就可能大发脾气、大哭大闹，这对心脏健康是很不利的。所以，家长们要多关注孩子，多陪伴孩子，玩一些有意思的小游戏，看看图画书，或者帮助孩子培养一些能保持心境平和的兴趣爱好，比如画画、书法、棋类等，切忌简单粗暴地对待孩子的坏情绪。心平气和的状态对孩子的心脏发育最好。

让孩子保持正确的睡姿

对孩子心脏最好的睡姿是仰卧或右侧卧。仰卧可以让孩子身体充分舒展，有利于血液循环，但仰卧也有一个弊端，就是当孩子溢奶时容易呛住。所以当孩子刚吃饱时最好是右侧卧睡觉，因为左侧卧睡觉会挤压到心脏。

坚持让孩子午睡

午时（11:00至13:00）是心经当令，阳气最盛，阴气最弱，这时候让孩子睡一觉，可以养阴以制阳，达到阴平阳秘的状态，对平息孩子旺盛的心火很有帮助。但午睡时间也不宜过长，以30~60分钟为宜。有的孩子中午可能睡不着，那也要让孩子闭上眼睛，家长可以给孩子讲讲故事，帮助孩子静下心来休息，养心安神。

居室常通风

有些家长因为孩子小，不敢开窗户，怕孩子着凉，但是门窗关闭，房内的空气得不到流通，氧气含量低，很容易加重孩子心脏的负荷。所以在天气好的时候，室内要经常通风换气，保持室内空气新鲜，这样对孩子的心脏有好处。

通过力所能及的运动来锻炼心脏功能

经常运动，可以增强冠状动脉的血流量，增强心脏功能。为什么经常在外面跑跑跳跳的孩子长得更壮，还不爱生病呢？这就是经常运动的结果。但是，孩子还小，要选择一些适宜孩子的运动方式，比如跑步、游泳、跳绳、爬山、骑自行车等，运动时间可根据孩子的心脏情况灵活调整，循序渐进。一旦发现孩子喘气太急，就要马上停止运动，也尽量不要让孩子进行憋气练习，因为孩子的心脏功能还不完全，一旦承受不住心脏压力，就容易发生心力衰竭。另外，不宜让孩子过早进行肌肉负重锻炼，否则会使心壁肌肉过早增厚，不利于心肺功能的正常发育。

先天性心脏病手术后孩子可以参加体育活动吗？

家长提问

刘医师解答

先天性心脏病手术后1个月内要避免较剧烈的运动，以散步为宜；3个月后复查若一切正常，可根据患儿身体情况逐步加大运动量，直至恢复至正常同龄儿的活动量；上学后，只要定期复查显示心脏功能正常，就可以参加正常体育运动，但不能进行运动员似的大强度训练。

我家孩子心律失常，能做运动吗？做什么运动合适呢？

家长提问

刘医师解答

如果孩子是良性心律失常，那在未发病情况下，可以像正常孩子一样运动，但建议从小运动量开始为宜，比如散步、快走、做广播体操、走跑交替、骑自行车等。运动量是否合适可以这么判断：孩子在锻炼时轻微的呼吸急促，在休息后约4分钟内明显减轻，心率恢复到正常或接近正常，这样就说明运动量合适，否则应考虑运动量过大。

这几个养心的要穴家长需掌握

　　除了以上那些养心方法，我也常建议家长们给孩子做做按摩，选几个对养护心脏有益的穴位，每天抽出几分钟时间，给孩子按一按、揉一揉，保健效果还是不错的。

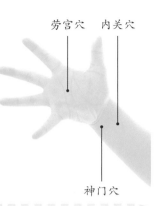

劳宫穴　内关穴

神门穴

劳宫穴

　　劳宫穴是心包经的荥穴，五行属火，具有清心火、安心神的作用。劳宫穴位于手掌心，按摩此穴，可缓解孩子因心火亢盛引起的睡眠不安、神经衰弱、烦躁易怒等症。

【定位取穴】在手掌心，第2、3掌骨之间偏于第3掌骨，握拳屈指时中指尖处。

【按摩方法】家长可用拇指指端稍用力按压孩子的劳宫穴2~3分钟，再按揉2~3分钟。

神门穴

　　神门穴是心经的原穴，是心经气血物质的对外输出之处。按摩此穴，具有补益心气、宁心安神的作用。另外，此穴五行属火，当孩子出现烦躁、睡眠不安、惊悸等心经实证时，给孩子按按神门穴，即可起到清心泻火的作用。

【定位取穴】位于腕部，腕掌侧横纹尺侧端，尺侧腕屈肌腱的桡侧凹陷处。

【按摩方法】家长可用拇指指端的侧面点按孩子的神门穴，力度先轻后重，有节奏地点按2~3分钟，然后再轻揉此穴2~3分钟。

内关穴

　　内关穴属于心包经上的腧穴，给孩子按摩此穴，可宁心安神、理气止痛，对稳定情绪、缓解哮喘、调节心率、镇静催眠效果都很好。

【定位取穴】位于前臂掌侧，曲泽与大陵的连线上，腕横纹上2寸，掌长肌腱与桡侧腕屈肌腱之间。

【按摩方法】家长可用拇指指端垂直按压孩子的内关穴，每次按压5~10分钟。

肝是重要的免疫器官

在中医理论中，肝主要有两个功能，一是主疏泄，肝脏能疏泄一身之气机，包括人体的气、血、津液、神、精，都在疏泄范围之内。二是肝藏血，所以肝又称为人体的血库。而在西医学里，肝既是消化器官，也是人体重要的免疫器官，人体的各种代谢、解毒和免疫功能都靠肝脏来承担。孩子脏腑娇嫩，肝脏血管丰富，屏障功能差，特别容易受各种因素的影响，如缺氧、感染、药物中毒等，所以，家长更应该注意保护好孩子的肝。

让孩子远离这些有损肝脏的坏习惯

生活中一些看似平常的习惯或生活方式都有可能对肝脏造成损害，所以，需要家长监督孩子，让孩子远离这些坏习惯，大致有以下几个方面：

用眼过度伤肝血

中医里有种说法："久视伤血"，这里的"血"指的就是肝血，因为肝藏血，又肝开窍于目，所以中医认为眼睛之所以能看清事物，全赖于肝血的滋养。孩子视力发育尚不完善，如果再长时间看电脑、电视、打游戏，或者长时间看书，就会造成用眼过度而损伤肝血，使眼睛出现干涩、视物不清、视力减退等症状。所以，家长要监督孩子，规定每次看电视、玩电脑的时间，以不超过25分钟为宜。

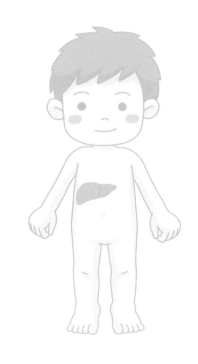

减少有毒物质的摄入

腌制品中的亚硝酸盐，霉变花生、瓜子、大米中的黄曲霉素，变绿或发芽土豆中的龙葵碱等，都是对肝脏有害的物质，应尽量避免让孩子摄入。

避免服用伤肝药物

我们常讲"是药三分毒"，而大多数药物都是在肝脏中解毒，并由肝脏排出体外。因此，建议家长给孩子用药时一定要谨慎，比较轻微的感冒、咳嗽、发烧等，能不吃药就尽量不吃药，在给孩子使用抗生素、退热药、抗过敏药物时，尤其要慎重，最好能征求儿科医生的建议，避免私下乱用药，而损伤孩子的肝脏健康。

孩子心情好，肝气才畅

肝脏与情志的关系非常密切，烦躁、发怒、压抑、郁闷等坏情绪对肝脏的损害最大，比如《黄帝内经》中就说："喜怒不节则伤肝，肝伤则病起，百病皆生于气矣。"可见，要养肝，首先就要注重精神上的调适。孩子还小，不知道如何控制好自己的情绪，这时候就需要家长来帮助孩子调节情绪，可以跟孩子玩玩亲子游戏，听听儿歌、看一集动画片，或者带孩子进行一些户外运动，到郊外呼吸新鲜空气，在阳光下跑一跑，都可以实现怡情养肝的目的。总之，孩子心情舒畅了，才能使肝脏平和、肝气畅，也就会少生病了。

保证孩子睡眠充足养肝血

保证孩子睡眠充足对养护肝脏很重要，《黄帝内经》里有一句话叫"人卧则血归肝"，"卧"就是睡觉，意思是说，人在睡眠的时候，身体对血液的需求量减少，部分血液可以贮藏到肝脏。所以说，如果孩子睡眠好，就能使肝脏得到充分休息，这是养肝血很重要的一点。

在中医脏腑经络理论中，认为23点至3点是胆经、肝经当令，也是肝脏修复、排毒的最佳时机，而这些工作必须在深度睡眠状态下才能进行。如果这时候孩子还在玩闹，肝脏得不到休息，就会使肝火上升，肝血亏虚，肝脏的免疫功能变差，孩子也就容易生病了。所以，尽量不要让孩子玩得太晚，最好每天21点之前让孩子入睡，等到23点的时候，正好进入深度睡眠，对养护肝脏、提高身体的免疫力最好。

孩子肝火旺，清肝食物可适当多吃些

不少家长反映，说自家的孩子脾气急，稍不如意就大哭大闹，有时发烧还会出现抽搐、惊厥等危急情况，这其实就是中医所说的小儿"肝常有余"的生理特点导致的。所谓的"肝常有余"，是指孩子生长旺盛，但脏腑经络柔弱，气血未充，感染外邪后容易化热化火引动肝风。所以，建议家长在日常饮食上给孩子多吃些能清肝的食物，比如芹菜、绿豆、菠菜、黄瓜、苦瓜、香蕉、猕猴桃等。另外，青入肝，给孩子多吃些绿色食物也能起到养肝的功效，可帮助肝脏解毒，提高孩子的免疫力，还能促进新陈代谢和消除疲劳。这里给大家推荐两款清肝食谱：

鲜芹汁

材料　芹菜250克。

做法　将芹菜洗净，切碎，放入榨汁机中榨成汁，然后煮熟即可。

功效　清热解毒、平肝养肝。适用于肝热或肝阳上亢所致的头痛、烦热面赤等症。

菠菜粥

材料　菠菜250克，大米100克，盐适量。

做法　1.将菠菜留根去须，洗净后焯水，切段。

2.将大米淘洗干净后，放入锅中加水煮粥，粥熟后放入菠菜，继续煮5分钟，加盐调味即可。

功效　养血止血、敛阴润燥、通利肠胃。对肝阴不足所致的高血压、头痛目眩、贫血、糖尿病等都有较好的辅助治疗作用。

这几个养肝的要穴家长需掌握

大敦穴

大敦穴是肝经的井穴，是经气汇聚的地方。经常给孩子按摩此穴，有清肝明目、息风安神的作用，也可以缓解孩子的焦虑情绪。

【定位取穴】位于足大趾末节靠第2趾一侧，距指甲角0.1寸处。

【按摩方法】家长用拇指指腹分别按揉孩子两侧的大敦穴，顺时针、逆时针方向各按揉1~2分钟。也可以用拇指指端用力按压大敦穴7~8秒钟，反复10次。

太冲穴

太冲穴是肝经的输穴、原穴，按摩此穴，可以行气解郁、平肝潜阳、清泻肝火，缓解孩子肝火旺所致的目赤肿痛、耳鸣、咽痛口干、小儿惊风、腹胀、黄疸、疝气等病症。

【定位取穴】位于足背侧，第1、2跖骨结合部前凹陷处。

【按摩方法】家长可用拇指指腹分别按压孩子两侧的太冲穴，每穴每次5~8分钟，按压力度可稍大。也可用牙签圆头点按此穴。

行间穴

行间穴是肝经的荥穴，当孩子出现急躁易怒、尿黄便结、鼻出血、口苦咽干等肝火旺的症状时，给孩子按摩此穴，能起到清肝泻热、息风活络、凉血安神的功效。

【定位取穴】位于足背侧，第1、2趾间，趾蹼缘后方赤白肉际处。

【按摩方法】家长可用拇指指端分别按压孩子两侧行间穴5秒钟，休息5秒钟再按压，反复20次。也可以用拇指指端由太冲穴向行间穴方向掐揉，反复3~5分钟。

章门穴

章门穴是肝经上的重要穴位，也是脾之募穴，经常给孩子按摩此穴位可疏肝健脾，也可调节五脏气血，使五脏功能得以正常发挥。

【定位取穴】位于人体的侧腹部，第11肋游离端的下方。取穴时，让孩子屈肘合腋，肘尖的位置即是。

【按摩方法】家长可用双手手掌鱼际部位揉按孩子两侧的章门穴，每次2~3分钟。

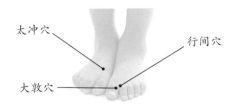

太冲穴　　　行间穴　　　大敦穴　　　章门穴

脾胃，孩子健康成长的原动力

脾胃是后天之本，气血生化之源，孩子的生长发育全依赖脾胃的生化滋养。幼儿正处于快速生长发育阶段，对水谷精微的需要较迫切，但是，其脾胃还很虚弱，在饮食上又不知道节制，如果家长不注重调理养护，就很容易使孩子出现各种脾胃失调的病症，进而影响其他脏腑功能。那么，怎么养好孩子的脾胃呢？我们一起来看一下：

孩子的脾胃最怕什么，你知道吗

一怕撑

很多孩子脾胃差都是吃太多撑的，家长总怕孩子吃得少，孩子也不懂得节制，殊不知"饮食自倍，肠胃乃伤"，如果不改变这个坏习惯，孩子的脾胃很难养好。所以，家长要控制好孩子的饮食摄入量，不要让孩子暴饮暴食。

二怕凉

脾胃是喜欢温暖的，寒凉是脾胃的大忌，尤其在夏季给孩子吃过多冷饮、雪糕、凉性的瓜果等，更容易伤及脾胃。除了要让孩子少吃生冷食物，家长还要注意给孩子胃部保暖，随时关注天气变化，适时给孩子增加衣物，以免脾胃受凉。

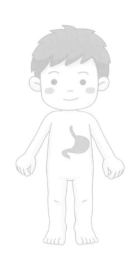

三怕腻

小孩都爱吃甜食，但甜腻的食物在运化过程中容易产生湿气，脾怕湿，因此甜食要少吃。另外，多吃肉食也容易产生湿气，生病期间尤其要严格忌肥腻食物。

四怕湿

湿邪为六淫之一，中医认为，湿邪性质重浊而黏腻，它能阻滞气的流动，导致脾气不升，胃气难降，这在中医叫"湿邪困脾"。脾胃被湿邪困住了，自然就会出现问题。所以，孩子的居住环境要保持通风，避免湿寒。

五怕懒

中医讲"久坐伤脾"，脾主四肢与肌肉，如果孩子不爱运动，长时间坐着看电视、玩游戏，身体的四肢肌肉完全得不到锻炼，那脾的运化功能也会逐渐减弱。所以，家长要鼓励孩子多运动。

六怕思

中医认为，思伤脾。过重的学习压力、不和谐的家庭关系等都会使孩子产生忧思、焦虑、紧张等情绪，进而影响食欲及脾胃功能。所以，让孩子保持心情愉快、情绪稳定，对养护脾胃有帮助。

这些饮食习惯从小要培养好

很多家长发愁，孩子的脾胃这么差，不知道怎么调才好。其实，在给孩子调养之前，我们应该先让孩子养成好的饮食习惯，毕竟饮食与脾胃的关系最为密切，否则一边调养一边破坏，那怎么能养好呢？

饮食有规律

人体消化系统的工作是有规律的，该工作的时候工作，该休息的时候就得休息，何况小孩子的脾胃是很娇嫩的，如果饥一顿饱一顿，饮食没有规律，对脾胃的伤害是很大的。所以，不管是一日三餐，还是两餐之间的加餐，都应定时、适量。让孩子有规律地进餐，不随意改变孩子的进餐时间和进餐量，这对养护脾胃十分重要。

饮食有节制

孩子的饮食要有节制，不能随心所欲，孩子遇到爱吃的，就控制不住自己，想吃多少就吃多少，暴饮暴食，这对脾胃的伤害太大了。很多小孩子出现脾虚、脘腹胀痛、消化不良、恶心呕吐、腹泻等病症都与暴饮暴食有很大关系。所以，当孩子不知节制的时候，家长要做好监督工作，每餐吃七八成饱即可。

吃饭要细嚼慢咽

有些家长看到孩子吃饭狼吞虎咽很开心，认为孩子吃得快、吃得多，说明他们身体壮。可事实却恰恰相反，吃得太快，食物没有嚼烂就咽下去，脾胃还要花费很大力气去把大块的食物磨碎，脾胃总是超负荷地工作，不罢工才怪。脾胃喜欢的是细碎的食物，越细碎对脾胃越好。所以，家长们应从孩子刚刚学习吃饭的时候就培养他们细嚼慢咽的好习惯。

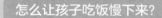

怎么让孩子吃饭慢下来？

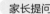

家长提问

刘医师解答

首先要给孩子留出充裕的吃饭时间，每餐以20~30分钟为宜；其次让孩子把注意力集中在嘴巴的咀嚼上；还可以给孩子选一个小勺子，这样每次只能吃进去一小口，吃饭的速度也就会慢下来了。

吃饭时精力要集中

边吃边玩是很多孩子的通病，这样吃饭，既不能品尝食物的美味，又会让孩子在不知不觉中吃进过多的食物，影响消化。所以，家长要跟孩子约定好，吃饭的时候就专心吃饭，不能边吃边玩。当然，为了让孩子做到，家长也一定要以身作则才行。

脾胃虚弱的孩子这样吃

脾胃作为重要的消化器官，与饮食的关系十分密切，而孩子又多脾胃虚弱，在饮食上稍不注意就有可能伤了脾胃。所以，家长们在给孩子安排饮食的时候一定要特别注意。

饮食要清淡

脾胃最喜欢清淡的食物，尤其孩子的脾胃还很娇嫩，像腌制品、辣椒、甜食等口味过重的食物，都可能会使脾胃功能失调。所以，家长在给孩子准备饮食时，应以低脂、低盐、低糖的清淡饮食为主，多让孩子吃新鲜的蔬菜、水果，最好做到荤素搭配，粗细搭配，营养均衡，这样一来，脾健胃和自然百病不生。

多给孩子吃温热的食物

寒凉是脾胃的大忌，我曾遇到过这样一位小患者，平时总是拉肚子，不爱吃东西，面色也不好，检查没发现什么异常，后来我在详细询问他饮食起居的时候，家长说这个孩子平时总爱在饭后吃西瓜、梨等水果。我判断这个小患者可能是过食生冷，使中阳受损。就嘱咐他家长，让孩子改掉饭后吃水果的习惯，一周后果然见效。所以，家长们尽量不要给孩子吃寒凉属性的食物，寒凉食物吃得越多，脾胃越弱。

同样，也不要给孩子吃过烫的食物，以免烫伤孩子娇嫩的消化道黏膜。孩子适宜吃的温度应"不烫不凉"，饭菜做好后，等到不烫时再给孩子吃；刚从冰箱里拿出来的水果、酸奶等，也应在常温下放一会儿再给孩子吃。

甘味食物可多吃些

《黄帝内经》中有"五味入五脏"之说，即"酸入肝，辛入肺，苦入心，咸入肾，甘入脾"。甘入脾，孩子脾胃虚弱，适当多吃点甘味食物，可以补益脾胃。当然，甘味食物虽然有补脾胃的作用，但也不能让孩子吃太多，否则容易导致脾热，灼伤胃阴。

食物分类	代表性甘味食物
谷类	小麦、大米、小米、玉米、薏米、糯米、黑米、燕麦
豆薯类	黄豆、绿豆、豌豆、黑豆、青豆、豇豆、红豆、扁豆、蚕豆、山药、土豆、红薯
蔬菜	黄瓜、丝瓜、冬瓜、胡萝卜、莲藕、豌豆苗、香菇、白菜、菠菜、圆白菜、茄子等
水果	苹果、甘蔗、樱桃、香蕉、菠萝、草莓、葡萄、红枣
肉类	鸡肉、牛肉、羊肉、猪肉、鲫鱼、鲢鱼、鲈鱼、草鱼
干果类	栗子、核桃、花生、南瓜子、西瓜子、腰果、松子、葵花子、桂圆、莲子
调味品	蜂蜜、白糖、红糖、冰糖

食物应细软、易消化

脾胃虚弱的孩子消化吸收功能都比较差，所以，日常饮食应以柔软、容易消化的食物为主，如汤粥、面条、包子、山药泥、土豆泥等。对于质地坚硬的食物，像坚果之类的，给孩子吃之前可以先加工一下，比如打浆、打粉、熬煮等，让食物变得细碎、软和之后再给孩子吃，更有利于消化吸收和脾胃的养护。

适当运动可增强脾功能

前面我也说过了，脾胃最怕懒，久坐不动最伤脾，实际情况也是如此，很多脾胃失调的孩子都是缺乏运动导致的。建议家长们在养护孩子脾胃时，除了让孩子吃好喝好以外，还要督促孩子多动一动，不会走路的孩子可以多爬一爬，大点的孩子可以参加一些户外运动。

这里为大家介绍一种简单有效的健脾小动作——动足趾，人体的每个足趾都与脏腑相通，脾、胃属土，经络循行对应足趾，脾胃虚弱的孩子人经常活动足趾，可起到强健脾胃的作用。

按摩脚趾

按照从脚趾尖向脚掌的方向给孩子按摩，可以补脾，适宜脾胃虚弱、腹泻的孩子；按照从脚掌到脚趾尖的方向进行按摩，可以增强胃动力，清泻胃火，适宜消化不良及有口臭、便秘的孩子。每次10分钟，每天1次。

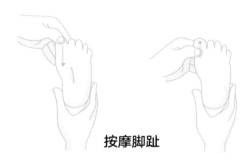

按摩脚趾

用脚趾抓地

让孩子保持站立或坐姿，将双脚放平，脚掌紧贴地面，用脚趾抓地，一次抓5分钟，一天2~3次。抓的时候，两只脚可以交替进行，也可以同时进行。

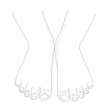

用脚趾抓地

用脚趾取物

让孩子用第2、3足趾夹东西，如纽扣、瓶盖或光滑且大小适中的鹅卵石、笔帽等，能起到调养脾胃的作用。

用脚趾取物

这几个养脾胃的要穴家长需掌握

足三里穴

足三里是胃经的合穴，凡是脾胃方面的问题都可以找足三里来治。因此，家长们应每天坚持为孩子按摩足三里，对调理孩子脾胃大有裨益，可起到调理脾胃、补中益气、通经活络、扶正祛邪的功效。

【定位取穴】位于犊鼻（外膝眼）下3寸，胫骨前缘旁开1横指处。

【按摩方法】孩子取坐姿，家长用拇指指端点按住孩子一侧的足三里穴，其余四指可握拳或张开，起支撑作用，以协同用力，按下去揉1分钟，松开，然后再按住揉1分钟，如此连续反复操作5次。

太白穴

太白穴是脾经上的原穴，原穴是直接管理脏腑的，凡是脏腑有病都可以取相应的原穴来治。所以经常给孩子按摩此穴，对改善小儿睡觉流口水、消化不良、腹胀等脾虚症十分见效。

【定位取穴】位于足内侧缘，足大趾本节（第1跖骨关节）后下方赤白肉际凹陷处。

【按摩方法】家长用拇指内侧或拇指指端按住孩子一侧的太白穴，揉1~3分钟，然后用同样的方法揉孩子另一侧太白穴。

内庭穴

内庭穴是胃经的荥穴，按摩此穴，有清胃泻火的功效，如果孩子出现口臭、便秘、鼻出血、牙龈肿痛等上火症状时，就可通过按摩内庭穴来缓解。

【定位取穴】位于足背，第2、3趾间，趾蹼缘后方赤白肉际处。

【按摩方法】家长用拇指指端按住孩子的内庭穴，稍微用点力，按压1分钟。

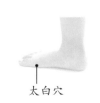

太白穴

内庭穴

足三里穴

如何呵护孩子娇嫩的肺脏

家长们可能发现了，孩子越小，越容易患感冒、咳嗽、哮喘、肺炎等呼吸道疾病，这是小儿"肺常不足"的生理特点决定的。中医认为，肺为娇脏，难调易伤，而小儿肺脏更为娇嫩，抵御外邪的功能较弱，当外邪入侵时，肺也就成了最容易受伤的脏腑。所以，家长要想孩子少生病，呵护好孩子的肺至关重要。

中医讲"肺为娇脏"，《黄帝内经》说："肺者，气之本。"人需要不停地呼吸，来维持生命活动。可是日常生活中，肺也有自己最怕的敌人，知己知彼，才能高效护肺。

肺最怕什么

肺是很娇贵的，它又通过呼吸道与外界直接相通，极容易受周围环境的影响，所以，要想保护好是很不容易的。不过，如果我们知道了肺怕什么，知己知彼，就能事半功倍了。

肺怕热

肺受热后容易出现咳嗽痰黄、气管炎、肺炎、鼻出血、大便干等病症。

肺怕寒

肺通过口鼻与外界相连，寒邪最容易经口鼻犯肺，使肺气不得发散，津液凝结，从而诱发感冒等呼吸系统疾病。

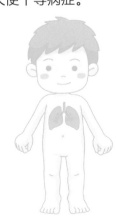

肺怕燥

肺喜润恶燥，干燥的气候最易耗伤津液，使孩子出现口鼻干燥、干咳无痰、皮肤干裂等肺燥症状。

肺怕脏

肺为"清虚之脏",雾霾、烟雾、油烟等都含有大量有害物质,如果通过呼吸进入肺泡,会导致肺泡内痰饮积滞,阻塞气道,对呼吸系统危害极大。

肺怕悲、忧

悲为肺之志,人在悲伤忧愁时,最容易影响肺的宣发功能,使肺气抑郁,郁久化火,形成肺热。

肺怕大便不通

中医认为肺与大肠相表里,大便通畅有利于肺气下行,比如孩子肺热时,若大便不通,热毒就不能下泻排出,肺热症状就会加重。所以,让孩子养成定时排便的习惯,预防便秘对保持肺气宣通十分重要。

雾霾天,如何护好孩子的肺

如今,空气污染严重,雾霾天经常出现。大家都知道,雾霾对人体的危害很大,尤其是对呼吸系统的伤害最大。中医讲,肺为娇脏,小儿脏腑则更为娇嫩,肺常不足,抵抗力差,容易受外邪侵袭而致病。从西医角度讲,孩子的呼吸系统发育还不完善,肺泡数目直到8岁时才能达到成人水平,且呼吸道免疫球蛋白分泌量较低,局部免疫功能差,对外界不良因素的反应更敏感,受到雾霾的侵袭后,很容易导致感冒、支气管炎、肺炎、哮喘等呼吸道疾病。所以,当出现雾霾天气的时候,家长一定要注意护好孩子的肺。那我们应该怎么做呢?

◎ 做好卫生:雾霾天从外面回来大人、孩子都应该及时洗手、洗脸、换衣服,清除掉附着在身上的有毒物质。

◎ 做好防护:雾霾天尽量不要带孩子外出,即使必须带孩子出门,也要戴好口罩,做好防护。

◎ 少开窗:雾霾天最好在上午10点和15点前后开窗通风,此时空气质量相对较好,但开窗时间不宜过长。

◎ 清淡饮食：给孩子多补水，多吃润肺的新鲜蔬菜和水果，少吃生冷、辛辣、油炸、肥甘厚味的食物，以免生痰生湿。

◎ 适当保暖：给孩子穿衣盖被要适度，给孩子穿得太厚、盖得太多，反而容易上火、感冒。

◎ 适度锻炼：天气好时，多带孩子进行户外运动，在阳光下跑跑跳跳，既能补充维生素D，还能提高抵抗力。

中医常用的养肺方法有哪些

养肺方法	适应病症	常用食药材
宣肺	是指宣通肺气的方法，主要是针对外感表证的治疗，通常病情较浅，比如常见的风寒感冒、风热感冒就是用宣肺法来治疗的	麻黄、荆芥、防风、细辛、紫苏、白芷、柴胡、葛根、薄荷、桑叶、升麻、桔梗、菊花、生姜、葱白等
清肺	是指去肺火的方法，与宣肺相比，清肺适用的病情比较深重，热邪已经入里化火了。肺火有虚实之分，肺实火表现为咽喉肿痛、鼻出血、咳黄痰、大便干等症状；肺虚火表现为干咳无痰或少痰、咳痰不爽、久咳不愈、手足心热、盗汗等症状	桑叶、桔梗、菊花、百合、麦冬、天冬、沙参、生地、鸭肉、梨、莲藕、罗汉果、荸荠、白萝卜、冬瓜等
润肺	是指用滋阴或养阴的方法来养肺，主要用于治疗肺阴虚证，表现为干咳、少痰、咽干、口燥、手足心热、盗汗、便秘、舌红苔少等症状	百合、生地、玄参、贝母、麦冬、沙参、杏仁、糯米、莲藕、银耳、豆腐、甘蔗、梨、山药、冰糖等
补肺	是中医治疗肺气虚证的方法，常表现为咳嗽、气短、易感冒、自汗、怕冷等症状	黄芪、党参、白术、山药、莲子、红枣、鸡肉、糯米等
温肺	是治疗肺寒证的方法，常表现为畏寒怕冷、咳吐涎沫（质清稀而量多）、短气息微、自汗、易感冒、面白神疲、口不渴等症状	细辛、桂枝、麻黄、干姜、葱白、黄芪、桂圆、豆蔻、羊肉、肉苁蓉等

多做有氧运动，增强肺功能

要想帮助孩子增强肺功能，有氧运动是首选。那到底什么是有氧运动呢？有氧运动是指富有韵律性的运动，其运动持续时间较长（每次锻炼的时间不少于30分钟，每周坚持3~5次），运动强度在中等或中上的程度（最大心率值60%~80%，心率保持在150次/分钟）。这种运动可以提高机体的携氧能力，增强和改善心肺功能，提高肺活量，增强孩子的免疫力和抗病能力。

那小孩子做什么样的有氧运动比较好呢？我推荐以下几种：

有氧运动	运动方法
慢跑	每周练3~5次，每次15~30分钟，以跑5分钟后，孩子后背和额头开始出汗的那个速率为宜
骑单车	每周练3~5次，每次骑单车最好能保证连续30分钟左右。跑步和单车可以每次做一种，如果感到只做一种比较枯燥，两种交替各15~20分钟也可以
快步走	每周练3~5次，每次30分钟，以孩子的身体发热、微微出汗为宜。对孩子来说，这是简单又安全的养肺运动，看似只锻炼了腰和腿，其实促进了全身的协调性和血液循环，尤其是快速走的时候，能够加大肺活量，有增强肺功能的作用
游泳	每周2~3次，每次30~60分钟。游泳时克服水的阻力需要动用较多的能量，因此，经常游泳能够使心肺功能得到很好的锻炼，肺活量增大，肺的血液循环更加流畅，从而提高人体的新陈代谢能力

如何选择和使用防雾霾口罩？

家长提问

刘医师解答

建议选KN90型带有呼吸阀的口罩。佩戴时，必须完全罩住鼻、口及下巴，保持口罩与面部紧密贴合；戴口罩的时间不宜过长，一次性口罩不能重复佩戴，可重复使用的口罩也必须每天清洗、消毒。

清肺润肺的食物可给孩子多吃些

对孩子来说，肺最常出现的情况就是肺热或肺燥，比如咳嗽、有痰、咽干、咽喉肿痛、鼻出血、手足心热等。所以，家长在天气干燥的时候要给孩子适当调整饮食，多给孩子吃些清热润肺、养阴生津的食物，如梨、枇杷、蜂蜜、银耳、白萝卜等及新鲜蔬果。另外，还有几点需要注意一下：

◎ 饮食以清淡为主，多让孩子喝些白开水，增加排尿量，起到清肺热的作用，不要给孩子喝饮料。

◎ 忌食肥甘厚味、辛辣、油炸、烧烤、黏滞等食物，这些食物都会助热生火，加重肺热。

◎ 多给孩子吃些富含维生素A和维生素C的食物，如胡萝卜、圆白菜、猕猴桃、橙子等，既能清肺热，也可提高呼吸道黏膜的抗病能力。

◎ 多给孩子吃些富含膳食纤维的食物，如白菜、木耳、芹菜、金针菇等，因为肺与大肠相表里，大肠通畅，对清肺热十分有益。

冰糖雪梨汤

材料　雪梨1个，冰糖适量。

做法　1. 雪梨洗净，去核，带皮切成小块。

2. 把切好的雪梨和冰糖一起放入锅中，加入适量清水煲煮20分钟即可。

功效　滋阴润肺，清热生津。

百合粥

材料　鲜百合50克，大米60克。

做法　1. 鲜百合洗净，掰成小瓣。

2. 大米淘洗干净，放入锅内，加水煮粥，五成熟时放入百合，继续煮至粥熟即可。

功效　养阴清热，润燥止咳，最适宜在干燥的秋季食用。

这几个养肺的要穴家长需掌握

列缺穴

列缺穴是肺经的络穴，属于肺，联络于大肠，同时又与任脉相通，可以通行表里阴阳之气，如果孩子患了伤风外感，按摩此穴可达到疏风解表、宣肺理气、止咳平喘的功效。

【定位取穴】位于人体前臂桡侧缘，桡骨茎突上方，腕横纹上1.5寸，肱桡肌与拇长展肌腱之间。

【按摩方法】家长可用拇指指端按住孩子的列缺穴，做横向推搓揉动，使肌肉、筋腱来回移动，力度适中，每次3~5分钟。

鱼际穴

鱼际穴是肺经的荥穴，五行属火，是热证、上火的克星，具有清肺热的功效，凡外感风热、燥热伤肺，或阴虚内热、热伤肺络等所导致的病症，都可以取鱼际穴来治疗。

【定位取穴】位于第1掌骨中点桡侧，赤白肉际处。

【按摩方法】家长可用拇指指腹按住孩子的鱼际穴，稍用力，上下推动，以孩子感觉到酸胀为佳，也可以让孩子用双手鱼际穴互相敲击，至掌侧发热即可。每次按摩5~10分钟，每天1~2次。

少商穴

少商穴肺经的井穴，善于清肺泻火，祛除外邪，且有很强的宣泄郁热的作用，因此，当孩子患有肺系实热证，出现咽喉肿痛、鼻出血、热病、昏迷、癫狂等时，都可以通过少商穴来调治。

【定位取穴】在拇指末节桡侧，指甲根角侧上方0.1寸。

【按摩方法】家长可用指甲的甲缘垂直掐孩子的少商穴，以孩子有刺痛感为度，每次2~3分钟。也可以找一根棉签或者将牙签倒过来（只要是圆钝头的东西都可以），刺激少商穴，反复30~50次，左右手交替刺激。

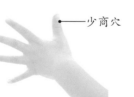
——少商穴

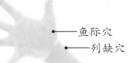
——鱼际穴
——列缺穴

肾气旺，孩子的生命力就强

在中医学里，肾为先天之本，主藏精，精生血，主生长、发育、生殖，可以这样说，孩子能不能正常发育、健康成长，肾起了非常重要的作用。如果孩子的肾发育不好，那就等于输在了起跑线上。小儿肾精禀受于父母，出生之后又依赖水谷精气的滋养，随着年龄的增长，肾气才会逐渐充盛，但儿童存在肾气失于填充的状况，且年龄越小，肾亏不足的表现就越突出。所以，需要家长们帮助孩子养好肾。

这些习惯最伤孩子的肾，一定要避免

孩子的肾脏好不好，一方面来自于父母的遗传，另一方面还需要后天的养护，避免一些伤肾的坏习惯。

给孩子喝饮料

曾经有家长跟我说，他家孩子特别喜欢喝饮料，家里人总给孩子买，现在给白开水都不爱喝了，说没滋味儿。确实，饮料的口感比白开水好多了，但饮料中含有大量的糖分、合成色素、防腐剂及香精，这些物质进入体内，需要经由肝脏解毒，然后再经过肾脏过滤排出体外，无形中加重了肝肾的负担。所以，家长一定要少给孩子喝饮料，喝白开水对孩子最好。

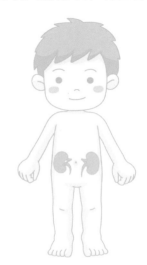

吃得过咸

中医认为，咸入肾，适量食用可补肾强骨，但如果吃得过咸，反而会对肾脏造成损害。孩子都喜欢吃零食，但很多零食中的盐分含量都很高，像薯片、干脆面、火腿肠等，都会使孩子不知不觉摄入过量的盐分，加重肾脏负担，甚至诱发肾虚。

过量补充钙剂

很多家长怕孩子长不高，常常自行给孩子补充钙剂，孩子缺钙可以适量补钙，可如果不缺钙还天天吃，就会使血钙浓度过高，机体为了维持正常的血钙浓度，过多的钙就会从尿中排出，增加了出现结石的风险。

冬季尤其要养好孩子的肾，家长要注意些什么

冬季气候寒冷，阳气潜藏，阴气最盛，在五行中属水，与人体的肾脏对应，所以中医有"寒气通于肾"之说。寒为阴邪，最容易损伤阳气，尤其是肾阳，所以，到了冬季，家长要特别注意保护孩子的肾阳。

注意保暖

寒气最伤肾，所以冬季给孩子保暖是第一位的。但室内温度不宜过高，否则孩子从温暖的室内到了寒冷的室外，温差过大更容易生病。

另外，婴幼儿对冷暖自调能力差，衣着的厚薄起着辅助调节作用。许多家长担心孩子受凉感冒，往往给孩子穿很厚的衣物，岂不知衣着太厚照样会引发感冒。所以，冬季孩子的衣物薄厚要适宜，孩子会爬会走后，比大人略薄就可以了。如果是出门的话，要护好孩子的头、颈、胸、腹、脚等部位，因为这些部位都是风寒邪气容易入侵的部位。

让孩子多晒晒太阳

日光，是天地间最精华的阳气，对阳虚体弱、禀赋不足的孩子来说，冬季多晒太阳对改善体质有很大帮助。另外，晒太阳还可以补充骨骼发育所需的维生素D，因此，要尽可能多地让孩子在阳光下玩耍。冬季正午前后阳光最充足，这时候晒太阳最好，每天一次，每次15～30分钟。晒完太阳后，要记得给孩子喝点水。

给孩子用热水泡泡脚

热水泡脚也是帮助孩子驱除寒气的一个方法，中医有个说法叫"热水泡脚，赛吃人参"，就是因为人的脚上有很多的经络穴位，尤其是肾经的起始穴位——涌泉穴，就是在足底的，通过泡脚，可以使热量通过经络传遍全身。

泡脚方法：先取适量水于脚盆中，以孩子脚感温热为准，水深以刚没脚面为宜，为维持水温，边泡边加热水，最后水可加至没过足踝。每次泡15~20分钟，以孩子微微出汗为宜。

饮食可养肾，要怎么给孩子吃

我们在讲孩子生理特点的时候说过，小儿"肾常不足"，也就是肾气虚，需要后天来调养，怎么调养呢？我的建议是食补，让孩子多吃吃一些对肾脏有好处的食物，比如黑芝麻、黑豆、木耳、香菇、山药、核桃、莲子、羊肉、枸杞子、栗子、韭菜、海虾等，每天换着花样给孩子做着吃，就能起到补肾益精、固肾补气的作用。

另外，在饮食上也要清淡一些，生冷油腻的食物尽量不要给孩子吃，这些食物孩子吃了容易损伤脾胃和人体的阳气，进而损伤肾功能。

芝麻核桃粥

材料　核桃仁、黑芝麻各50克，大米50克。

做法　1. 将核桃仁、黑芝麻洗净，晒干，分别放入干锅中炒香，备用。

2. 大米淘洗干净，放入锅内，加水适量，大火烧开，改小火熬煮至米烂粥稠。

3. 加入炒香的黑芝麻、核桃仁，搅拌均匀后停火。

功效　补肾、益精、固肾气，尿频、遗尿的孩子可常吃。

山药芡实粥

材料　山药粉、芡实粉各50克，鲜莲子、栗子仁各10枚，冰糖适量。

做法　1. 将山药粉、芡实粉先用热水调开。

2. 调好糊放入锅内，加入适量清水煮沸，而后加入鲜莲子、栗子仁，边煮边搅拌，煮熟即可。

功效　健脾，补肾，益气，小孩常吃可达到脾肾同补的功效。

这几个养肾的要穴家长需掌握

涌泉穴

涌泉穴是肾经的第一个穴位，是肾经经气的发源地，肾经之气通过涌泉穴涌出灌溉全身。给孩子按摩此穴具有益精补肾、滋养五脏、固本培元的作用。

【定位取穴】位于足前部凹陷处第2、3趾指缝纹头与足跟连线的前1/3处。

【按摩方法】家长可用拇指指端按揉孩子的涌泉穴，每次3~5分钟。也可以用手拍打涌泉穴，次数不限，直到孩子的脚底产生温热感为宜。

太溪穴

太溪穴是足少阴肾经的原穴，也就是肾脏元气流注的地方，具有补肾气、固肾阳的作用，如果孩子出现尿频、遗尿、支气管炎、咽喉痛、牙痛等病症，可以通过按摩太溪穴来缓解。

【定位取穴】位于足内侧，内踝尖与跟腱之间的凹陷处。

【按摩方法】家长可用拇指指端分别按揉孩子两侧的太溪穴，每穴每次2~3分钟。

照海穴

照海穴是足少阴肾经上的重要穴位，也是八脉要穴之一，具有滋肾清热、通调三焦的功能。如果孩子有胸闷、嗓子干痛、声音嘶哑、慢性咽炎等症状，家长就可以给孩子按摩此穴来缓解。

【定位取穴】位于足内侧，内踝尖下方凹陷处。

【按摩方法】家长可用拇指指端分别按揉孩子两侧的照海穴，每穴每次2~3分钟，每天坚持按揉1~3次。

涌泉穴

照海穴

太溪穴

肠道是孩子身体里最大的免疫器官

好多家长都问我，为什么我家的孩子爱生病，跟她一块玩的孩子就不爱生病呢？最主要的原因就是孩子面对细菌、病毒的抵抗力不一样。抵抗力就是我们常说的免疫力，由免疫细胞的数量决定，而人体70%的免疫细胞都分布在肠道黏膜内。所以，肠道不仅能帮助孩子消化、吸收营养，还是身体里最大的免疫器官。孩子的肠道功能好，营养吸收就好，还能帮助孩子提高整体的免疫力，所以，家长要时刻关注孩子的肠道健康。

如何判断孩子的肠道是否健康

孩子的肠道健康对孩子的身体状况起着至关重要的作用，那我们该如何判断孩子的肠道是否健康呢？最简单的方法就是观察孩子的大便。通过观察孩子大便的性状、颜色、排便规律就可以推断出肠道的健康状况。如果孩子的大便软硬度、颜色都正常，且排便也有规律，就说明肠道是健康的；反之，如果大便恶臭、干燥或腹泻，就说明孩子的肠道功能出现了问题，需要尽快找到原因进行调治。

> 母乳喂养的孩子拉黄色稀便正常吗？
>
> 家长提问

刘医师解答

> 很多母乳喂养的孩子都会出现黄稀便的情况，这是因为母乳中含有低聚糖，它能促进孩子肠道正常菌群的建立和成熟，但同时也有一定的"轻泻"作用。所以，只要孩子进食正常、生长正常，家长就不必担心，更不要与人工喂养的孩子比较大便的性状。

什么样的饮食最有益肠道健康

作为人体消化、吸收的主要器官，肠道健康与饮食的密切关系是不言而喻的，所以，家长要想让孩子肠道好，就必须在饮食上下功夫，帮助孩子养成科学合理的饮食习惯。当孩子的消化功能逐渐成熟后，要注意少给孩子吃过于精细、高糖以及高脂肪的食物，这些食物不仅会让肠道变得油腻不堪，还会减缓肠道蠕动，造成便秘，使毒素在肠内越积越多，危害孩子的身体健康。

哪些食物有益于肠道健康呢？

◎ 高膳食纤维食物：如芹菜、韭菜、菠菜、红薯、竹笋、香菇、豆角、木耳、燕麦、玉米等，可刺激胃肠蠕动，有利于清肠和排便。

◎ 润肠食物：如核桃仁、松子仁、芝麻等，有利于通便。

◎ 富含有益菌的食物：如酸奶、奶酪、发面食品等，可改善肠道内环境，抑制毒素滋生。

◎ 富含低聚糖的食物：如香蕉、蜂蜜、洋葱、芦笋等，可刺激肠道内益生菌的增长。

蒸苹果

材料　苹果1个。

做法　1. 将苹果洗净，去核，切成小块，放入碗中。
　　　2. 将装了苹果的碗放入蒸锅内，大火煮沸后再蒸5分钟即可。

功效　苹果中含有丰富的鞣酸、果胶等，其中鞣酸、果胶都具有收敛、止泻的功效，稀便、腹泻的婴幼儿可常吃。

红薯燕麦粥

材料　燕麦50克，红薯150克，玉米糁30克。

做法　1. 燕麦、玉米糁洗净，用清水浸泡2小时；红薯去皮，洗净，切小块。
　　　2. 锅内加水，大火煮沸，放入燕麦、玉米糁、红薯块，煮成粥即可。

功效　润肠通便，有益肠道健康。

肠胃弱的孩子可适当补充益生菌

益生菌这个词大家应该都很熟悉，也都知道益生菌对身体好，可它究竟是个什么东西，怎么个好法，应该怎么补充，恐怕很多人就说不清楚了。所以，这里我就给大家详细讲一下。

简单地说，益生菌就是一类对人体有益的细菌，比如双歧杆菌、嗜酸乳杆菌、酵母菌等。我们知道，人体肠道中栖息着数以亿计的细菌，要想维持肠道健康，有益菌越多越好，可是肠道的菌群是最容易受到破坏的，因为肠道就类似于一个垃圾停放站，特别容易滋生有害菌。而且孩子的肠道功能发育还不成熟，菌群更容易受不利因素的影响而发生紊乱，这也是小孩子更容易消化不良、腹泻的一个重要原因。

益生菌，能够抑制有害菌的繁殖，建立健康的肠道菌群，促进肠道成熟，刺激婴幼儿免疫系统的逐渐成熟，同时也有利于营养物质的消化吸收。所以，建议家长给肠胃弱、容易腹泻的孩子补充一些益生菌。

服用益生菌制剂

补充益生菌最有效的办法就是服用益生菌制剂，但益生菌制剂中还含有添加剂等其他成分，所以益生菌制剂最好不要长期给孩子服用。目前市场上益生菌制剂的种类比较多，吃哪种产品、吃多长时间，最好是先咨询一下儿科医生，家长切勿自行给孩子补充。

给孩子饮用益生菌酸奶也能补充益生菌

除了直接补充益生菌制剂，还有一种更简单、效果也很不错的方法，那就是给孩子饮用益生菌酸奶。益生菌酸奶中所用的菌种主要是乳酸菌和双歧杆菌，可刺激肠道免疫细胞，帮助孩子增强抵抗力，促进消化吸收。

 注意啦！

1岁以上的孩子才可以食用酸奶，但注意不要喝乳酸饮料，因为乳酸饮料都是经过加工配制而成的，营养价值有限，添加剂也较多。

益生菌的生产工艺比较复杂，生产过程中对无菌环境的要求也比较高。因此，家长在给孩子购买、保存、食用益生菌酸奶时，需要特别注意以下几点：

选购

◎ 购买益生菌酸奶时要注意选择优质的品牌，千万不要贪图便宜。

◎ 仔细看包装说明，看酸奶中选用的是什么菌种，活菌量有多少，我国乳酸菌标准明确规定，酸奶中活菌的数量要达到每毫升100万个，否则不能保证最终到达大肠的活菌量，也就无法保证功效。

◎ 看保质期，新鲜的酸奶才能保证有一定数量级的活菌，因此，最好选择一周内出厂的酸奶，快过期的酸奶最好不要给孩子喝。

保存

2~6℃低温冷藏保存，最大限度保持酸奶中活性益生菌的数量。

食用

在冷藏条件下取出来放置一段时间后再食用，但不要高温加热。

饮用量

每天100毫升。

最佳饮用时间

饭后10分钟左右，因为进食后胃酸会被稀释，能提高益生菌的存活率。

要想孩子肠道好，这几项不能少

不滥用抗生素

现在滥用抗生素的现象非常严重，有些家长看不得孩子生病受罪，孩子一感冒发烧就大量地用最高级的抗生素，其实抗生素只针对细菌感染才有效，病毒性的感冒、咳嗽或发烧，抗生素不仅起不到作用，反而会引起肠道菌群紊乱，影响孩子的免疫功能。另外，滥用抗生素还会导致人体的耐药性不断增加，等真正需要抗生素治病的时候会达不到理想的效果，延误治疗。

孩子使用抗生素后怎么减少不良反应？

家长提问

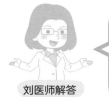

刘医师解答

孩子如果经过化验确诊是细菌感染，是需要服用抗生素的，为降低抗生素对肠道菌群的破坏，建议在孩子服用抗生素2小时后给孩子适当服用益生菌，可帮助维持肠道菌群的平衡，促进肠道免疫功能的恢复。

注意饮食卫生

孩子拉肚子，很多时候都是因为吃了不干净的食物，感染了病菌，所以，不论是家长还是孩子都要养成良好的卫生习惯，比如勤洗手，尤其是便后、饭前要洗手；给孩子吃的食物要新鲜，现吃现做，尽量不要吃剩饭剩菜；家长不要用自己的嘴去试辅食的温度，更不要嚼食物给孩子吃；孩子的餐具、玩具等要经常清洗；1岁以下的小孩子，最好不要随便让外人抱或亲吻。

睡眠充足

孩子睡眠充足，睡眠质量高，大脑和身体就能够得到充分的休息，肠胃的消化吸收功能也会增强，有利于免疫系统的修复和完善。

少菌的生活环境

孩子生存的环境不干净容易导致肠道疾病，但过于干净了也不好。因为孩子免疫系统的成熟是依赖于"细菌"对免疫系统的正常刺激的。但现在很多家长生怕孩子感染病菌，认为把细菌灭得越彻底，孩子就越健康，所以使用大量的消毒剂，导致孩子所接触的东西往往过于干净，这样一来，孩子与细菌接触的机会越来越少，免疫系统根本得不到应有的刺激和锻炼。

所以，给孩子提供一个少菌而非无菌的生活环境，让孩子适量接触细菌，对促进免疫系统的成熟是有帮助的。

多给孩子揉揉小肚子可养肠道

曾经有一个年轻妈妈跟我说，她家孩子1岁多，肠胃不好，经常拉肚子，问我有没有什么简单省事的办法调理肠胃。我告诉她，多给孩子揉揉小肚子就行。我教给她揉肚子的方法，她开始还不信，结果过了2个月，她给我打电话说孩子拉肚子的次数少多了，胃口也比以前好多了。

揉肚子真有这么好的效果吗？其实揉肚子就是腹部按摩，也是中医常用的一种外治法，它就相当于一种肠道保健运动，可以疏通腹部经络，调节肠道功能，对清肠排毒、预防便秘等都很有帮助。那到底怎么揉呢？

按摩手法

家长把双手搓至温热，掌部或四指指腹着力，以孩子的肚脐为中心，按顺时针或逆时针方向做环形摩揉，力量要保持均匀，以腹壁微红或孩子感觉腹部温热为度，每次15分钟。

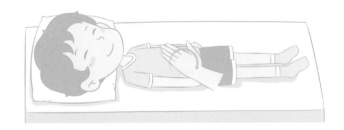

注意事项

◎ 孩子饥饿或者刚吃饱饭时不宜按摩。

◎ 手法要轻，不可过分用力，按摩前让孩子排空小便；在揉的过程中，如产生便意，应立即去排便。

◎ 揉肚子时，如果孩子产生肠鸣音、排气等现象，属于正常反应，不要过于担心。

◎ 给孩子揉肚子的时候要注意方向，顺时针方向多为泻法，可治疗便秘；逆时针方向多为补法，可治疗腹泻、肠炎等。

胆虽小，对孩子健康的作用却很大

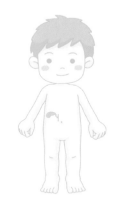

在五脏六腑中，胆的体积最小，但对孩子的保健作用不容小觑，《黄帝内经》中说"凡十一脏，取决于胆"。意思是说，人体的其他脏腑，都取决于胆气的升发。可见，胆在五脏六腑中的重要地位。

胆的生理功能是贮藏和排泄胆汁，帮助小肠对食物进行消化吸收，我们知道，孩子的消化吸收功能本就比较弱，如果胆再出了问题，对整个消化系统的功能影响是很大的，孩子的生长发育也会受到影响。

饮食养胆，让孩子保持良好的饮食习惯

根据临床观察，我发现，孩子胆功能出现问题，大多是不良的饮食习惯引起的，不吃早餐，经常吃甜食，饭后立即躺下或睡觉，晚餐摄入过多的高脂肪食物等，都会影响胆汁的分泌和疏泄。所以，家长一定要在孩子的饮食上多下功夫，才能把胆养好。

◎ 饮食宜清淡，少吃或不吃辛辣和含油脂过多的食物，以避免胆囊过度紧缩、胆汁分泌增加。

◎ 三餐有规律，特别是早餐要吃好，忌暴饮暴食，平时也要少吃零食，以防止胆囊不断受到刺激增加胆囊收缩和胆汁的分泌。

◎ 多吃温软、容易消化的食物，有利于胆管平滑肌松弛，使胆汁排泄顺畅。

◎ 平时要多给孩子多喝些白开水，少量多次地饮用，可稀释胆汁。

注意啦！

过量的糖分会刺激胰岛素的分泌，使糖原和脂肪合成增加，同时增加胆固醇合成，造成胆汁内胆固醇增加，导致胆结石。所以，尽量少给孩子吃高糖食物。

子时前让孩子熟睡可护胆

现在很多家长都喜欢熬夜，刷朋友圈、最电视剧、打游戏，连带着孩子也有样学样，该睡觉的时候不睡觉，这对养护胆腑可是非常不利的。为什么呢？这个问题前面我也多次讲过了，中医认为，子时，即23点至1点，是胆经开窍的时间，胆是中正之官，是阳气的生发地，人体的阳气都是由胆经发送到各系统中，以供各系统的动力能源。但这时候的胆经刚刚长阳气，还非常微弱，需要好好地保护它，怎么保护呢？就是睡觉，特别是深度睡眠状态。所以，这里要再次强调一下，家长们千万不要让孩子熬夜，最好是21点之前就让孩子上床，可以保证23点进入熟睡状态。

通过敲打疏通胆经也可养胆

足少阳胆经内属于胆，它从人的外眼角开始，沿着头部两侧，顺着人体的侧面向下，经过大腿外侧到达脚的第4、5趾，几乎贯穿全身，所以，经常敲打胆经，保证胆经气血的通畅，对养护胆腑非常重要。

敲打部位

两侧胁至脚踝外侧，可重点敲打阳陵泉穴（在小腿外侧，腓骨头前下方凹陷处），能清泻肝胆实火、舒筋通络。

敲打方法

1. 家长用手掌，稍用力拍打孩子左、右两侧胁部各30下，能使肝胆气机通畅。

2. 家长双手握拳，稍用力敲打孩子腿外侧的胆经，从腿根敲到踝骨，如果在某一处孩子感觉到疼痛，就说明此处经络瘀堵比较重，要反复敲打，每天敲5~10分钟。

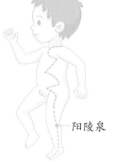

阳陵泉

膀胱与肾气相通，养好很重要

膀胱是储存和排泄尿液的一个器官，它就像人体里的"污水池""排泄管道"，人体里的绝大部分污水都通过膀胱来排泄。孩子膀胱出了问题，就相当于人体的污水排泄管道出了问题，所以，家长不要小瞧这个器官。

在中医学里，膀胱与肾相表里，尿液的排泄依靠肾和膀胱的气化作用，而肾的病变常常又会导致膀胱的气化失司，引起尿量、排尿次数及排尿时间的改变。比如有的孩子受到惊吓会尿裤子，《黄帝内经》里说"恐伤肾"，恐惧这种情况情绪会伤害肾脏，肾脏受到了伤害通过膀胱表现出来，就是小便失禁。所以说，膀胱与肾的关系很密切，为了孩子肾这个先天之本的健康，家长也要帮孩子把膀胱养好。

总憋尿的孩子膀胱易受损

家长们可能有体会，很多小孩子都喜欢憋尿，我女儿小时候也是这样，一玩起来就忘记了，直到憋不住了才跑去尿，有时候来不及还会尿裤子。这个习惯很不好，因为膀胱损伤大多是发生在尿液充盈的时候，孩子经常憋尿，不但会降低膀胱黏膜抵御感染的能力，还会导致逼尿肌的增厚，使膀胱弹性降低，出现尿频、尿急等问题。另外，如果经常憋尿，小便次数减少，尿液的清除作用就减弱了，容易滋生细菌，引起泌尿系统感染。所以，家长们对孩子憋尿的事千万不能大意，要让孩子养成有尿就排的好习惯。

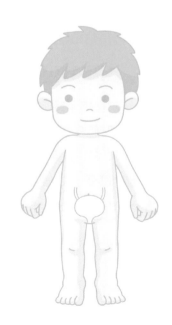

申时是调养膀胱的好时机

申时，就是15点至17点，是膀胱经当令，也就是膀胱工作的时间。膀胱就是装、泄废水的，帮助排出人体代谢的废物，那怎么才能让膀胱顺利地把废物都排出去呢？最简单的方法就是多喝水，既能促进体内垃圾的及时排泄，还能帮助清理膀胱这个排泄管道，起到维护保养的作用。所以，在此时，家长最好给孩子多喝些水。

帮孩子疏通膀胱经的按摩法

中医养护膀胱还有一个方法，就是疏通膀胱经，足太阳膀胱经是人体经脉中最长的一条，从头到脚，循行经过头、颈、背部、腿足部。这也使得膀胱经在保健方面的作用更大，尤其是经过后背的那段经络上分布着人体五脏六腑的背腧穴，是脏腑器官的反应点，就像现在耳穴足疗的反射区一样，调节脏腑的作用很好。

膀胱经统领人体阳气，为一身之表，外界的风邪首先侵袭的就是膀胱经，所以，帮孩子疏通膀胱经不仅能调养脏腑，还能预防感冒，提高免疫力。那么，膀胱经要怎么疏通呢？对孩子来说，最佳的办法就是捏脊。

选取部位

孩子背部的膀胱经，沿背中线旁开1.5寸（2横指）。

操作方法

孩子俯卧，家长将拇指指腹与食指、中指指腹对合，拇指在后，食指、中指在前，自腰骶开始，沿脊柱交替向前捏捻皮肤；每向前捏捻三下，用力向上提一下，至大椎穴为止，然后以食指、中指、无名指端沿着脊柱两侧向下梳抹；每提捻一遍随后就梳抹一遍。每次捏5~10遍。

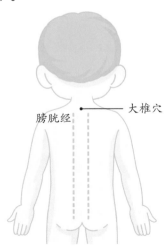

膀胱经　　　　大椎穴

孩子三焦通畅，才能健康无忧

三焦，是脏象学说中的一个特有名称，是六腑中最大的腑，又称外腑、孤脏。中医认为三焦主升降诸气和通行水液。可以这样说，三焦是一个统管全身的大系统，与气血、经络、体液密切相连，形成一个大循环。所以，三焦的通畅对孩子的生长发育至关重要。有的孩子容易口臭、积食、便秘、手脚凉、遗尿等，这都与三焦功能失常有很大关系。所以，家长帮孩子调理好三焦，让三焦畅通无阻，全身气血才会通畅，孩子的健康才能得到保障。

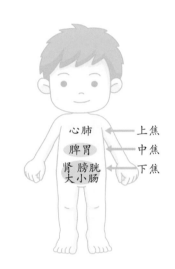

如何判断孩子三焦通不通

三焦是位于躯体和脏腑之间的空腔，包括上焦、中焦和下焦。那家长怎么判断孩子的三焦是不是通畅呢？为了方便家长理解，我列了一个表格，大家一起来看一下：

三焦	对应之气	位置及对应脏腑	三焦不通的症状表现
上焦	宗气、卫气	胸膈以上，包括心、肺	反复感冒、怕风、怕冷、出汗异常、经常打喷嚏、容易过敏、咳嗽气喘、胸闷等
中焦	中气	横膈以下至脐，包括脾、胃等	体形消瘦或肥胖，体弱无力；腹胀，消化不良，食欲不振，积食；经常便秘或便溏；口气重，易患口腔溃疡，牙龈肿痛等
下焦	元气	肝、肾、大小肠、膀胱、女子胞等	精力不足，注意力、记忆力差；情绪不稳，易恐惧，怕黑；手脚冷，大小便频多，大便软3岁以上还经常尿床等

拍打三焦经可通利三焦

通利三焦，最简单的方法就是拍打三焦经，此法可以让经络保持畅通，对疏利三焦气血很有效果。

三焦经分布在人体体侧，就像一扇门的门轴，不管是外面的东西要进去还是里面的东西要出来，都得经过门，都得转门轴，所以中医学里有一种说法叫"三焦为枢"，也就是枢纽的意思。只要把这个枢纽疏通了，孩子的一些常见病就可以避免了。

循行路线

从无名指末端开始，沿上肢外侧中线上行至肩，在第7颈椎处交会，向前进入缺盆，络于心包，通过膈肌。其支脉从胸上行，出于缺盆，上走颈外侧，从耳下绕到耳后，经耳上角，然后屈耳向下到面颊，直达眼眶下部。另一支脉，从耳后入耳中，出走耳前，与前脉交叉于面部，到达眼外角。

拍打时间

最佳时间应是21点至23点，这时候是三焦经当令，气血在此时达到顶峰，所以这时候拍打效果是最好的。

拍打方法

家长手握空拳，从孩子的肩膀开始，沿着胳膊外侧的三焦经循行路线往下拍打，一直拍打到手腕。拍打时可稍用力，并保持一定的节奏，每侧每次拍打10分钟。大些的孩子可自行拍打。

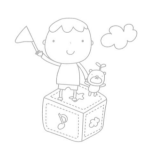

调理三焦，这三个关键穴位家长需掌握

除了拍打三焦经，家长在给孩子调理三焦的时候，也可以多给孩子按揉以下三个穴位，可分别改善上中下三焦功能，促进三焦功能正常运转，防病保健。

膻中穴

膻中是任脉上的重要穴位，为八会穴之气之会，有"气之海"之称，意思是说，膻中穴是容纳一身之气的大海，经常给孩子按摩此穴，可宽胸理气、活血通络，调节上焦心肺功能，让全身之气畅通无阻。

【定位取穴】位于人体胸部的正中线上，两乳头之间连线的中点。

【按摩方法】家长可用拇指或中指指腹按摩孩子的膻中穴，力度以孩子稍有痛感为宜，每次按摩10分钟。

天枢穴

天枢穴是胃经要穴，同时也是大肠经的募穴，在上下腹分界处，是中焦气机升降的枢纽。经常给孩子按摩此穴，可调节中焦脾胃功能，对脾胃功能失调导致的腹痛腹胀、胃口不开、便秘或腹泻等病症有治疗作用。

【定位取穴】位于人体中腹部，脐旁开2寸处（约3横指），左右各一穴。

【按摩方法】家长可用双手拇指指腹按在孩子左右两边的天枢穴处，先做向下按压的动作，然后按揉，顺时针、逆时针各揉200次。

阴交穴

阴交穴为任脉穴，同时也是任脉、冲脉、足少阴肾经三经的交会穴。《难经》中说："下焦者，治在脐下一寸。"正是阴交穴的所在，给孩子按摩此穴，能调补下焦原气，调节下焦肾功能，通利大小便。

【定位取穴】在下腹部，前正中线上，脐中下1寸。

【按摩方法】家长可用拇指指腹按摩孩子的阴交穴，稍用力，每次按摩10分钟。

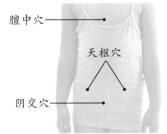

膻中穴
天枢穴
阴交穴

第3章

补充营养素，
是孩子健康成长的关键

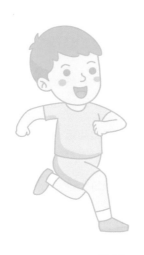

0~6岁是孩子生长发育的关键时期，孩子的身高、体重、智力等都突飞猛进，这意味着他们比成人需要更加全面均衡的营养。很多孩子出现瘦弱、长不高、爱感冒、罗圈腿等问题，这其实是身体缺乏营养的信号。所以，要想孩子健康成长，家长就必须要了解孩子需要哪些营养素，然后给孩子科学合理的搭配膳食。

孩子成长都需要哪些营养素

食物里包含很多物质，但并不是每种物质都对人体有益，只有那些能在体内消化吸收，是机体进行正常物质代谢所必需的有益物质才可以被称为营养素。这些营养素可分为七大类：蛋白质、脂类、碳水化合物、矿物质、维生素、膳食纤维和水。它们最大的共性就是人体无法自身合成、制造（或合成不足），必须从膳食中摄取，所以又被称为"必需营养素"。那么，孩子成长都需要哪些必需营养素呢？我列了一个表格，大家看一下：

营养素	分类	作用
蛋白质	完全蛋白质、半完全蛋白质和不完全蛋白质	促进生长，构成和修复组织；调节生理功能；供给热量
脂类	脂肪和类脂	供给热量和必需脂肪酸；构成身体组织，维持体温，保护脏器；促进脂溶性维生素的吸收；改善食物的口味等
碳水化合物	单糖、低聚糖和多糖	提供热量，构成机体组织器官，参与营养素的代谢，节约蛋白质
矿物质	常量元素：钙、磷、镁、钾、钠等 微量元素：铁、锰、铜、碘、锌、硒等	构成身体结构和组织，维持生命活动，保证机体生长发育
维生素	脂溶性维生素：维生素A、维生素D、维生素E、维生素K 水溶性维生素：B族维生素、维生素C	对机体的新陈代谢、生长发育和维持生命活动有着极其重要的作用，如果长期缺乏某种维生素，就会引起生理功能障碍而致病
水	天然水、人工制水	构成人体的内环境，参与体内的生理活动，调节体温，起润滑作用等
膳食纤维	可溶性膳食纤维 不可溶性膳食纤维	改善口腔及牙齿功能；促进排便，防止便秘；减少脂肪的吸收；调节血糖等

蛋白质：构筑孩子生命的支柱

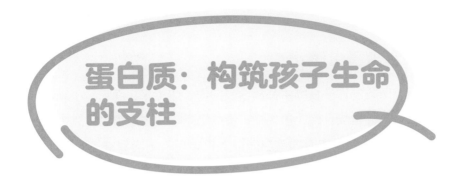

　　蛋白质是孩子生长发育所必需的一种营养素，如果把人体比喻成盖房子，那么构建人体最主要的原材料就是蛋白质，从头到脚都少不了它。可以

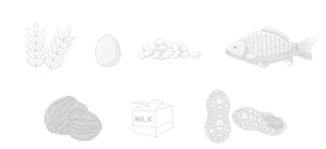

说，蛋白质是生命的物质基础，没有蛋白质就没有生命，人体重量的16%~19%都是蛋白质。蛋白质不仅可以维护身体组织、促进生长发育，还是人体热量来源之一，1克蛋白质可产生4千卡热量。所以，家长每天要给孩子补充足够的蛋白质，以保证生长发育。

孩子每天需要多少蛋白质

0~6岁孩子每天蛋白质平均需要量/推荐摄入量（EAR/RNI）[①]

人群	EAR（克/天）		RNI（克/天）	
	男	女	男	女
0岁~0.5岁	一[a]	一	9（AI[b]）	9（AI）
0.5岁~1岁	15	15	20	20
1岁~3岁	20	20	25	25
3岁~6岁	25	25	30	30
6岁以上	25	25	35	35

a未指定参考值者用"一"表示。

b适宜摄入量：是某个健康人群能够维持良好营养状态的平均营养素摄入量。

① 参考《中国居民膳食营养素参考摄入量（2013版）》。

哪些食物富含蛋白质

我们日常所吃的许多食物中都富含蛋白质，如大米、面粉、小米、大豆、核桃、花生等植物性食物，肉、鱼、虾、蛋、奶类等动物性食物。其中，大豆及大豆制品和动物性食物中所含的蛋白质进入机体后，更容易被人体所充分吸收利用，奶类更是婴幼儿蛋白质的最佳来源。

怎样吃能补够一天所需

每天膳食中优质蛋白质应占蛋白质总量的50%以上

我们知道，蛋白质是由多种氨基酸组成的，其中有8种是人体必需氨基酸，必须从食物中获得。有些食物中的蛋白质含的氨基酸种类多，必需氨基酸也多，而且各种氨基酸之间的比例适当，人体利用率高，我们就说这种蛋白质是优质蛋白质，比如蛋、奶、鱼、瘦肉以及大豆等。孩子正是长身体的时候，蛋白质的需要量比成人要高，更应该多吃些富含优质蛋白质的食物，最少应保证占每天摄入蛋白质总量的50%以上。

三餐中蛋白质如何分配

◎ **早餐**：最好先吃点碳水化合物类的食物，然后再搭配鸡蛋、牛奶、豆浆等富含优质蛋白质的食物，以免蛋白质和热量被很快消耗掉，比如面包/蛋糕+1杯牛奶，包子/米粥+1个鸡蛋，烧饼+1杯豆浆等。

◎ **午餐**：可以吃猪瘦肉、鸡腿、鸡胸肉、鱼、虾、蛋等，当然同样需要搭配一定量的主食。另外，我们在安排食谱时可以灵活一些，比如今天午餐吃鱼，明天午餐就可以吃个鸡腿，后天吃几块猪瘦肉，或者吃肉包子、肉饼、肉龙等。

◎ **晚餐**：应吃得清淡一些，少吃动物性蛋白质，多吃些优质植物蛋白，比如凉拌豆腐、炒香干，或者睡前给孩子喝杯牛奶。

◎ **加餐**：3~5粒坚果，一杯酸奶。

注意啦！

在给孩子补充蛋白质时，每天应食用两种以上富含蛋白质的食物，这样可做到蛋白质中的氨基酸互补，比例更为适当，能提高蛋白质的利用率。

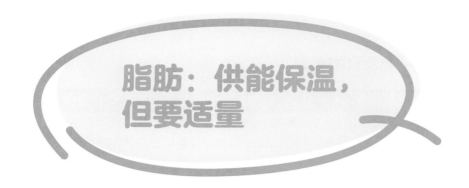

脂肪：供能保温，但要适量

脂肪是甘油和脂肪酸的化合物，所以脂肪又称甘油三酯，它可以构成身体组织；供给热量，1克脂肪能产生9千卡热量；供给孩子生长发育必不可少的必需脂肪酸；提供脂溶性维生素，还能促进脂溶性维生素的吸收和利用。皮下脂肪有助于保温，腹腔内的脂肪可以保护内脏。所以，孩子每天需要摄入一定量的脂肪。

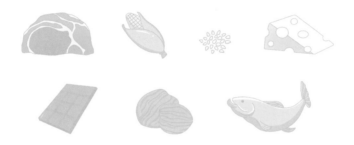

孩子每天需要多少脂肪

0~6岁孩子每日脂肪酸适宜摄入量

年龄	脂肪摄入量占总热量的比例	亚油酸/（%E）	α-亚麻酸/（%E）	EPA+DHA/（克/天）
0~0.5岁	45%~50%	7.3(0.15g)	0.87	0.10
0.5~1岁	35%~40%	6.0	0.66	0.10
1~4岁	25%~30%	4.0	0.60	0.10
4~6岁	25%~30%	4.0	0.60	—

脂肪有好坏，食物来源要分清

膳食中的脂肪主要为甘油三酯、少量的磷脂及胆固醇，所以脂肪和其他的营养素不一样，不能随便给孩子吃，因为脂肪有好脂肪，也有坏脂肪，这取决于其所含的脂肪酸种类和化学结构。下面我们就分别来了解一下：

脂肪酸的种类及食物来源

脂肪酸种类		对人体的作用	食物来源
饱和脂肪酸		可适量摄入，是人体生理生化活动必需的，但摄入过多会导致血胆固醇升高，增加患心脑血管病的风险	猪、牛、羊的肉和油，水生贝壳类、蛋黄、奶油、奶酪、巧克力、黄油、可可油、椰子油、棕榈油等
单不饱和脂肪酸		降低血胆固醇，减少心血管病发病率	大豆、花生、菜籽、芝麻、玉米、牛油果、坚果、橄榄、花生油等
多不饱和脂肪酸	亚油酸	降低血液胆固醇，预防动脉粥样硬化	杏仁、花生油、葵花子油、豆油、亚麻子油、棉子油、芝麻油、玉米油、核桃油等
	α-亚麻酸	降低血清胆固醇，预防过敏；保护视力；增强智力	紫苏子油、亚麻子油、菜籽油、核桃油等
	二十碳五烯酸（EPA）和二十二碳六烯酸（DHA）	促进大脑神经、视觉的正常发育，抗过敏、增强免疫功能，增强智力发育	鲱鱼、鲑鱼等深海鱼的脂肪

从上面的表格中，大家可以看出，饱和脂肪酸摄入过多对孩子的健康是不利的，也就是我们常说的"坏脂肪"，要少给孩子吃。而不饱和脂肪酸对健康有利，也就是我们说的"好脂肪"，平时应给孩子选择含这类脂肪的食物。

反式脂肪酸对孩子的危害大

反式脂肪酸也是近些年提的比较多的一个词，它是指脂肪的一种化学结构，是一些植物油经过氢化产生的，比如氢化油脂、人造黄油、起酥油、代可可脂等，大都是非天然成分，如果过量摄入，会干扰必需脂肪酸的代谢，影响儿童神经系统的健康及其生长发育，所以，家长应少给孩子吃含反式脂肪酸成分的食物，比如蛋糕、面包、汉堡包、饼干、油炸食品、膨化食品、蛋挞、巧克力、冰激凌、蛋黄派等。

怎样吃能补够一天所需
多吃富含不饱和脂肪酸的食物

孩子膳食中饱和、单不饱和、多不饱和脂肪酸的比例以1:6:1最为理想，也就是说，要多给孩子吃富含不饱和脂肪酸的食物，这样才对孩子的生长发育最有利。

◎ 肉类的选择：动物性食物的脂肪含量由低到高依次为：鱼虾类＜禽肉＜牛肉＜羊肉＜猪肉＜动物内脏，家长可以按照这个顺序来给孩子选择肉类食物。

◎ 食用油的选择：食用油是孩子获得不饱和脂肪酸的主要来源，所以，选好油很重要，花生油、大豆油、玉米油、葵花子油、橄榄油、芝麻油等都是不错的选择，而且最好是各种油替换着吃，营养更全面，也更健康。

◎ 坚果的选择：芝麻、核桃、瓜子、松子等坚果中也含有较多的不饱和脂肪酸，3个核桃、25克花生、40克葵花子中所含的油脂相当于10克纯食用油，所以，坚果虽好，但也要控制好量，不宜过多。

三餐中脂肪如何分配

三餐中脂肪的分配同样可遵循3:4:3的比例，但要注意各种不同脂肪酸食物的选择。

◎ **早餐**：应选择营养丰富且易于消化吸收的食物，比如牛奶、煮鸡蛋、肉包子等，可同时保证蛋白质和脂肪的摄入。

◎ **午餐**：营养要充足，可适当摄入动物性脂肪，如深海鱼类、虾、瘦肉、鸡胸肉等，同时要搭配一样炒菜，以摄入不饱和脂肪酸。

◎ **晚餐**：宜清淡，注意选择脂肪少、易消化的食物，比如鲜玉米、豆类、素馅包子、凉拌小菜等，都是孩子摄入脂肪的理想选择。晚餐食用大鱼大肉，消耗不掉的脂肪就会在体内堆积，影响健康。

◎ **加餐**：2~3粒坚果即可。

注意啦！

在给孩子选购食物时，应看好食品标签，凡是含有植物氢化油、人造黄（奶）油、植物黄（奶）油、人造脂肪、氢化油、起酥油等成分的食物，都应尽量避免购买。

碳水化合物：最主要、最廉价的热量来源

　　碳水化合物，又称糖类，由碳、氢、氧三种元素组成，它的主要作用就是供给人体热量，人体每天55%~65%的热量都是由碳水化合物提供的，是人体最主要、最廉价的热量来源。所以，孩子的日常饮食必须要有足够的碳水化合物。

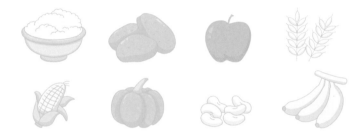

孩子每天需要多少碳水化合物

　　这个问题，大家可以参考中国营养学会编写的《中国居民膳食营养素参考摄入量》，其中明确规定了0~6岁孩子每天碳水化合物的平均需要量（EAR）和适宜摄入量（AI）。

年龄	碳水化合物摄入量（克/天）
0岁~0.5岁	60（AI）
0.5岁~1岁	85（AI）
1~6岁	120（EAR）

碳水化合物的主要食物来源

食物种类	主要食物
谷物	大米、小米、小麦、玉米、大麦、燕麦、高粱等
薯类	土豆、红薯、山药等
豆类	红豆、绿豆、黄豆、黑豆、扁豆等
水果	苹果、香蕉、桃子、甘蔗、甜瓜、西瓜、葡萄等
糖类	白糖、红糖、糖果、蜂蜜等

怎样吃能补够一天所需

孩子的生长发育是离不开热量的，所以，每天需要补充足够的碳水化合物，那怎么补充呢？

选择健康的碳水化合物

几乎所有的食物中都含有碳水化合物，但并不是所有富含碳水化合物的食物都对孩子的成长有利，比如各种糖果、糕点、甜食，吃多了反而就会造成热量过剩或使血糖过高。所以，家长要给孩子选择健康的碳水化合物食物，比如谷物、薯类、大豆类和水果，这就要求孩子每天的膳食要以谷薯类为主，再搭配适量的水果蔬菜就可以了。

主食花样多一些，搭配要灵活

谷薯类食物也就是我们日常吃的各种主食，有的家长说，主食就那么几样，孩子都吃腻了。错了，主食的品种可是很多的，比如面条、馒头、花卷、米饭、烧饼、烙饼、包子、饺子、肉龙、肉饼、蛋糕、面包、粥、煮鲜玉米、蒸红薯等。家长可以根据孩子的喜好灵活搭配一日三餐，换着花样给孩子吃。比如：

◎ **早餐**：是开启一天热量来源极其重要的一餐，所以孩子的早餐绝不能凑合，要吃含碳水化合物较高的食物，比如包子+小米粥，面包+牛奶等。

◎ **午餐**：承上启下，也需要足够的热量来满足下午活动的需要，所以主食也是必不可少的，如米饭+肉、炒菜，花卷+鱼类、炒菜等。

◎ **晚餐**：为避免影响睡眠，则不宜吃得过饱，可以吃馒头+玉米面粥，或者面条+青菜等。

◎ **加餐**：可以吃几块饼干、适量水果或者一杯酸奶，补充一些热量。

矿物质也很重要

矿物质又称无机盐，在人体内的总量不及体重的5%，也不能提供热量，但它同维生素一样，对孩子的生长发育至关重要，像我们熟悉的钙、铁、锌、硒、碘等，少了任何一种，孩子都会出现问题，所以，矿物质也是保证孩子健康成长不可缺少的营养素。但是，矿物质在体内不能自行合成，必须通过饮食予以补充，这就需要家长们在孩子的饮食上多下功夫，以保证矿物质的摄入。

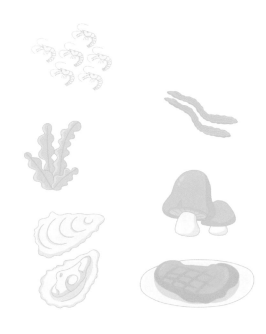

孩子每天需要多少矿物质

0~6岁孩子膳食主要矿物质推荐摄入量/适宜摄入量(RNI/AI)

人群	钙（毫克/天）	镁（毫克/天）	铁（毫克/天）	碘（微克/天）	锌（微克/天）	硒（微克/天）
0岁~0.5岁	200（AI）	20(AI)	0.3（AI）	85（AI）	2.0（AI）	15（AI）
0.5岁~1岁	250（AI）	65(AI)	10	115（AI）	3.5	20（AI）
1岁~4岁	600（RNI）	140（RNI）	9（RNI）	90（RNI）	4.0（RNI）	25（RNI）
4岁~6岁	800（RNI）	160（RNI）	10（RNI）	90（RNI）	5.5（RNI）	30（RNI）

主要矿物质的食物来源

矿物质	生理作用	主要食物来源
钙	促进骨、牙的正常成长，使骨骼更强壮	奶类、豆类、海藻、虾皮
铁	促进血红蛋白的合成	动物肝脏、动物全血、畜禽肉类、鱼类等
锌	参与体内酶及DNA、RNA的合成，提高免疫力	牡蛎、鱼类、全麦谷物、粗粮、动物内脏
碘	合成甲状腺激素，促进体格、智力及神经系统的发育	海带、紫菜、海产鱼、虾、蟹、干贝、碘盐等
硒	抗氧化，抗肿瘤，调节甲状腺激素，提高免疫力	动物肝脏、肾脏，海产品、猪瘦肉

怎样吃补够一天所需

合理选择食材

食材	选择建议
谷薯豆类	大米、小米、面粉、玉米、红薯、黄豆、绿豆、红豆、黑豆等
水产、肉类	猪瘦肉、鸡胸肉、鸡腿肉、猪肝、鸡肝、深海鱼、河虾、牡蛎、扇贝等
奶类	配方奶粉、牛奶、酸奶都是不错的选择
鸡蛋	孩子每天吃1~2个新鲜鸡蛋即可
蔬菜	宜选择应季、新鲜的蔬菜，尤其是深色蔬菜应占蔬菜总量的一半以上
水果	选择自然成熟的应季水果，反季节或提前上市的水果最好不吃

合理烹调

矿物质同维生素一样，大部分也是水溶性的，烹调不当就容易损失掉，所以，保护维生素的烹调方法也适用于矿物质。

注意矿物质与其他营养素的协同作用

◎ 蛋白质可以促进锌的吸收，所以给孩子补锌，就要搭配一些富含蛋白质的食物，如猪瘦肉、牛瘦肉、奶类、鱼类等。

◎ 维生素C能促进铁的吸收和利用，所以给孩子补铁时，最好要搭配一些富含维生素C的新鲜蔬果，比如橘子、猕猴桃、番茄、圆白菜等。

◎ 维生素D可促进钙在肠道中的吸收。

维生素："小东西"，大作用

维生素是一类有机化合物，在体内的含量非常少，每天需要的量也不多，但其在机体的代谢、生长发育等过程中的作用很大，特别是小孩子，正是快速生长的时候，更需要补充足够的维生素，促进身体发育，增强抵抗力。但是，人体几乎不能合成维生素，必须每天从食物中摄取，这就需要家长们给孩子安排好膳食，以保证各种维生素都能充足摄入。

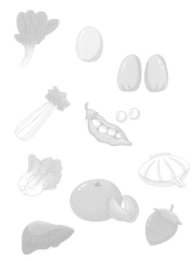

孩子每天需要多少维生素

0~6岁孩子膳食维生素推荐摄入量/适宜摄入量(RNI/AI)

人群	维生素A（微克/天）	维生素B₁（毫克/天）	维生素B₂（毫克/天）	维生素B₆（毫克/天）	维生素B₁₂（微克/天）
0岁~0.5岁	300（AI）	0.1（AI）	0.4（AI）	0.2（AI）	0.3（AI）
0.5岁~1岁	350（AI）	0.3（AI）	0.5（AI）	0.4（AI）	0.6（AI）
1岁~4岁	310（RNI）	0.6（RNI）	0.6（RNI）	0.6（RNI）	1.0（RNI）
4岁~6岁	360（RNI）	0.8（RNI）	0.7（RNI）	0.7（RNI）	1.2（RNI）

人群	维生素C（毫克/天）	维生素D（微克/天）	维生素E（毫克/天）	维生素K（微克/天）	叶酸（微克/天）
0岁~0.5岁	40（AI）	10（AI）	3（AI）	2（AI）	65（AI）
0.5岁~1岁	40（AI）	10（AI）	4（AI）	10（AI）	100（AI）
1岁~4岁	40（RNI）	10（RNI）	6（AI）	30（AI）	160（RNI）
4岁~6岁	50（RNI）	10（RNI）	7（AI）	40（AI）	190（RNI）

几种主要维生素的食物来源

维生素	生理作用	主要食物来源
维生素A	促进生长发育，维持上皮组织的健康，维持正常的生殖、视觉功能，增强免疫力	动物肝脏、蛋类、奶类、深色蔬果
维生素B$_1$（硫胺素）	协助碳水化合物的代谢，维持神经系统的健康	谷皮和谷胚、豆类、硬果类食物、动物肝脏、猪瘦肉
维生素B$_2$（核黄素）	协助蛋白质、脂肪和碳水化合物的代谢，促进生长发育，维持皮肤和黏膜的完整性	动物内脏、蛋类、奶类、瘦肉、谷皮和谷胚
维生素B$_6$	协助蛋白质代谢，促进铜和铁的利用及身体的正常生长，维持免疫功能，调节神经系统	肉类、全谷类（特别是小麦）、蔬菜和坚果类
维生素B$_{12}$	协助制造红血球，促进细胞的发育和成熟	肉类、动物内脏、鱼类、禽类、贝壳类及蛋类等
维生素C	保持血管健康，促进铁的吸收，帮助抵抗感染	新鲜蔬菜、酸味水果
维生素D	促进钙和磷的吸收利用，促进骨骼和牙齿的生长与健康	奶类、动物肝脏、蛋黄、鱼肝油、海水鱼
维生素E	保护血红细胞，防止维生素A及维生素C的氧化，维持免疫功能	小麦胚芽、谷胚、蛋黄、豆类、植物油
维生素K	凝血	新鲜绿叶蔬菜
叶酸	促进红细胞增长，预防胎儿神经管畸形	动物肝肾、鸡蛋、酵母及新鲜绿色蔬果

怎样吃补够一天所需

合理搭配，保证各种维生素的摄入

孩子成长必需的维生素种类很多，家长如何搭配饮食才能保证各种维生素都能有效摄入呢？我认为应该做到以下几点：

粗细搭配要合理

我们知道，谷类食物加工越精细，损失的营养就越多，尤其是非常难得的B族维生素，大部分都集中在谷皮和胚芽里，可在加工过程中，大部分的谷皮、胚芽被去掉了，这样一来，谷物的营养价值也就随之降低了。所以，家长们在给孩子安排饮食的时候，一定要粗细粮搭配着吃。当然，孩子消化能力较弱，吃多了不容易消化吸收，所以，一周吃2次，每次不超过25克就可以了，并且最好"粗粮细做"，比如熬玉米面粥、小米粥，蒸馒头的时候加点玉米面做成金银馒头，全麦、豆类等打粉做成面包、糕点等，既容易消化，又提升了口感，还让孩子补充了B族维生素。

荤素搭配要合理

肉类食物中的维生素A和B族维生素含量较高，而且其中的脂肪还有利于脂溶性维生素的吸收，搭配富含维生素C、维生素K、叶酸的蔬菜食用，可以保证维生素摄入的更全面。比如猪瘦肉+胡萝卜、猪肝+菠菜、肉丝+青椒、牛肉+土豆等，都是不错的搭配。

各种蔬菜、水果搭配着吃

很多孩子都挑食，家长为了满足孩子，都是孩子喜欢吃什么给做什么，这样做很不利于营养的摄取。蔬菜、水果的种类很多，其中含有维生素的种类和含量也不一样，比如深色蔬果含维生素A比较多，新鲜绿色叶类蔬菜含维生素C、维生素K、叶酸比较多，因此，在条件允许的情况下，应尽量选择多个种类的蔬菜食用，如将绿豆芽、青椒、胡萝卜、木耳、金针菇搭配起来做个菜，将苹果、猕猴桃、葡萄、火龙果等水果搭配起来做个水果沙拉等，好看又好吃，且营养丰富，很适合孩子食用。

合理烹调，留住食物中的维生素

食物中的维生素大部分都是水溶性的，有些遇热不稳定，如果烹调方法不合理，很容易造成维生素的流失。所以，为了更多地留住食物中的营养，家长们需要掌握正确的烹调方法。

主食的烹调方法

◎ 米要用冷水轻轻淘洗，热水，不利于营养的保存。

◎ 淘米次数要适当，1~2次即可，不要反复淘洗，更不要揉搓或用水冲洗，否则，会损失大量的水溶性维生素和矿物质。

◎ 紫米、黑米等富含花青素的米需要提前浸泡，色素会溶于水，所以泡米的水不要丢掉，与米同煮可以保存其中的营养成分。

◎ 煮粥、蒸馒头、包子时尽量不加碱，以免破坏所含的维生素B₁和维生素C。

◎ 汤泡饭、水煮面时会有大量的B族维生素溶于水，所以米汤、面汤最好不要丢弃。

◎ 烹调方法最好用蒸、煮、烙，避免油炸，因为油炸时温度很高，维生素会大量损失。

蔬菜的烹调方法

◎ 洗蔬菜时要用冷水，尽量不长时间浸泡或搓洗。

◎ 蔬菜洗干净之后再切，需要焯水的绿叶菜，也要整根焯水后再剁碎。

◎ 焯水时：水沸再下锅，焯水时间应尽量短，也可以用带油的热汤烫菜，这样既能保持蔬菜的颜色，减少食材水分的外溢，还能避免维生素的破坏。

◎ 蔬菜最好现切现炒、现做现吃，避免久放或多次反复加热，以减少维生素的氧化损失。

◎ 绿叶菜应急火快炒，缩短加热时间，这样可有效减少维生素受热损失。炒青菜时不要加水，以免维生素溶解在水里，造成营养流失。

◎ 适合生吃的蔬菜尽可能凉拌生吃，可少加点醋，既有利于维生素C的保存，还能促进钙的吸收和利用。

◎ 胡萝卜中的β-胡萝卜素是脂溶性的，给孩子做胡萝卜泥时最好先蒸熟再捣烂给孩子吃。

鱼、肉类的烹调方法

◎ 鱼、肉不要过分清洗，要先洗再切，以防维生素流失，影响其营养价值和鲜味。

◎ 鱼最好选用蒸的方法，可减少水溶性营养素的损失。

◎ 肉类在炒前可以用淀粉上浆挂糊，可大量减少维生素的分解破坏。

◎ 对婴儿来说，肉类只能加工成泥糊状，所以可以先把肉剁烂后，待粥、面条将熟时再放入肉末，这样能减少维生素的损失。

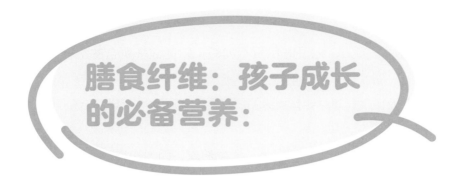

膳食纤维：孩子成长的必备营养

膳食纤维是一种多糖，它既不能被胃肠道消化吸收，也不能产生热量。但它对孩子的健康非常重要，可以改善口腔及牙齿功能；促进排便，防止便秘；减少脂肪的吸收，避免肥胖；调节血糖等。所以，家长们应该每天让孩子摄取适量的膳食纤维。

孩子每天需要多少膳食纤维

中国居民的膳食纤维的适宜摄入量是根据《平衡膳食宝塔》推算出来的，成人需每天摄入25~35克。孩子每天的摄入量要少一些，一般建议以"年龄＋5"来计算，比如：3岁的孩子每天应该摄取8克膳食纤维，10岁的孩子则每天摄取20克。家长可根据自己孩子的年龄计算一下。

哪些食物富含膳食纤维

膳食纤维种类	主要食物来源
可溶性膳食纤维	燕麦、大麦、水果及一些豆类（豌豆、蚕豆）
不可溶性膳食纤维	谷物的麸皮、全谷类粮食、干豆类、蔬菜、菌类、坚果等

怎么吃补够一天所需

给孩子补充膳食纤维的方法很简单，只要保证孩子三餐中有足够的蔬菜和水果就可以了。

◎ 如果孩子不爱吃蔬菜，可以先选择孩子比较能接受的种类，孩子不喜欢的种类偶尔吃一次，渐渐让孩子适应之后再慢慢增加种类和频率。

◎ 改变烹调方法，比如把几种蔬菜切碎，拌在肉馅里，给孩子包饺子、包包子等，孩子感觉不到或挑不出来也就吃了。

◎ 把全谷类食物给孩子当主食或加餐，如早餐给孩子吃一片全麦面包，或一小碗燕麦粥；加餐吃三四块全麦饼干，或一个苹果等。

第4章

合理饮食，
吃得好才能长得快

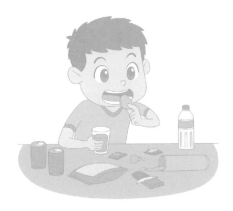

0～6岁的孩子正是长身体的时候，营养一定要跟上。然而，孩子生长发育的速度很快，每过一段时间就有明显的生理变化，相应地，饮食要随之调整，才能满足孩子的生长需求，所以，每一阶段的孩子应该吃什么、怎么吃，都是家长们需要了解和掌握的。只有让孩子吃得合理，吃得健康，孩子才能身强体壮、健康成长。

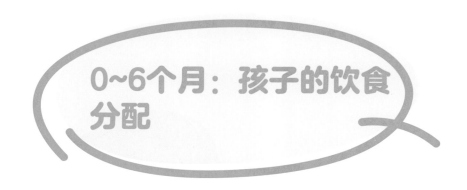

0~6个月：孩子的饮食分配

孩子出生了，第一件大事就是吃，最适宜的食物就是奶，包括母乳和配方奶粉。0~6个月的孩子主要有3种喂养方式：纯母乳喂养、人工喂养和混合喂养，下面我们就分别来了解一下。

纯母乳喂养

纯母乳喂养是指以母乳为婴儿全部液体、热量和营养素来源的喂养方式，不添加任何其他食物和液体（包括水）。

孩子在6个月之前，母乳是最理想的食物，它能给孩子提供近乎完美的营养，是任何其他营养物质都无法取代的。因此，孩子出生后，只要母婴情况稳定，妈妈就应尽早开始母乳喂养，并坚持哺乳最少6个月。

初乳的营养优势

初乳，指的是产妇在产后7天内分泌的乳汁。初乳多呈黄白色，在最初的3天内分泌量很少，所以很多人，尤其是一些老年人认为初乳营养价值不高，应该挤掉，不能让孩子吃。实际上这种观点及做法是极其错误的，初乳的量虽少，但浓度高，富含免疫球蛋白、乳铁蛋白、白细胞、溶菌酶、抗菌因子、多不饱和脂肪酸等，营养价值很高，尤其是其抗感染的作用是其他阶段的乳汁所不能替代的，极其珍贵。所以，初乳一定要给孩子吃，一滴都不能浪费。

什么是适宜的母乳喂养

绝大多数妈妈生完孩子后可能并不能立刻分泌母乳，但孩子刚出生也不需要立即喂养。只要出生后孩子体重下降没超过出生时体重的7%就可坚持纯母乳喂养。如果孩子的体重下降7%以上，那就可根据孩子的实际情况选择部分水解配方奶粉。

那什么是适宜的母乳喂养呢？

◎ 每天要保证喂母乳8~12次。

◎ 每次喂饱孩子后，应该至少有一侧的乳房已经排空了。

◎ 喂母乳时，孩子应该有节律地吸吮，并且能听得见吞咽的声音。

◎ 新生儿出生后头两天，每天至少排尿1~2次，排便3~4次，每次大便量应多于1汤匙；第3天开始，排尿应达到6~8次/天，排软黄便4（量多）~10次（量少）。

◎ 新生儿如果有粉红色尿，应在出生后的第3天消失，否则就说明孩子没吃饱，需要加强喂养了。

◎ 0~3个月，孩子每月体重增长700~800克；3~6个月，每月体重增长500~600克。

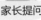

纯母乳喂养的孩子需要补充维生素D吗？

家长提问

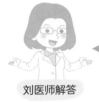

需要。因为母乳中维生素D含量较低，孩子日光暴露少，为满足孩子的需要，出生后2周就应开始给予口服维生素D，每日推荐摄入量为10微克（400国际单位）。同时，也应尽早抱孩子到户外活动，增加日光曝露。

刘医师解答

母乳喂养应该注意的问题

◎ 吃奶时，要让孩子正确的含接，要将妈妈的乳头及大部分乳晕都含接在嘴里，这样才能保证孩子有效吸吮。如果只吸吮乳头，不但会使孩子在吃奶时吸入更多的空气，还易引起乳头皲裂。

◎ 新生儿期要按需哺乳，孩子饿了就给他吃，能吃多少就喂多少，如果妈妈感觉胀奶了，也要喂给孩子吃。简单点说，就是不定时、不定量，随时喂。

◎ 孩子出满月后，每2.5~3小时喂一次即可。

◎ 夜间喂奶的次数，应随孩子月龄的增加而逐渐减少，3个月以内夜间可喂2次，4~6个月喂1次，6个月以后最好一次都不喂。

人工喂养

妈妈没有奶水或者没法进行母乳喂养时，就只能采用人工喂养的方式了。人工喂养首选孩子配方奶粉，是最适合0~6个月孩子营养需要的食物。

如何给孩子选择配方奶粉

◎ 健康孩子：选择普通配方奶粉，品牌、质量有保证，只要孩子不拒绝，食用后没有不适症状，生长发育也正常，就说明这种奶粉是适合孩子的。

◎ 早产儿、过敏、腹泻、特殊氨基酸代谢疾病的孩子：应选择特殊医学用途孩子配方奶粉。

特殊婴儿配方奶粉	适宜对象
部分水解配方奶粉	有过敏风险的孩子，可预防轻度过敏
深度水解配方奶粉	轻度或中度牛奶蛋白过敏的孩子
氨基酸配方奶粉	严重牛奶蛋白过敏，不能耐受深度水解配方奶粉的孩子
中/长链配方奶粉	肠道功能不良，如慢性腹泻、肠道发育异常、肠道大手术后、早产的孩子等
部分乳糖配方奶粉	胃肠功能不良时，如早产儿、胃肠受损的孩子
无乳糖配方奶粉	急性腹泻，特别是轮状病毒行胃肠炎、先天性乳糖不耐受的孩子
早产儿/低出生体重儿配方奶粉	早产儿、出生时体重过低的孩子

如何判断奶粉质量？

家长提问

刘医师解答

家长可按以下步骤检查奶粉质量：1. 拍：拍内包装，如果有漏气现象或者干脆没充气，奶粉质量可能有问题。2. 看：看奶粉性状，质量好的奶粉颗粒均匀、颜色乳黄。3. 摸：好奶粉摸起来手感松软平滑，有流动感，如有结块则说明质量不好。4. 试：取适量奶粉冲调，调好后奶水成乳白色，有自然奶香味，静置5分钟没有沉淀，说明奶粉质量好。

如何正确冲调配方奶粉

准备：家长洗净双手，奶瓶预热消毒

→

加水：根据孩子需要的奶量，按30毫升水一平勺奶粉的标准，往奶瓶内倒入适量的温开水（40℃）

→

加奶粉：用包装内配备的专用奶粉勺，按照水量加入适量奶粉，盛奶粉时，奶粉需松松的，不可紧压，可用筷子刮平

→

摇匀：把奶瓶套上奶嘴，轻轻摇匀即可

人工喂养时需注意哪些事项

◎ 注意清洁卫生：打开包装的配方奶粉要避免被细菌等微生物感染，孩子使用的奶瓶、奶嘴等每次使用后都要彻底清洁、消毒，家长冲调奶粉、喂养时要洗手，冲奶粉的水要煮沸再放温。

◎ 选择容量较小的奶瓶及合适的奶嘴，将奶瓶倒立，如果奶水像细水柱一样流出1~2秒钟，然后变为一滴一滴地往下流，说明奶嘴的大小对于小婴儿是合适的。

◎ 冲调奶粉时要严格按照水与奶粉的比例来冲调，以免使奶水过稠，增加孩子的代谢负担，导致便秘或肥胖。

◎ 每次喂奶前要试试温度，滴几滴在手腕内侧上试一下，以不烫为宜。

◎ 喂奶时，奶瓶的斜度应使奶水充满奶嘴，以免孩子吸入空气而吐奶。

◎ 孩子吃完奶后，将孩子头部靠在家长的肩膀上，轻拍孩子背部，听到孩子打嗝后即可。如果拍嗝5分钟仍未打嗝，要放下一会儿再抱起拍5分钟。

◎ 1个月内的孩子每3小时喂一次，1个月后的孩子每4小时喂一次。两次喂奶之间可让孩子适当喝点水。

◎ 不必苛求孩子每次的喝奶量，只要孩子两次哺喂间情绪良好，吃奶后能睡2~3小时，体重增长正常即可。

◎ 人工喂养的孩子出现便秘的原因主要是奶粉过稠、对牛奶蛋白不耐受，或者添加钙和维生素D导致的，家长需找出原因后再调整。

混合喂养

母乳喂养和人工喂养同时进行，称为混合喂养，只限于母乳确实不足的情况。

混合喂养的两种喂法

补授法——推荐

首选补授法。即每次喂奶时，先喂母乳，把母乳吃完，过0.5~1小时再用配方奶补足。这种喂法可以避免孩子吃了配方奶后，没有饥饿感，不愿意吸吮母乳而导致母乳分泌进一步减少。

代授法——不推荐

即根据妈妈的乳汁分泌情况，每天用配方奶代替一次或者数次母乳喂养。这种喂法母乳喂养的次数减少，如果母乳已经不足，那这种方法只会使母乳分泌越来越少。

混合喂养的注意事项

如果妈妈因为工作原因不能白天哺乳，可用吸奶器把乳汁吸出来，冷冻保存，然后在每日特定时间哺喂，一般不少于3次，其余几次喂配方奶。

夜间给孩子喂奶时，最好选择母乳，因为妈妈在夜间时，母乳分泌量较大，基本上可以满足孩子的需求，也可以避免家长起床冲奶粉太劳累。

孩子吃配方奶后不吃母乳了怎么办？

家长提问

刘医师解答

造成这种情况的原因通常有两个：一是母乳太少，孩子吃不饱或吸不出乳汁，这时更要让孩子多吃母乳，吸得越多，母乳分泌也就越多。二是吃母乳前先吸吮了奶瓶或者频繁使用了奶瓶，造成乳头混淆，这时要停止使用奶瓶，在孩子重新吃母乳前，可使用小匙、滴管喂奶。

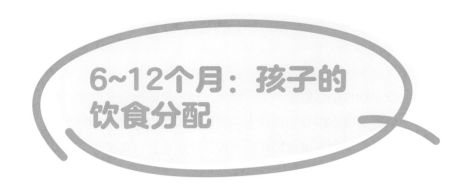

6~12个月：孩子的饮食分配

该阶段孩子的饮食仍以奶类为主，每天应保证800毫升的奶量，首选母乳，如果母乳不足，则应选婴儿配方奶。但此时奶中的营养已经不能满足孩子的生长需求了，因此，即使母乳非常充足，满6个月的孩子也要开始添加辅食了。不过，孩子的脾胃功能还很弱，消化系统尚未发育成熟，辅食的添加需要随着孩子的成长逐渐增加，否则容易导致消化问题。

6~7个月

这阶段的孩子大多还没有出牙，不能咀嚼，只能是吞咽食物，所以最适合孩子的辅食就是泥糊状食物。但首次给孩子添加辅食，好多家长都不知道应该选什么，我的建议是婴儿营养米粉，如果为了预防孩子缺铁，也可以选择强化铁的米粉，添加的量从1勺开始，等孩子适应米粉后，再逐渐增加蔬菜泥（胡萝卜、土豆、南瓜、红薯等）、果泥（苹果、香蕉、梨等）、面糊等，新食材添加后观察5天左右，没有问题再继续引进其他新食物。

婴儿营养米粉

材料　婴儿营养米粉1匙。

做法　1. 将米粉放入小碗中。

2. 一边倒水，一边慢慢沿顺时针方向搅拌米粉，让米粉与水充分混合。

3. 用小勺搅拌成糊状即可。

注意　理想的米糊是用勺子舀起倾倒能成炼奶状流下，可先喂孩子1小勺，然后逐渐添加，直至能用辅食代替1顿奶。

8~9个月

这阶段的孩子饮食仍以奶类为主，但乳牙也已经萌出好几颗了，应该锻炼孩子的咀嚼能力了，所以在辅食的性状上也应有所改变，逐渐从泥糊状食物向固体食物过渡，这时不妨给孩子试试颗粒状食物，比如蛋黄、菜末、肉泥、鱼泥、稀粥等，添加新食材的频率可以比6~7个月的时候高一点，每隔3~5天就可以尝试一种新食材了。另外，家长们还需要给孩子准备一些磨牙食物，如磨牙棒、磨牙饼干、地瓜干等，既能缓解牙龈不适，还能锻炼孩子的咀嚼能力。

蛋黄羹

材料　鸡蛋1个。

做法　1. 鸡蛋磕开，用分蛋器取出蛋黄。

2. 蛋黄放入碗中，打散，加入和蛋黄等量的温开水，搅匀。

3. 将蛋黄糊放入锅中，隔水小火蒸15分钟。

注意　给孩子喂食的时候要凉温了再喂，以免烫伤孩子。

苹果红薯泥

材料　红薯、苹果各50克。

做法　1. 红薯、苹果分别洗净，去皮，切碎。

2. 将红薯碎、苹果碎分别放入锅中煮软，捞出沥水。

3. 将二者混合，搅拌均匀即可。

注意　红薯、苹果都要煮烂，且红薯易胀气，不可多吃，以免孩子消化不良。

📢 **注意啦！**

给孩子制作辅食时要少糖、无盐、不加调味品，因为放糖过多会影响孩子食欲和进食量，增加超重和肥胖的风险；放盐则会增加孩子肾脏负担；加调味品则容易造成孩子挑食或厌食。

10~12个月

这阶段的孩子牙齿正在迅速增长，已经可以吃些小块状的食物了，食物的硬度也应增加，比如稠粥转为软饭，烂面条转为包子、饺子，菜泥、肉泥转为碎菜、肉末等，这样可以更好地锻炼孩子的咀嚼能力。辅食的次数和量也应慢慢增加，比如给孩子在下午增加一顿辅食，等到适应了两顿辅食后，可以在中午大人吃饭时也增加一顿辅食，逐渐形成每天三餐的饮食模式。另外，在两顿辅食之间，也可以给孩子加餐，比如水果、面包、馒头片等，让孩子自己用手抓着吃。

南瓜拌饭

材料　大米50克，南瓜20克，白菜叶适量。

做法　1. 南瓜洗净，去皮，切成碎粒；白菜叶洗净备用。

　　　2. 大米淘洗干净，与南瓜粒、白菜叶一起放入电饭煲内，加水蒸成米饭即可。

注意　蒸饭时可多加些水，让米饭软一些，利于孩子消化。

鱼肉小馄饨

材料　馄饨皮10张，净鱼肉20克，香油适量。

做法　1. 净鱼肉剁碎，放入香油，搅拌均匀。

　　　2. 将鱼肉包入馄饨皮中。

　　　3. 锅中水烧开，放入包好的馄饨，煮熟即可。

注意　鱼刺一定要剔除干净。

蛋黄豌豆糊

材料　大米50克，鸡蛋1个，豌豆200克。

做法　1. 鸡蛋煮熟，取蛋黄，压碎成泥；豌豆去豆荚，剁碎。

　　　2. 大米淘洗干净，用水浸泡2小时，与豌豆碎一起蒸成半糊状。

　　　3. 米豆糊与蛋黄泥搅拌均匀，凉温后即可给孩子喂食。

注意　豌豆中蛋白质含量高，首次添加的孩子要注意是否过敏，家族有豆类过敏史的孩子可延迟添加。

1~3岁：幼儿时期如何合理规划孩子的饮食

1~3岁的孩子生长速度虽然较婴儿期有所减慢，但仍然比较快，也属于快速生长时期，在此期间，孩子的各项生理功能逐步发育并趋于完善，牙齿逐步萌出，咀嚼功能增强，消化功能也逐渐接近成人水平，所以，在饮食安排上，应逐步由母乳加辅食向家庭食物过渡，还要坚持科学喂养，既确保孩子获得良好的营养，又能养成良好的饮食习惯，让孩子能健康成长。

保证充足的奶摄入

1岁以后，很多妈妈都给孩子断奶了，其实，如果条件允许的话，母乳仍然是幼儿理想的奶源，最好能坚持母乳喂养直到2岁。对于已经断奶的孩子，每天至少要喝350毫升的液体奶或者幼儿配方奶粉，尤其是幼儿配方奶粉会强化铁、维生素A等，可以保证这些营养素的摄入。

孩子喝不了奶制品怎么办？

家长提问

刘医师解答

如果孩子喝不了奶制品，可用酸奶替代，还可通过其他途径来补充质蛋白质和钙质，比如鸡蛋、豆制品等，2个鸡蛋所提供的优质蛋白质就相当于350毫升液态奶中的蛋白质含量。豆腐、豆浆等豆制品在补钙方面虽然不如奶制品，但蛋白质含量和牛奶类似，而且豆制品中还含有卵磷脂、不饱和脂肪酸、大豆异黄酮、维生素D、铁等营养素。

安排好进餐时间和间隔

这一点其实就是让家长们帮孩子养成定时定量用餐的好习惯，只是孩子的胃容量还很小，牙齿也正在生长，所以需要分次进餐。那1～3岁的孩子每天需要吃几餐呢？这一阶段除母乳外，孩子饮食要一日5餐，也就是三餐加两点的模式，各餐之间的间隔应尽量均匀，一般以2~3小时为宜，最长不要超过4小时。

家长们需要注意，加餐的内容要以奶类、水果、细软面食为主。当然，晚饭之后也可以给孩子加餐，但睡前不要给孩子吃甜食，以防龋齿。

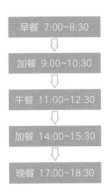

及时给孩子添加适宜的辅食

与婴儿期相比，给幼儿期的孩子添加辅食，无论从性状、种类，还是数量上，都有很大的进步了，可逐步向家庭膳食过渡。

可以给孩子固体食物了

幼儿期乳牙萌出越来越多，咀嚼能力更强，所以，应当给孩子逐步添加固体食物，比如馒头、面包，不用汤泡，直接掰成小块给孩子吃就行；饺子、包子可以让孩子自己拿着，直接吃；大米可以煮成软饭；水果洗净就能让孩子拿着吃，不用榨汁、刮泥了；蔬菜也不用剁碎或煮烂了，炒熟后就能给孩子吃。只要质地不是特别坚硬的食物，都可以给孩子吃。

每顿的量应适度增加

孩子逐渐长大了，饭量也增加了，一般来说，这阶段的孩子每天可以吃大米、面粉合计100克，豆制品25克，鸡蛋1个，肉类40~75克。当然，这只是一个参考量，家长们不必严格按照这个量来给孩子吃，只要孩子精神好、消化好，生长发育正常，就说明辅食添加的量是适宜的。

每天摄入至少10种食物

为了孩子能够摄入均衡的营养，建议家长们每天给孩子安排的饮食最好包括四大类食物：粮谷薯类、鱼虾肉蛋奶等动物类食物、蔬菜类和水果类。食物的品种至少要保证10种以上，每周摄入至少30种食物，可以在烹饪的时候将许多种食物搭配在一起吃，比如给孩子包饺子，可以把鸡蛋、虾仁、木耳、韭菜、胡萝卜、香菇等，一起切碎调成馅，一次就可以吃六七种食物，这样口感好，孩子也爱吃。

适合1~3岁孩子的食谱推荐

猪肝豆腐小米粥

材料　小米、猪肝、豆腐各50克，盐适量。

做法　1.猪肝洗净，切片，焯水后切碎；豆腐洗净，切小块。

　　　2.小米淘洗干净，小火熬成粥，快熟时放入切好的猪肝、豆腐，继续煮至熟，最后放入盐调味即可。

功效　可为孩子补充优质蛋白质、B族维生素、铁等营养物质。

肉末芹菜

材料　西芹250克，猪瘦肉末50克，葱末、酱油各适量。

做法　1.芹菜择洗干净，切碎，用开水烫一下。

　　　2.锅内放油，烧热后放入葱末炝锅，再放入肉末，炒散后放入酱油，翻炒几下，放入烫好的芹菜，同炒至熟即可。

注意　芹菜中钠含量较高，所以放点酱油调色即可，不用再放盐了。

1~3岁孩子每天应喝多少水

　　水对孩子的生长发育非常重要，而且孩子的活动量较大，出汗多，肾脏功能还不是很完善，容易出现缺水现象，因此，家长一定要及时给孩子补充水分。对1~3岁的孩子来说，每天每千克体重约需水125毫升，家长可根据自己孩子的体重来确定孩子每天的需水量。比如一个重15千克的孩子，每天需水量就是15×125=1875毫升。当然，这个需水量包括食物中的水分，不是单指饮水量，但饮水量要保证600~1000毫升，最好以白开水为主，少量多次地饮用。

如何判断孩子饮水量是否足够？

家长提问

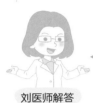

刘医师解答

我们可以通过孩子的小便状态来判断，一般来讲，若饮水量足够，孩子的尿液应该为无色透明，或为浅黄色。3岁以下的孩子每天尿6～8次，如果某段时间的尿量突然减少，或孩子的尿液气味很重，就要考虑是否是缺水了。

孩子拒食、挑食怎么办

首先家长要以身作则

孩子的模仿能力很强，父母的一言一行孩子都会看在眼里、记在心上，有样学样，在饮食习惯方面也是一样。如果父母挑食、偏食，暴饮暴食或者吃饭狼吞虎咽，那孩子很可能也是这个样子。所以，家长一定要以身作则，首先自己要养成良好的饮食习惯，孩子跟着学，慢慢地也就养成好习惯了。

食物的花样多一些

孩子总吃一样的东西，肯定会吃腻的，所以可以给食材变变花样，比如鸡蛋煮着吃、蒸着吃、炒着吃，或者做成鸡蛋饼，还可以在里面加点碎菜，营养又美味。此外，也可以改变一下食物的形状，细丝、长条、菱形片、扇形片、花朵片、圆片、圈状等，都可以变化着来。

让孩子用自己的餐具进餐

家长可以给孩子准备一套专用的餐具，最好是那些造型精致可爱，还有印有各种动物图案、卡通形象的餐具，让孩子爱上他的餐具，可以增强孩子进食的兴趣，进而爱上吃饭。

花点心思在食物在造型上

孩子都喜欢好看的东西，所以，家长们可以在食物外观上下功夫，比如有的孩子不喜欢吃水果，那我们可以把几种水果切成需要的形状，摆成一棵树，或摆成一只兔子。做面食的时候也可以做成小动物、花朵的造型。如果不是很擅长自己动手，也可以购买各种磨具，能省不少事。

合理安排孩子的零食

很多家长都说，孩子特别喜欢吃零食，有时候都不吃饭了。这种情况其实都是家长溺爱、放纵的结果。大部分的零食都是不健康的，不光含有大量食品添加剂，还有很多的盐、脂肪和热量，孩子吃多了，影响正餐，还会增加肥胖、高血压的风险。所以，为了孩子的健康，在吃零食方面家长一定要把握好。

给孩子选择正确的零食品种

应选择营养价值高、新鲜卫生、易消化的食物做零食，如水果、乳制品、坚果等。同时，要少给孩子吃油炸食品、膨化食品、糖果、碳酸饮料、冷饮、果冻等。这些零食既没营养，还有损健康。

注意啦！

坚果类零食易吸入气管，引起窒息，所以，家长最好将坚果打成粉或加工成糊状、膏状后再给孩子吃。

零食的量应尽可能少

不能让孩子一次吃太多零食，一定要适量，不能影响或代替正餐，比如水果每次吃100克即可，坚果每周吃50克即可。

合理安排零食时机

吃零食和吃正餐之间至少要相隔2小时，正餐前1小时内不要给孩子吃零食，否则会影响孩子正餐时的食欲；看电视时不要给孩子吃零食，容易在不知不觉中吃进去过多零食，导致肥胖；晚上睡觉前半小时不要给孩子吃零食，否则会增加肠胃负担，影响睡眠或导致肥胖。

3~6岁：如何给幼儿园时期的孩子安排饮食

3~6岁的孩子称为学龄前儿童，这个时期的孩子除了家里，多数都在幼儿园度过。如今幼儿园的办学水平都在提高，食谱大多能考虑到孩子的营养需求，但家长也需要研究一下幼儿园的食谱，如果营养不够，那就需要在家里给孩子补足所缺的营养了。

3~6岁孩子饮食安排应遵循的原则

这个年龄段的孩子，消化功能逐渐与成人接近，通常4岁孩子的食谱可接近成人，6岁的孩子可与家人共餐。那么，具体怎么给3~6岁的孩子安排饮食呢？

◎ 三餐加两点：除一日三餐外，在上午10点和午睡后各加一次餐，很多幼儿园的食谱也是这么安排的，节假日里家长也应按照这个规律给孩子安排饮食。

◎ 根据膳食宝塔来给孩子安排一天的食物种类和摄入量。

◎ 多给孩子吃富含钙、铁、锌、碘的食物，需要注意的是，乳糖不耐受的孩子可选择食用酸奶和奶酪，以补充足够的钙质；另外，动物性食品中的血红素铁更容易被人体吸收，远高于植物性食品，所以补铁应该以动物性食物为主。

◎ 给孩子补充充足的水分，建议孩子每天饮用白开水1000~1500毫升，过甜的饮料和碳酸饮料最好不要给孩子喝。

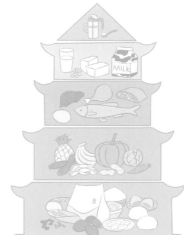

油脂25~30克

豆及豆制品25克，牛奶等奶类200~250毫升

蛋（如鸡蛋）1个，鱼虾类40~50克，禽畜肉类30~40克

水果100~150克，蔬菜200~250克

米、面、杂粮等谷薯类180~260克

3~6岁儿童平衡膳食种类及用量宝塔示意图

如何培养3~6岁孩子健康的饮食行为

很多家长都抱怨孩子不好好吃饭的问题，其实是因为从小没有养成好的饮食习惯，3~6岁正是帮助孩子建立健康的饮食行为的关键时期，家长一定要重视起来。

不挑食，不偏食

家长要鼓励孩子去尝试各种不同的食物，并且按照每餐主食吃最多，其次是蔬菜，适量吃鱼肉蛋奶等动物性食物的比例来分配食物。当然，应以引导为主，不要强迫，更不要用奖励或惩罚等方式让孩子进食。小孩子都有逆反心理，你越强迫他，效果反而越差。研究还发现，很多孩子挑食、偏食都受到妈妈的影响，妈妈不喜欢吃什么食物，在给孩子准备食物的时候也会有意识地规避这种食物，所以，妈妈千万不要因为自己的饮食喜好而影响孩子。

吃饭细嚼慢咽，不狼吞虎咽

孩子脾胃弱，吃得太快，食物嚼不烂，容易引起消化不良。所以，家长一定要让孩子慢点吃，每餐用时以20~30分钟为宜，而且把食物嚼烂了，能促进唾液分泌，帮助胃肠道消化吸收营养成分。

零食要有度，不能想吃就吃

爱吃零食是这一阶段孩子的普遍现象，有的孩子甚至零食不离口，可这样的孩子也很容易出现食欲下降、厌食、消化不良等问题，所以家长一定要控制好孩子的零食，吃什么样的零食，什么时候吃，吃多少，这些问题都可以参考给1~3岁幼儿安排零食的方法详见第110页。

吃饭要专心

有些孩子不好好吃饭，一边吃饭一边玩玩具、看电视、玩手机等，这样吃饭，既不能品尝食物的美味，也会让孩子在不知不觉中吃进过多的食物，影响消化。所以，家长要跟孩子约定好，吃饭的时候就专心吃饭，不能边吃边玩。当然，为了让孩子做到，家长要以身作则。

第5章

让孩子动起来，
增强体质身体壮

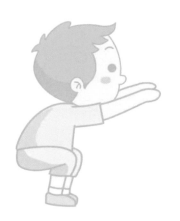

孩子刚出生，什么都不懂，他们是靠什么来感知和认识世界的呢？那就是触觉和运动。所以说，婴幼儿运动的价值，远远超出了运动本身。运动不仅能增强孩子的体质与体能，更有利于大脑、智力的发育。婴幼儿时期是孩子大动作和精细动作发育的敏感期，家长们要抓住这个敏感期，并充分利用好它，从小培养孩子锻炼身体的兴趣与习惯，让孩子能够健康成长。

0~1岁的孩子如何做运动

0~1岁是孩子生长发育最快的时期，这个阶段孩子的运动能力每个月都会有很大的变化，夸张一点说，就是"一天一个样儿"，所以，家长们要根据这些变化有针对性地对孩子进行训练，来促进孩子的身体发育。

0～1岁孩子的运动技能指标

月龄	大运动	精细动作
1个月	俯卧时能抬头45度	腿、臀双侧动作对称等同
2个月	俯卧时能抬头；竖抱时头可以稳住一下子；能转动头部	吸吮大拇指；视线能随目标移动90度
3月龄	俯卧时能把头和肩膀抬起	双手手掌能完全松开，能触摸或捧住玩具
4月龄	坐着时抬头较稳；俯卧时能抬头90度；会翻身	两手能往身体中央靠拢，能以四指并拢的方式抓握住或摇晃玩具
5月龄	拉坐时头不下垂；俯卧时能打转	会用手抓物
6月龄	会坐；匍匐爬行	两手同时抓物，能用整只手把东西勾近，用拇指和四指把小东西捡起来
7月龄	独坐较稳；会从俯卧转向仰卧或仰卧到俯卧的翻身	一手拿玩具能转到另一手
8月龄	手膝爬行	会做出拍手、再见等动作，能玩滚球的游戏
9月龄	扶着床栏或家具站立	手指运用更灵活，会用食指指物和戳东西，会把玩具放进箱子里再倒出来
10月龄	能坐稳；自己能扶站	用拇指和食指拿取小东西
11月龄	扶站时能把脚提起片刻	能够堆栈好几块大积木，喜欢敲击物体发出声音，能按大小顺序摆放三个以内的套碗、套盒
12月龄	小熊爬；会用一只手扶着走	双手能配合玩物，会放物入盒和盖盒

大动作训练

孩子出生后，大运动发育是观察孩子发育是否正常的一个重要标准，孩子的颈项躯干、四肢的肌肉运动都是由其大运动技能决定的，所以，家长们要有意识地帮孩子进行大动作训练。当然，也要根据孩子的月龄来选择适宜的运动方法，切不可操之过急。

转头练习（0~3个月）

【目的】锻炼孩子颈部肌肉的控制力。

【方法】孩子仰卧，家长在孩子耳边轻轻拍手，或者用能发出声响的玩具逗引宝宝，同时还可以跟孩子说："妈妈（爸爸）在这呢，宝宝看这边"，引导孩子左右转头寻找声源，每次练习5分钟。

【注意】训练时声音要柔和、动听，声音不要连续很长，否则孩子会失去兴趣，停止反应。

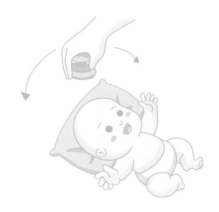

抬头练习（2~3个月）

【目的】锻炼孩子颈肌、背肌、脊柱和胸肌的力度。

【方法】孩子俯卧，家长将能发出声响的玩具举在孩子头前，左右摇动，吸引他向前、左、右三个方向看，使孩子抬起眼睛看，并将头抬得更高一些，每天可训练1~2次，每次5分钟（示意图见下页）。

【注意】此练习应在孩子吃完奶半小时后进行，以防孩子吐奶。

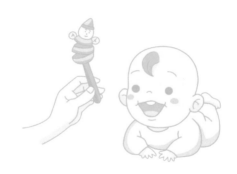

翻身练习（3~4个月）

【目的】增强孩子腰部肌肉的力量。

【方法】孩子仰卧，家长一只手握住孩子的前上臂，另一只手托住孩子的背部，然后喊着口令"一、二、三、四，宝宝翻过来"，将孩子从仰卧推向俯卧，再喊口令"二、二、三、四，宝宝翻过去"，将孩子从俯卧推向仰卧。每日2~3次，每次5分钟。

【注意】练习时安全措施要做好，要防止孩子从床上滚落，或者因翻身而影响呼吸。

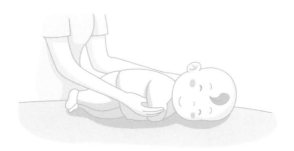

学坐练习（4~7个月）

对孩子进行坐的训练，通常分为三个阶段，循序渐进地进行：

拉坐（4个月）

【目的】锻炼孩子的腰肌。

【方法】孩子仰卧，家长握住孩子两手手腕，一边喊着口令"一、二，宝宝坐起来"，一边轻轻拉着孩子坐起来，稍坐片刻后，再一边喊着口令"三、四，宝宝躺下去"，一边把孩子轻轻放至仰卧，反复进行 3~6 次。

【注意】拉坐过程中，家长的动作一定要轻柔，避免拉伤或扭伤孩子的胳膊。

靠坐（5个月）

【目的】锻炼孩子背肌及腰肌的平衡能力。

【方法】让孩子靠着沙发背坐，或靠在家长胸前坐，还可以在地毯上用几个大垫子围成一个三角形让孩子靠坐在其中。

【注意】做好安全措施，当孩子趴倒或仰面跌倒时，要防止孩子受伤。

独坐（6~7个月）

【目的】锻炼孩子颈、背、腰部的肌肉力量，使孩子坐得更稳。

【方法】孩子坐姿，在孩子面前悬挂一些他喜欢的玩具，引诱他抬头、挺胸，并伸手去抓握，每天练习3~6次。

【注意】孩子坐着时，不要让他跪坐，两腿形成W状或将两腿压在屁股下，这样容易影响腿部发育。最好的姿势是采用双腿交叉向前盘坐。

爬行练习（7~9个月）

【目的】锻炼颈部、背部及胸腹部、四肢的肌肉力量和协调性。

【方法】

1. 让孩子俯卧、双臂曲肘，家长在孩子前面不远处摆放一个会动或者会响的玩具，鼓励孩子伸手去够，等孩子伸手能够到时，再把玩具向远处挪一点。注意玩具与孩子手的距离不能太远，看上去伸手能拿得到但又够不着，只有这样才能起到刺激作用。

2. 如果孩子还不能爬行，家长可以让孩子俯卧、双臂曲肘，家长抓住踝部，然后向前轻推，让孩子背部呈弯曲状，同时，家长轻轻推动孩子向前爬行。但要注意，在训练中家长不要太用力，要使孩子逐渐学会借助家长的推力爬行（示意图见下页）。

3. 如果孩子的腹部还离不开床面，家长可用一条毛巾兜在孩子的腹部，然后提起腹部让孩子练习利用双手和膝盖爬行。经过这样的锻炼之后，孩子的上下肢就会渐渐地协调起来，等到把毛巾撤去之后，孩子就可以自己用双手及双膝协调灵活地向前爬行了。

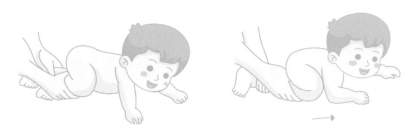

俯卧推动两腿移动

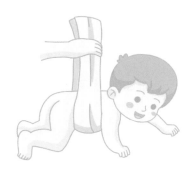

借助外力悬空爬行

站立练习（9~10个月）

站立练习可以增强孩子的腿部力量和全身动作的协调能力，为孩子独立行走做好准备，通常分三步进行：

扶站练习（9个月）

【方法】家长用双手撑住孩子腋下，让孩子双脚接触到牢固的平面上，如地面、桌面、床上等，孩子就会伸直双腿支撑自己；当孩子腋下扶站较稳后，可逐渐变为握住孩子的双手扶站；当两手扶站较稳后，再训练单手扶站，让孩子另一只手去取玩具。

【注意】不要让他站立太长时间，以免孩子因为身体疲劳而失去对学站的兴趣。

独站练习（10个月）

【方法】首先安排好一些支撑物，如沙发靠背、床栏杆、墙壁等，家长扶着孩子让他站稳，然后让他靠着或扶着支撑物，家长慢慢松开手，不断地鼓励孩子独站，等他站稳后，家长可以往后移一两步，让孩子独立站一会儿。反复练习，最后再练习不依靠支撑独自站稳。

【注意】孩子站不稳时，要赶快扶住他，以免他以后因为害怕而不愿继续训练。

起立练习（10个月）

【方法】把孩子放在小床上，俯卧，教孩子用双手撑起身体，再双腿跪起来，呈爬姿，然后抓住栏杆自己站起来。反复练习，每次5分钟。

【注意】练习过程中，要及时给予孩子鼓励和表扬，不要怕孩子摔着，也不要因急于求成而失去训练的耐心。

学走练习（11~12个月）

当孩子会独站后，离会走就不远了。家长可以通过以下三个阶段的练习来增强孩子的下肢力量和平衡能力，帮助孩子学会走路。

扶走练习（11个月）

【方法】让孩子扶着墙面、沙发、栏杆等移步，开始时，家长可以站在孩子身后，扶住孩子腋下，带动他向前迈步走，再逐渐过渡到握住孩子的一只胳膊走。

【注意】不能牵拉或提起孩子的前臂让他行走，这样容易造成孩子脱臼。

独走练习（12个月）

【方法】让孩子扶着床沿或沙发站立，家长蹲在孩子的前方，展开双臂或者用玩具，鼓励孩子过来，先是一两步，再一点点增加距离。等孩子敢走后，爸妈可以分别坐在两边，让孩子在中间来回走。

蹲站练习（12个月）

【方法】地上散落一些玩具，家长双手或单手握着孩子手腕，一边给孩子示范蹲下捡玩具的动作，一边跟孩子说："宝宝，像妈妈这样，蹲下把玩具捡起来。"等孩子蹲下捡起来后，再示范孩子站起来，把玩具放进小框里。反复练习，时间根据孩子的体力和兴趣来定。

【注意】孩子站起来的时候，家长要给孩子一个辅助的力量。

精细动作练习

0~1岁的孩子除了要练习大动作外，还需要进行精细动作的练习，什么是精细动作呢？其实主要指的就是孩子的手部活动，如捏、握、屈、旋转、托、扭、拧、撕、推、抓、拨、挖、弹、鼓掌、拍、摇等，可以锻炼孩子手部的小肌肉群及手眼协调能力，促进孩子大脑发育和认知系统的发展。所以，对孩子进行精细动作的训练非常重要，家长们可以通过一些小游戏或亲子互动来进行。

吃手（1~2个月）

【目的】促进大脑发育，提高孩子支配自己行为的能力。

【方法】把孩子平躺放在床上，让他自由挥动拳头，看自己的手，玩手，吸吮手，起初孩子只是将整个手放到嘴里，接着是吮吸两三根手指，最后发展到只吮吸一根手指。

【注意】不要轻易打扰孩子的快乐，家长需要做的是保持孩子小手干净及孩子口唇周围清洁干燥以免发生湿疹。

引导孩子用双手触摸玩具（3个月）

【目的】训练孩子的手眼协调能力，为进一步学习用手抓握做好准备。

【方法】孩子仰卧，家长手持带响、有柄的玩具，在孩子胸前上方、孩子的手能触到之处上下摇动，逗引孩子主动伸手触摸，当孩子双手触摸，并能用双手捧住玩具时，家长再把玩具移到孩子左右两侧摇晃，逗引孩子从侧面去触摸玩具。当孩子触摸动作熟练后，家长再用玩具有柄的一端去触孩子的手掌，逗引孩子去触摸、抓握。

抓握和摇晃玩具（4个月）

【目的】练习抓、握、摇、捏等动作，锻炼孩子的手眼协调能力。

【方法】家长用带响、颜色鲜明、有柄便于抓握的玩具，如摇铃、塑料环或者橡胶环、拨浪鼓等，将有柄的一端对着孩子摇晃，逗引孩子去抓握，等孩子抓住手柄端后，再握住孩子的手腕轻轻摇晃，熟练后放开手让孩子自己摇晃。

逗引够取悬吊的玩具（5个月）

【目的】锻炼孩子手眼协调能力和准确抓握的能力。

【方法】在孩子伸手可及的范围内，悬挂一些容易抓握、带有声响的玩具，玩具一碰会晃动起来，逗引孩子向左右侧转动或向前抓握玩具，让孩子刚好能碰到玩具又抓不到，经过多次努力，直到孩子快失去耐心时，让他终于用两只手能将它抱住。

双手玩脚（6个月）

【目的】训练孩子自己活动四肢及双手的抓握动作。

【方法】孩子仰卧，家长将其双腿抬起，向前弯曲，直至孩子自己的双手能抓住脚，然后让他用双手抓脚玩，家长在一旁和他逗乐，鼓励他多练习。

传递玩具（7个月）

【目的】训练孩子手指抓握能力及双手传递的动作。

【方法】让孩子坐着，家长将玩具递给孩子，让孩子玩一会儿。然后伸手向孩子要玩具，若孩子不给，家长就拿另一玩具给孩子来调换他手中的玩具；然后家长将一个玩具放在孩子的右手中，等他拿住玩一会儿后，再将另一个玩具放在他的右侧，引导孩子将右手上的玩具传递给左手，然后再用右手去拿右侧的玩具。

会拍手、滚球（8个月）

滚球

【目的】锻炼孩子手的精细动作，愉悦孩子的情绪。

【方法】准备一个软布球，家长和孩子相对坐在地上，家长先把球滚给孩子，

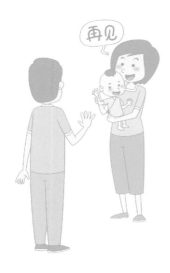

然后拉着他的手，告诉他怎样把球再滚给你。只要稍加鼓励，孩子就会很快学会将球滚回来。

对击玩具

【目的】促进孩子手、眼、耳、脑感知能力的发展。

【方法】让孩子两只手各拿一个玩具，鼓励孩子对敲发出声音。

【注意】可以选择各种质地的玩具，这样孩子对对敲产生的不同声音会有不同感知。

拍手儿歌游戏

【目的】进一步发展孩子手部的精细动作，对孩子的触觉神经发育和情感的发展也很有帮助。

【方法】家长用自己双手的手掌，有节奏地与孩子的双手手掌互相轻轻拍击，同时随着拍击的动作念儿歌："你拍一，我拍一，妈妈和宝宝坐飞机。你拍二，我拍二……"儿歌内容可以随意编排。

📢 **注意啦！**

> 除了这些发展手的技能的游戏，家长还可以教孩子用手做礼貌动作，如"谢谢""再见""敬礼""欢迎"等，以加强孩子社会交往的能力。

装进去，倒出来（9个月）

【目的】锻炼孩子抓、放等手部动作，同时帮助孩子了解"里面"和"外面"这种简单的空间概念。

【方法】让孩子坐好，准备一只大小适合的纸盒或塑料筐（质地较轻，光洁不毛糙），放在孩子面前，家长先做示范，一边把玩具、积木等各种东西依次放入盒子里，一边说："小汽车放在盒子里""小球球放在盒子里"等都放进去后，家长把着孩子的手，"哗啦啦"倒空盒子或塑料筐。然后诱导孩子自己做填装、倒空的动作。

用拇指和食指将小颗粒捏起来（10个月）

玩积木

【目的】训练孩子的观察能力、协调能力和小肌肉动作。

【方法】准备一些大块的积木，家长给孩子做示范怎么搭积木，开始孩子可能只是把你搭的积木推倒，只为了听那声倒塌的声音，慢慢地他也可以自己一个一个地把积木摞起来。孩子玩够了后，要引导孩子把积木放到指定的盒子里。

捡东西

【目的】锻炼孩子手指的协调性，促进孩子手、脑发育。

【方法】准备一些小糖豆、大米花之类的小物品，放在孩子面前，让孩子练习用拇指、食指夹捏的动作。

【注意】训练时一定要有大人看护，以免孩子将小物品塞入口、鼻，发生危险。

玩套碗（11个月）

【目的】训练孩子手眼协调性及手指肌肉活动，逐步感知大、中、小的顺序。

【方法】准备大、中、小三只塑料碗，家长先示范，将中碗放入大碗里，再将小碗放入中碗里，然后再依次拿出来，分开摆放。鼓励孩子模仿家长的动作，反复练习，直至动作熟练。

开盒、盖盒（12个月）

【目的】训练孩子手的动作，促进手眼协调性。

【方法】准备一大一小两个纸盒、一个玩具。家长先示范，让孩子看着把玩具放入小盒子，盖好盖子，再把小盒放入大盒里，盖好盖子；鼓励孩子打开盒盖把玩具拿出来，如果孩子打不开盒盖，家长可先示范，然后再让孩子反复练习开盒、拿玩具的动作。等孩子动作熟练后，再让孩子练习盖盒盖的动作。

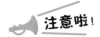
很多动作对于大人来说都很简单，但对于婴儿来说就非常不容易了，所以，家长首先需要了解每个月龄孩子的特点，不要心急，孩子每一个细微的进步，都代表着孩子大脑发育的进程。

给0~3个月的孩子进行抚触按摩

抚触就是我们常说的婴儿按摩，是一种有助于神经系统的良好刺激。因为皮肤是人体接受外界刺激的最大感觉器官，是神经系统的外在感受器。通过抚触对孩子皮肤的刺激，可以促进孩子神经系统发育，同时，还可以帮助孩子改善消化、促进睡眠、增强抵抗力。总之，抚触按摩对孩子的心理和生理发育都很有益处。

建议在孩子出生后就应开始进行抚触，有些年轻的家长怕自己做不好，还专门请职业人员来给孩子抚触，这么做反而会增加孩子的不安全感。其实抚触是很简单的，由妈妈来做最为合适，几分钟就可以学会，只要给孩子良好的感受就可以了。

首先做好抚触前的准备工作

◎ 房间温度保持在25℃左右。

◎ 居室里应安静、清洁，可以播放一些轻柔的音乐，营造愉悦氛围。

◎ 选择适当的时间抚触，孩子不宜太饿或太饱，可选在两次进食中间。

◎ 准备好替换的衣物、尿片及包裹孩子的小毯子，以便给孩子做完抚触后立即穿好。

◎ 先倒一些婴儿润肤油于掌心，并相互揉搓使双手温暖。

抚触的步骤

面部抚触：舒缓脸部紧绷

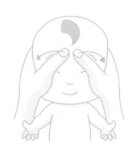

1. 两手抱住孩子头部，双手拇指从眉心沿眉毛，向耳前侧缓缓滑动，重复5~6次。

【抚触语】小眉毛，真漂亮，妈妈开心宝宝乐。

2. 双手拇指放在孩子下巴两侧，轻轻向耳垂处滑动，重复5~6次。

【抚触语】妈妈摸摸小脸蛋，宝宝真可爱。

3. 用拇指和食指轻轻按压、拉扯、揉捏孩子的耳朵，然后再不断揉捏，重复5~6次。

【抚触语】捏捏拉拉小耳朵，妈妈说话宝宝听。

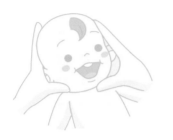
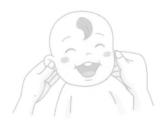

头部抚触：促进头部血液循环

妈妈两手指尖相对，手心向下放在孩子前额上，食指与发际相平，双手同时抚过孩子头顶至脑后，重复5~6次。

【抚触语】摸摸头，长得高，宝宝越来越聪明。

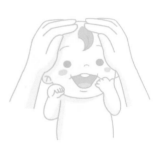

胸部抚触：顺畅呼吸循环

妈妈双手放在孩子两侧肋缘，右手向上滑到孩子左肩，复原，然后左手向上滑到孩子右肩，双手交替进行，像在孩子胸前打个叉。重复5~6次。

【抚触语】胸口摸一摸，宝宝不生病。

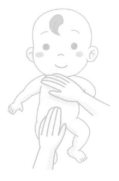

腹部：促进消化，强健孩子的肠胃功能

让孩子仰卧，妈妈将手心搓热，平放于孩子腹部，按顺时针方向画圆抚摩孩子的腹部。注意动作要特别轻柔，不能离肚脐太近，在脐痂未落前最好不要进行这个动作。

【抚触语】揉揉小肚肚，宝宝吃得好，长得壮。

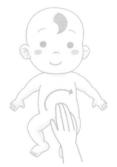

手部抚触：增强手臂和手的灵活反应

妈妈先捏住孩子的一只胳膊，从上臂到手腕轻轻挤捏，再按摩小手掌和每个小手指。换手，方法同前，反复5~6次。

【抚触语】小手臂，捏一捏，宝宝长大有力气。小手指，揉一揉，宝宝小手真灵活。

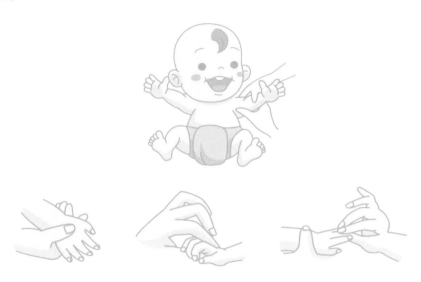

腿部抚触：增强腿和脚的灵活反应，增强运动协调功能

妈妈一只手握住孩子的腿，用一只手从孩子的大腿开始轻轻挤捏，一直到膝部、小腿；然后按摩脚踝；在确保脚踝不受伤害的前提下，用拇指从脚后跟按摩至脚趾；最后按摩每个脚趾。重复以上动作5~6次。

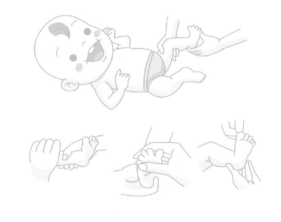

【抚触语】妈妈揉揉腿，宝宝会跑又会跳；揉揉小脚丫，宝宝健康不生病。

背部：舒缓背部肌肉，促进脊柱伸展

孩子俯卧，妈妈双手五指并拢、微屈横放在孩子背部，双手轮流从孩子颈部顺着脊柱向下按摩，注意力度要均匀（图①）；双手扶住孩子身体两侧，拇指平放在脊椎两侧，从肩部开始，从中间向两侧轻轻抚摸，一直到臀部（图②），重复作5~6次。

【抚触语】妈妈摸摸背，宝宝挺得直。

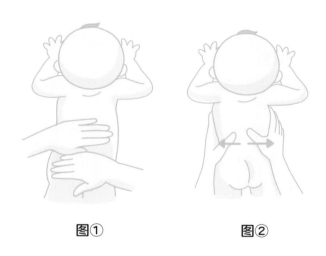

图①　　　　　　　　图②

抚触的注意事项

◎ 给孩子做抚触时不要顺序杂乱无章，顺序是：前额→下颌→头部→胸部→腹部→上肢→下肢→背部。

◎ 妈妈不仅要洗净双手，而且还要剪短指甲，摘掉手上和腕上的饰品，以免刮伤孩子。

◎ 新生儿抚触每次15分钟左右就可以了，每天可抚触3次。

◎ 按摩的同时要不停地和孩子说话，可以反复地告诉孩子身体各部位的名称。

◎ 时刻注意孩子情绪，观察孩子的反应，如果孩子不合作，就要停止动作，不要强迫孩子。

◎ 注意不要让孩子的眼睛接触润肤油。

帮助3~6个月的孩子做做被动操

3~6个月孩子每天大部分的时间都是躺着、抱着，运动量明显不足，这时候家长可以在孩子睡醒后，帮助孩子做一套婴儿被动体操，不仅能促进孩子大动作发育，促进大脑、神经系统发育，强壮骨骼和肌肉，还可以增进亲子感情，缓解孩子每天躺在床上的疲劳，给孩子一个好心情。

准备工作和注意事项

◎ 被动操应在孩子睡醒后或进食1小时后进行，孩子不哭不闹，无身体不适，做操之前孩子要排便。

◎ 室温25℃左右，可在床上或铺有地毯、地垫的地板上进行，可以配一些轻松、舒缓的音乐。

◎ 孩子可以裸体，或者穿一条纸尿裤，也可以穿宽松轻便的单衣。

◎ 家长要洗净双手，摘掉手上的饰品，如果是冬天要把双手捂热。

◎ 动作要轻柔，每组动作做八拍，一边做动作一边轻声地喊口令："1234，5678，2234……"

被动操的步骤

做被动操之前，家长要先给孩子做一些准备活动，比如按摩一下胳膊、腿、胸腹等部位，轻轻活动一下关节等，目的就是让孩子的肌肉、关节放松，避免做操的时候受伤。

预备姿势

孩子仰卧，家长两手轻轻握住孩子的手腕，让孩子握住家长的拇指，两臂放在身体两侧。

第一节 扩胸运动

1. 将孩子两臂侧平举，与身体成90度，掌心向上（见下页图①）。

2. 将孩子两臂在胸前交叉（见下页图②）。重复以上动作，做8拍。

【提示】两臂平展时家长可稍用力，两臂胸前交叉时应轻柔。

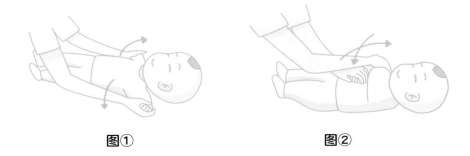

图①   图②

第二节 屈肘运动

将孩子左臂肘关节向上弯曲，还原后，将孩子右臂肘关节向上弯曲，重复以上动作，做8拍。

【**注意**】屈肘关节时手触孩子肩，伸直时不要用力。

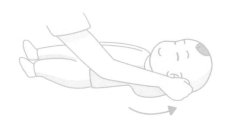

第三节 肩关节运动

1. 家长握住孩子左手，将孩子左臂弯曲，以肩关节为中心，由内向外做回环动作。

2. 左手还原后，右手做相同的动作。重复以上动作，做8拍。

【**提示**】切忌用力拉孩子手臂勉强做动作，以免损伤关节及韧带。

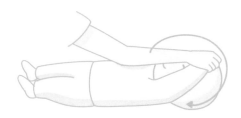

第四节 伸展上肢运动

1. 将孩子双臂侧平举至90度，掌心向上。

2. 将孩子双臂向上举过头，与肩同宽，掌心向内。还原后，重复以上动作，做8拍。

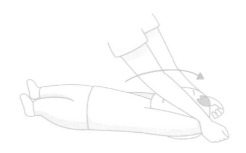

第五节 伸屈踝关节运动

家长左手握住孩子脚踝，右手握住孩子脚掌，向上屈曲踝关节，向下伸展踝关节，两脚反复做8拍。

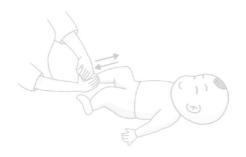

第六节 两腿交替伸屈

家长两手分别握住孩子两膝关节下部，将孩子左腿屈曲至腹部，还原后，右腿重复同样的动作，两腿交替进行，模仿蹬车的动作。反复做8拍。

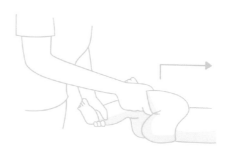

第七节 举腿运动

孩子仰卧，两腿伸直并拢，家长双手握住孩子两膝关节，将两腿伸直上举90度，还原后，重复做8拍。

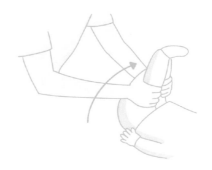

【**提示**】孩子两腿伸直上举时，臀部不离开床（桌）面。

第八节 转体、翻身

1. 孩子仰卧，两腿并拢，两臂屈曲放在胸前，家长左手扶孩子胸腹部，右手拖住孩子背部。

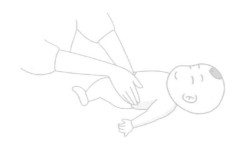

2. 家长轻轻用力，将孩子从仰卧转为左侧卧。还原后，再从仰卧转为右侧卧，反复做8拍。

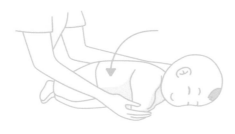

【**注意**】孩子4个月后，可由侧卧位再转到俯卧位，俯卧时孩子的两臂自然地放在胸前，使头抬高。

7~12个月孩子的主被动操

7~12个月的孩子已经有了初步的自主活动能力，所以，这个阶段的训练要发挥孩子的主动性，进行主被动操的训练了，也就是在家长的适当帮助下，让孩子主动做一些体操动作，可活动全身的肌肉、关节，为爬行、站立和行走打下基础。

做主被动操的准备工作、注意事项及做操前的准备活动都与被动操相同，家长可参考前文（详见第128页）。孩子的主被动操共分8节，我们一起来学习一下，家长可以每天帮助孩子的做1~2次。

预备姿势

孩子仰卧，家长两手轻轻握住孩子的手腕，让孩子握住家长的拇指，两臂放在身体两侧。

第一节 起坐运动

家长握住孩子双手，轻拉孩子双臂，使孩子背部离开床面坐起来（图①）。家长也可以用右手握住孩子双手，左手按住孩子双膝（图②），轻轻把孩子拉坐起来（图③）。还原后，反复做8拍。

【提示】家长拉时不要用力过猛，让孩子自己用劲坐起来。

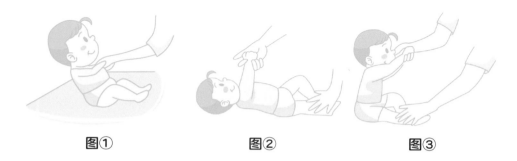

图①　　　　　　　图②　　　　　　　图③

第二节 起立运动

1. 让孩子俯卧，家长双手握住孩子肘部（图④）。
2. 家长用手牵引孩子跪直（图⑤）。

3. 再扶孩子站起（图⑥）。然后再让孩子由跪坐至俯卧复原，反复做8拍。

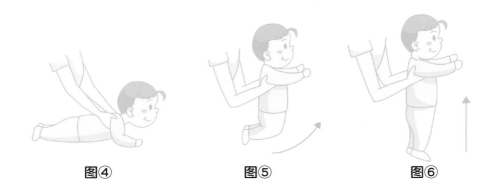

图④　　　　　　图⑤　　　　　　图⑥

第三节 提腿运动

1. 孩子俯卧，家长双手握住孩子脚踝（图⑦）。

2. 将孩子两腿向上抬起30度，成推车状（图⑧）。还原后，反复做8拍。

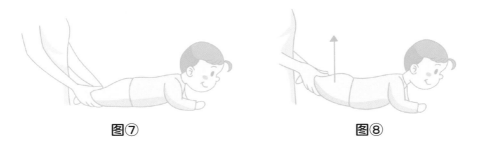

图⑦　　　　　　　　　　图⑧

第四节 弯腰运动

1. 孩子背朝家长直立，家长用左手扶住孩子的两膝，右手扶住孩子腹部，在孩子前方放一个玩具（图⑨）。

2. 让孩子弯腰前倾，拣起玩具（图⑩）。复原后，反复做8拍。

【提示】让孩子自己用力前倾和直立，如果孩子不能直立，家长可将左手移至孩子胸部，帮助孩子直立起来。

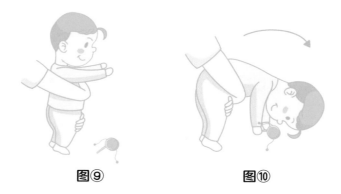

图⑨   图⑩

第五节 挺胸运动

1. 孩子俯卧，家长用双手握住孩子上臂（图⑪）。

2. 家长双手用力托起孩子上身，使胸部离开床面45度（图⑫）。复原后，反复做8拍。

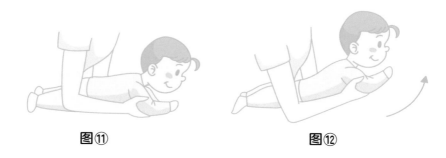

图⑪   图⑫

第六节 托腰运动

孩子仰卧，家长左手按住孩子踝部，右手托起孩子腰部，使孩子腹部挺起成桥形（图⑬）。复原后，反复做8拍。

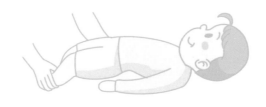

图⑬

第七节 跳跃运动

1. 家长用双手扶住孩子腋下，让孩子与家长面对面站立（图⑭）。

2. 家长把孩子托起离开床面轻轻跳跃（图⑮）。复原后，反复做8拍。

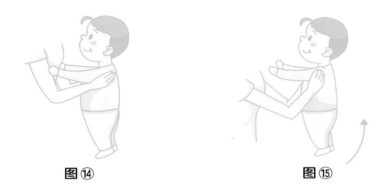

图⑭   图⑮

第八节 扶走运动

1. 孩子站立，家长站在孩子背后，扶住孩子腋下（图⑯）。

2. 扶孩子学开步行走，使其左右腿轮流跨出（图⑰）。反复做8拍。

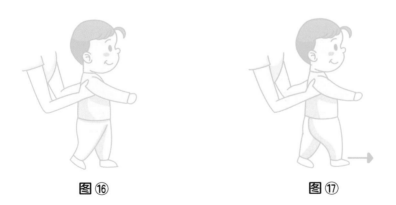

图⑯   图⑰

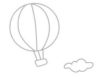

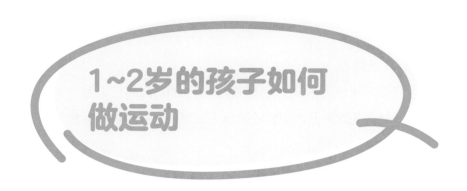

1~2岁的孩子如何做运动

经过一年的努力，孩子已经学会了很多本领，对周围事物的好奇心也在不断增强，所以，家长要善于抓住日常生活中的点点滴滴让孩子多活动，放手让他们自己去尝试，既能满足他们的探索欲望和好奇心，也利于孩子自主性运动的培养。

1~2岁孩子的运动技能指标

年龄	大运动	精细动作
1~1.5岁	逐步学会独立行走，蹲下站起，搬运小东西走，跨过小障碍物走，走平缓的小斜坡；扶着大人的手能跑几步，扶栏杆或大人的手上下小台阶、爬楼梯；能爬过障碍物	用手熟练滚球，能搭3~4块积木，能用笔在纸上涂鸦；会翻书，但一次翻很多页；会把一个手指插入瓶口或有孔的地方；能自己用手抓饭吃，但勺子还拿不太稳；能一只手拿着奶瓶喝奶或喝水等
1.5~2岁	能按指示方向行走，在平行线中间走，走较低的平衡木；自己扶栏杆上下小滑梯；跨门槛，低头钻矮门或爬桶；追随物体跑；能扶手或栏杆跳；有目标地投掷等	能用鞋带、玻璃丝等线绳穿过木珠等物品上大的洞眼；能平铺或垒高几块积木，将积木搭高到5~8块，开始尝试搭建简单的物体；能对着镜子指认自己的五官；会翻书，从一次翻几页到用手捻书页，一页一页地翻书；会拼简单拼板；能自己拿勺子吃饭等

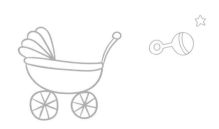

大动作训练

1~2岁孩子的大动作训练主要是继续学走和学跑，学会这两个大动作都需要一个比较长的过程，所以通常需要家长多些耐心。

进行走、爬楼梯等训练（1~1.5岁）

1~1.5岁的孩子常会头重脚轻，动作不协调，平衡力差，所以，需要家长协助孩子的四肢或身体去做动作，避免跌伤，让孩子逐步从被动地学做动作，逐渐进步到自己主动地去做。另外，这一阶段的孩子语言的理解能力还不是很强，所以建议家长多采用游戏的形式来进行训练，边演示，边解说，让孩子更容易学会。

扶棍走

【目的】训练孩子主动向前迈步。

【方法】准备一根50厘米长的光滑木棍，粗细以孩子能握住为宜。家长与孩子面对面站立，孩子两手握住木棍的中间（两手间距比肩稍宽），家长两手握住木棍的两端（在孩子两手的外侧），然后让孩子借助木棍的拖力向前走、倒退走，反复练习；熟练后，家长站到孩子背后，握住木棍两端，让孩子扶着木棍主动向前一步一步走，反复练习。

跨障碍物走

【目的】训练孩子走得更平稳。

【方法】在地上放一根长鞋带，在距离鞋带1米处用绳子或带子围成一个圆圈，家长边示范边说："这个圆圈是我们的家，这根鞋带是门槛，我们要出去玩，就要先从家里走出来，跨过门槛才能出去玩哦。玩够了，我们要回家了，也要先跨过门槛，才能回到家。"然后家长在旁边解说，让孩子练习跨出跨进，反复进行。

走斜坡练习

【目的】锻炼孩子的平衡能力。

【方法】准备一条宽35~40厘米、长1米左右的厚木板，一端垫高约10厘米做成斜坡，也可利用户外的自然斜坡，开始时用一只手扶着孩子走上斜坡，待孩子走稳之后，鼓励他不借助你的力量独自走斜坡。

爬楼梯练习

【目的】训练孩子的四肢协调性。

【方法】先从较矮的台阶开始，让孩子扶好楼梯的扶手，一脚迈上台阶，两脚站稳后再向上迈步；等孩子能熟练地扶栏上楼梯后，再练习双脚交替地一步一级上楼梯。下楼梯时，由家长牵着孩子，一步步往下迈，两脚在台阶上站稳之后，再伸脚迈下一步。

【注意】楼梯每级的高度不要高于15厘米。

进行跑步、扶手跳、平衡力等的训练（1.5~2岁）

当孩子走路越来越稳后，他就要开始学跑了，开始时跑不稳，跌跌撞撞的，也不会自动停下来，经常会跌倒，不过经过努力，孩子到2岁的时候就可以连续跑五六米了。另外，1.5~2岁的孩子语言理解能力和模仿能力都比较强，各种基本动作也已初步掌握，所以，这阶段的动作练习主要是家长示范，让孩子边看变模仿，家长随时纠正。

牵手跑

【目的】训练孩子的平衡能力。

【方法】家长轻轻握住孩子双手，和孩子面对面站着，家长慢慢向后退，带着孩子向前跑；等孩子熟练后，家长在前面牵着孩子的一只手跑；等孩子适应后，家长再从侧面牵着孩子的一只手向前跑，可以拿一个球在地上滚，吸引孩子追皮球。

【注意】不要用力握孩子的手，要尽量让他自己掌握平衡。

放手跑

【目的】训练孩子独立跑的能力。

【方法】家长和孩子面对面，间隔半米，家长向后退着慢跑，家长可以拿个风车或拖拉玩具来吸引孩子，逗引孩子向前跑。

【注意】时刻关注孩子，以防孩子跑不稳前倾时摔倒。

自动停稳跑

【目的】训练孩子跑步过程中的平衡性。

【方法】孩子跑时，家长在旁边喊口令"一、二、三、停"，反复练习；家长也可以与孩子玩捉迷藏、找妈妈的游戏，在追逐玩耍中有意识地让孩子练习跑和停，直到孩子能自动放慢脚步平稳地停下来，才算学会了跑。

注意啦！

孩子练习跑时，家长要多鼓励，要给孩子穿大小合适的外衣和舒适的鞋，并选择一个安全且相对柔软的场地，以防孩子跌倒受伤。

练习扶跳

孩子学会走和跑以后，开始学跳的动作，这时孩子的平衡力比较差，重心不稳，需要扶着家长的手或椅子来练习。训练方法有3种，家长要按顺序陪孩子练习。

◎ 扶腋下跳：家长坐在地上或床上，与孩子面对面，双手扶着孩子腋下，说："宝宝跳起来，跳呀跳呀跳"，一边说一边双手用力向上提起孩子，让其做跳的动作，反复练习。

◎ 扶手跳：家长和孩子面对面站立，用双手握住孩子的双手，说："拉着宝宝的小手跳一跳，拉一拉，跳一跳，拉得高，跳得高。"边说边双手稍用力配合孩子做跳起的动作，反复练习。

◎ 扶椅跳：准备一把结实椅子，让孩子站在椅子边，双手扶椅，双脚蹬地，做原地跳起的动作，家长在旁边鼓励，并指导孩子的动作。

玩小滑梯

【目的】训练孩子手脚协调的能力，从会单脚上滑梯到两脚交替上滑梯。

【方法】让孩子两手扶着滑梯两侧的栏杆，家长扶着孩子腋下，一步一步地上楼梯，然后从滑梯上滑下来。熟练后，让孩子自己扶着栏杆上滑梯，然后滑下来，家长在一旁保护。

【注意】孩子自己还不能控制下滑的速度，所以在滑下来时，家长要注意保护孩子安全，以防跌倒撞伤。

精细动作练习

1~2岁孩子的小手已经很灵活了，这阶段精细动作的练习主要是通过一些游戏来进一步训练孩子的手指的灵活性及手眼协调能力。

积木游戏

【目的】训练孩子小手的灵活性，提高手眼协调性。

【方法】准备六面贴图或六面印有图案的方形积木，家长教孩子用积木搭成塔，每搭一块都要摆正，然后孩子自己搭，也可以指导孩子把积木排成一列火车，搭在一起的积木数量越多，说明孩子的小手越灵活。

【提醒】逐渐让孩子自己发挥想象力去搭建，家长越少干预越好。

涂鸦

【目的】让孩子手、眼更协调。

【方法】给孩子准备几张干净的纸和各种颜色的蜡笔，开始时，家长可以先扶着孩子的手，帮他在纸上画出一些道道或圆圈，鼓励孩子学着画，开始孩子可能只会大把握笔，在纸张上乱戳，画出一些点点，反复练习，到2岁的时候，孩子就能够用拇指和其他手指拿笔，出现比较成熟的握笔姿势，并能模仿画垂直线和圆圈了。

【提醒】不管孩子画出什么东西都要鼓励他，使他有信心继续画下去。

指认自己的五官

【目的】训练手、眼协调能力。

【方法】家长和孩子面向镜子，家长问他："宝贝的眼睛在哪里？""宝贝的鼻子在哪里？"等问题，让孩子用手指，反复练习，直到孩子都指对。

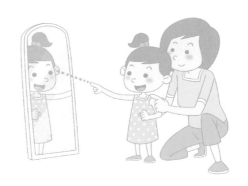

向前抛球和掷球

【目的】训练孩子的手眼协调能力。

【方法】家长和孩子面对面站立，间隔1米，让孩子双手拿球，伸直手臂，将球高举过肩，然后用力向前抛出；家长拿到球后再抛回给孩子，反复练习。待孩子熟练后，爸妈各站一边，孩子站中间，让孩子学着向两个方向扔球。

【提醒】玩10分钟，就让孩子休息一会儿，过度练习也不好。

学穿珠

【目的】训练孩子的手、眼协调能力。

◎ 教孩子用尼龙绳或纸绳穿木珠，宜选择2厘米以上的珠子，珠孔口径在5毫米以上，家长可先做示范，然后让孩子反复练习，直到孩子能将绳子穿过珠孔，并用另一只手将线拉出。

【注意】家长要防止孩子吞咽珠子。

◎ 选一根粗的塑料管，剪成2厘米大小，让孩子学习穿珠。

【注意】塑料管的边缘要修剪圆润，以免划伤孩子。

玩水、玩沙

【目的】促进孩子双手的灵活性，让手眼更协调。

【方法】给孩子准备一套沙滩玩具，家长示范舀出、倒、挖、铲、堆、掘、扣等动作，比如用玩具小铲将沙土装进小桶内，或者用小碗将沙土盛满倒扣过来做馒头，然后让孩子动手模仿，并让孩子充分发挥想象力和创造力，但需要经常诱导孩子各种玩法。

【注意】不要让孩子乱撒沙子，不要用摸过沙子的手揉眼睛或挖耳朵。

学吃饭

【目的】促进手眼协调，训练孩子的生活自主能力。

【方法】给孩子准备一个餐椅、专用的餐具（小勺、餐盘或碗、杯子等），进餐时，让孩子坐在餐椅上，戴上围嘴，洗净手，把孩子的饭或果汁、酸奶等放在餐椅上，让孩子自己吃饭；刚开始孩子喜欢用手抓，家长也不要制止，等到孩子手的控制能力和手眼协调能力越来越好时，再让孩子学习拿勺子吃饭，自己用杯子喝果汁或酸奶。

【提醒】家长不要怕孩子把食物弄的到处都是，孩子独立用餐的能力，是随着双手和口腔功能发展而逐步增强的。握餐具的方法也是从用手掌握、用手指握、最后发展到像大人一样用三根手指握。送食物入口的动作也是从平行着送进口中、以45度送进口中、最后发展到45度以下的角度。只要经常练习，孩子就会吃得越来越好。

和孩子一起做做竹竿操

竹竿操，就是利用两根竹竿支持孩子身体，让孩子锻炼前进、后退、下蹲、起跳、平行、扶物过障碍等动作的一种幼儿体操，对增强孩子体质很有帮助。

做操前的准备和注意事项

◎ 准备两个小凳子、两根短竹竿，竹竿要光滑圆润，长1米，直径2~3厘米，以孩子能用力握牢为宜，找不到竹竿，用韧性较好的木杆或塑料杆也可以。

◎ 做操前，家长要先说出操节的名称，给孩子做出提示，全操共8节，开始时可先选做4节，等孩子熟练后逐渐增加到8节。

◎ 孩子做操时，家长要同时晃动竹竿，动作要轻柔而有节奏。

竹竿操的步骤

预备姿势

爸爸妈妈分别坐在竹竿两边的小凳上，两手各持竹竿的一端，让孩子站在两根竹竿的中间，双手扶住竹竿，两脚分开与肩同宽。

第一节 摆动双臂

1. 孩子双臂自然下垂，双手扶杆，左手臂向前，右手臂向后（图①）。

2. 孩子两脚原地不动，右手臂向前，左手臂向后（图②）。然后，孩子的两臂随竹竿向前后轮流摆动，反复做8拍。

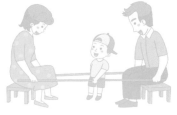
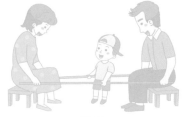

图①　　　　　　　　　图②

第二节 上肢运动

1. 孩子两臂侧平举。

2. 孩子两臂伸直上举。

3. 孩子两臂侧平举。

4. 还原。反复做8拍。

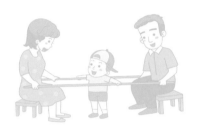 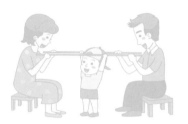

第三节 体侧运动

1. 孩子两臂侧平举。

2. 孩子左臂不动，右臂经体侧上举，同时身体向左侧微屈。

3. 孩子两臂侧平举。

4. 还原。然后重复以上动作，只是方向相反。做8拍。

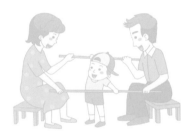

第四节 下蹲运动

1. 孩子两臂侧平举。

2. 家长轻轻下降竹竿，孩子屈膝下蹲做全蹲动作。站起还原后重复做8拍。

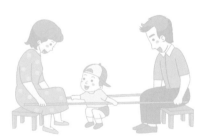

第五节 前走后退

1. 孩子双手扶杆，向前走三步，然后双脚并拢。

2. 双手扶杆向后退三步，双脚并拢。反复做8拍。

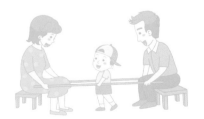

第六节 单臂上举

1. 孩子左臂下垂扶杆，右臂伸直上举，身体向左侧微屈。
2. 还原后，右臂下垂扶杆，左臂伸直上举，身体向右侧微屈。反复做8拍。

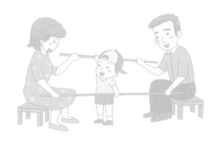

第七节 跳跃运动

孩子双手握杆，双脚原地连续跳跃2次，家长要配合孩子的动作把竹竿抬起、放下。反复做8拍。

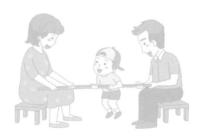

第八节 划船运动

两根竹竿并拢，孩子站在竹竿一侧，双手握杆，身体微前倾，活动腰部，同时双臂向前连做2次划船动作，然后再向后做2次划船动作。反复做8拍。

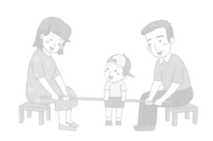

陪孩子在户外散散步

1~2岁的孩子已经学会独立行走了，非常喜欢到处走，也喜欢在外面玩儿。所以，天气好的时候，家长可以经常带孩子去户外散散步。孩子脾胃虚弱，常常会出现消化系统问题，经常散步不仅可以晒晒太阳，锻炼体能，还能改善脾胃功能。另外，在户外边玩边走，孩子可以看到很多新鲜事物，心情愉快，又满足了孩子的好奇心，实在是一种一举多得的锻炼方式。

重点培养孩子散步时的姿势

1~2岁的孩子，刚学会走路时，步伐不够稳，速度不均匀，步子小，走路还擦地走，双臂的动作跟腿的动作也不协调，不但不会前后自然摆臂，还常常张开手臂来保持身体平衡，这使得孩子走起路来摇摇摆摆的，很好笑。所以，家长在带孩子散步的时候，就要教给孩子走路的正确姿势，比如走路时，眼睛要向前看，上身正直，两臂前后自由摆动，抬脚走路不擦地，但也不能抬得过高，总之，要让孩子学会正确的走路姿势，平稳地步行。

户外散步的时间

户外散步这项活动从孩子学会走路开始就可以进行了，家长每天带孩子在空气清新、花草植物多的地方散步1~2次，刚开始时，散步的时间可依据孩子独立行走的能力而定，可以走一会儿，休息一会儿，然后再走，不必给孩子限定时间。到2岁时左右，可以在上午、上午各去户外散步1次，每次散步10~15分钟。

当然，根据季节不同，散步的时间也要有所变化，比如夏季阳光强，就选在清晨和傍晚各散步1次；冬季则选在9~11点或14~16点，各散步一次。

 注意啦！

在户外散步时，除了让孩子的小脸、小手接触空气和阳光外，天气暖和时还应裸露四肢，以接受阳光中的紫外线，活化生长所需的维生素D。

2~3岁的孩子如何做运动

2~3岁的孩子具备了更多的运动技能，也就更喜欢不停地运动了，对周围事物探索的积极性更强了，总想动手去尝试，去独立完成某件事。孩子出现的这种独立性倾向是很可贵的，家长一定要抓住，进一步对孩子进行运动技能的锻炼。

2～3岁孩子的运动技能指标

月龄	大运动	精细动作
2~2.5岁	能用脚尖短时间站立；可以边走边拖着（或拿着）玩具；能轻松地跑，能踢球，会骑三轮车绕过障碍物；能跳起离开地面很短距离，能用单只脚向前跳，较多地使用手臂运动，还不大能蹲下；能够单独上下楼梯	喜欢同时使用两只手；能用手指指、戳、划、曲扭等；用橡皮泥进行初步的造型；用小剪刀剪碎纸张，做简单的纸工活动；涂鸦能力大大增强，能用笔画横线、竖线、圆圈；会用彩笔给黑白颜色的画上色；会洗手、用毛巾擦脸等
2.5~3岁	能一只脚站立并持续几秒钟；能自信地快跑；能两只脚逐级踏上楼梯的台阶，下楼时用每次用同样的脚踏每个台阶；能爬梯子和滑滑梯；能从最低的楼梯台阶跳下并且不会失去平衡；能用脚尖在地上走而不失去平衡；能模仿多种动物的动作	开始画圆、环绕线和十字线；能搭建超过10块积木的塔；折纸边角整齐；穿小的木珠串；拼插简单的各种动物、玩具图形；能一页一页地翻书；会自己洗手、擦脸；常想自己穿脱衣服，但经常穿错，还不会拉拉链、扣小扣子等

146

大动作训练

2~3岁孩子的大动作训练主要是巩固已经学会的走、跑、平衡、爬等动作，在此基础上锻炼单足站立、跳、攀登、投掷等动作技能，培养正确的姿势，使动作逐步灵活、协调、准确。

巩固走的练习

【目的】学习走路的正确姿势，锻炼平衡能力，让孩子走路更熟练、平稳。

【方法】

1. 足尖走曲线：在地面上画一条10米长的S形曲线，让孩子用足尖踩着曲线走，走到头，再走回来，若完成得好，要给予表扬。

2. 跨步走：在地上设置若干个台阶，比如砖或木块等，要求高15厘米，间距10厘米，让孩子在砖上练习跨步行走，走到头，从砖上跳下来。

3. 走迷宫：用粉笔在户外场地上画一个迷宫图，家长可陪孩子先走一遍，家长在前，孩子跟在后面；第二次让孩子走在前面自己寻找迷宫的出口，家长在后面跟着，孩子走不通时可启发孩子如何走；第三次鼓励孩子自己走一遍迷宫，直到顺利走出来。这个游戏可训练眼、脑及下肢的协调能力。

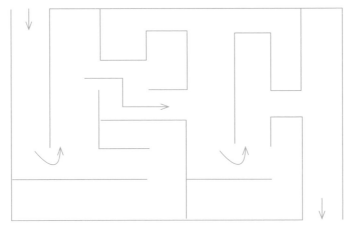

方形迷宫图

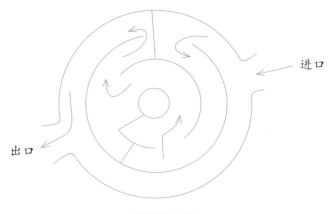

进口

出口

圆形迷宫图

巩固跑的练习

【目的】训练孩子学跑的各种动作，并能根据指令跑，让孩子跑得稳，动作协调。

【方法】

1. 听指令跑：家长和孩子坐在沙发上，家长对孩子说："宝宝摸摸餐桌跑回来。"孩子听到就跑去摸摸餐桌再跑回来坐在沙发上。孩子做对了，家长要及时表扬，然后再发出下一个指令，比如摸摸卫生间的门、摸摸阳台门等，让孩子跑过去摸，然后再跑回来坐好。这个游戏可以训练孩子听觉、视觉协同跑的动作。

2. 四散跑：可通过老鹰捉小鸡的游戏来练习，妈妈扮母鸡，孩子扮小鸡，爸爸扮老鹰，爸爸一边张开双臂，一边喊"老鹰来了，老鹰来了"，妈妈喊："小鸡快跑，躲到妈妈这里来!"等孩子跑过去后，爸爸追过去，孩子躲在妈妈身后跑。反复练习，可锻炼孩子自由地四散跑，还能锻炼孩子听指令跑的能力。

3. 绕障碍跑：在宽敞的地方设置几个障碍物，比如用几个小凳子排成一圈，把一个玩具拴上绳子，让孩子拉着玩具在圈外跑，妈妈在后面慢慢追，边追边喊："你跑不了了，我要追上了!"跑一会儿再把孩子抓住，然后变换角色，妈妈在前面跑，孩子在后面追。反复练习，让孩子学会绕过障碍物跑。

单脚站立练习

【目的】锻炼孩子腿部的肌肉力量和平衡能力。

双手扶椅单脚站立

【方法】孩子站姿，左右各放一个高度适宜的椅子，让孩子双手扶椅，单足站立10秒以上，然后换脚，反复练习，每次5分钟。

【提示】如果孩子站得稳，每次单脚站立时间可以适当延长。

单手扶椅单脚站立

【方法】待孩子双臂支撑单脚站稳后，撤去一把椅子，让孩子单手扶椅，单足站立10秒以上，然后换脚，反复练习，每次5分钟。

【提示】支撑物也可以换成桌子、墙壁等，每次单脚站立的时间越长越好。

无支撑单脚站立

【方法】家长先扶着孩子一只手，让孩子单脚站立，待孩子站稳后松开手，让孩子学会自己掌握平衡，坚持3~5秒，然后换脚，反复练习，直到自己能单脚站立10秒。家长也可以和孩子进行单脚站立比赛，一起大声数数，增加孩子练习的兴趣。

【提示】逐渐延长单脚站立的时间，要有耐心，不能心急。

继续跳跃练习

培养孩子正确的跳跃姿势，促进跳跃运动的发展。

双脚跳

【目的】增强身体的平衡力和协调力，促进脑平衡系统的协调发展。

【方法】家长与孩子面对面站立，先由家长扶着孩子，先做一次原地双脚跳的示范，然后让孩子练习原地双脚跳，家长也可与孩子一起跳；熟练后，逐渐改成一手拉着跳，接着让孩子自己扶固定的物体练习跳，然后不扶物体自由原地双脚跳，再模仿小兔双脚向前跳。反复练习，直到双脚离地跳起10厘米以上。

跳台阶

【目的】锻炼腿部力量。

【方法】家长用双手牵着孩子从最后一级台阶跳下，熟练后再单手牵着孩子跳下台阶，最后让孩子自己从最后一级台阶双脚跳下。

【提示】家长要教孩子用正确的姿势跳跃：先将双腿稍弯曲，跳时两膝伸直、脚尖蹬地，两臂用力向前上方提动，落地时膝部稍弯曲，轻轻地用脚掌落地。

跳跃过障碍

【目的】训练孩子的平衡和空间距离感知。

【方法】可以在地上画边长为15～20厘米的多个方格，与孩子玩跳方格的游戏。也可以在地面上放一根彩色的绳子或小玩具，或者在地面上画个圆圈，或者用条彩色胶带贴成一个10厘米左右的小河，让孩子从上面跳过去，或者从河的一侧跳到对岸。

跳远

【目的】训练跳跃和弹跳能力以及平衡能力。

【方法】家长与孩子相对站立，拉着他的双手，鼓励孩子向前跳跃。等孩子熟练后，再让孩子独自跳远。

登高跳

【目的】锻炼孩子落地瞬间的平衡能力。

【方法】让孩子站在5~10厘米高的砖头或台阶上，家长拉着孩子的手，教孩子双脚从高处跳下，待孩子跳得熟练后，再放手让孩子自己连续跳，逐渐增加高度，但最高不超过20厘米。

【注意】在跳高落地站立时，头部往往前倾，不易站稳，家长应在孩子前方保护，避免摔倒。

加强投掷练习

【目的】练习投掷动作和上肢动作的协调能力。

【方法】

1. 准备一个沙包，家长先给孩子示范投掷沙包，屈肘、手举过肩，用力向前抛出，然后鼓励孩子投掷，要求能够把沙包抛过3米。家长可和孩子比赛，看谁投得远。

2. 在3米远处放一个纸箱，家长示范把沙包投进箱中，然后让孩子投掷，孩子成功了要及时表扬。

3. 家长示范把沙包向头顶上方抛，落下时用手接住，然后让孩子练习。

4. 家长与孩子面对面站立，家长做好接沙包的姿势，让孩子把沙包抛过来，家长接住，然后再把沙包抛给孩子，反复练习，逐渐增加抛沙包的距离。

平衡练习

【目的】训练控制身体平衡和空间感知觉。

【方法】

1. 在地上画间距25厘米的两条平行线，家长引导孩子在两线之间走，不能踩线，然后鼓励孩子独自在线中间走。熟练后，把两条线之间的距离缩短到20厘米，最窄15厘米。

2. 等孩子能熟练通过平行线后，再进行平衡木的练习，先走宽25厘米，离地面15厘米高的平衡木，熟练后再练习走宽20厘米，离地面20厘米高的平衡木。开始练习时家长可扶着孩子的一只手进行保护，然后鼓励孩子展开双臂保持身体平衡，单独在平衡木上走。反复练习，直至行走自如。

3. 在平衡木的一端放一个空箱子，另一端放一个盛有若干小球的箱子，让孩子拿一个塑料小杯，自己从箱子里拿一只小球放在杯内，然后手拿杯子，从平衡木上走到另一端，把小球从杯子里拿出，放进空箱子里，再绕过平衡木跑回去，反复进行，直到小球搬完为止。

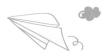

精细动作练习

2~3岁是构造组合、拼拆、捏、搓、折、画画的动作发展期，家长可以给孩子提供积木、拼插玩具、橡皮泥、折纸、6~12片拼图、画纸和彩笔等，进一步训练孩子手指的精细动作，训练孩子手眼协调的能力。

瓶中装水

【目的】锻炼孩子的手、眼协调能力。

【方法】准备一盆水、一个宽口饮料瓶和一个小碗，家长给孩子示范如何将瓶中的水倒进碗中，再用碗将瓶子装满，然后让孩子自己边玩水边练习倒水、装水。

【提示】这个练习也可以用沙子代替水。

筷子夹枣

【目的】训练孩子手指的灵活性及手、眼的协调性。

【方法】准备一双筷子、一个小碗和十几个枣，家长示范如何拿筷子，用筷子把枣夹住，放进小碗里，然后让孩子练习，孩子一边用筷子夹枣，一边数数"1个、2个、3个……"

【提示】一开始就要训练孩子正确的拿筷子姿势，不能一把抓或用握勺子的方法拿筷子。

对折纸

【目的】训练孩子手眼的协调性。

【方法】准备边长15厘米的正方形折纸，家长先示范把纸对折，然后让孩子自己折纸。孩子学会后，家长再给孩子示范向不同的方向折纸或多次对折，让孩子反复练习，直到在家长的示范下能折出简单的物品。

用剪刀剪纸

【目的】训练手指的灵活性，及手、眼的协调性。

【方法】准备一把儿童安全剪刀、纸张若干，家长先示范如何拿稳剪刀，教孩子学会打开与关合剪刀的动作，再手把手教孩子剪纸，学会后让孩子自己剪纸，直至能够熟练地用剪刀把纸剪开；这时可以在纸上画一些图形，训练孩子把这些图形剪下来，图形应由简到难。

做苹果

【目的】锻炼孩子手指的协调性。

【方法】准备红色、绿色橡皮泥若干，家长先示范，将红色橡皮泥团成圆形，用绿色橡皮泥制作叶子，粘贴在一块，做成一个苹果，然后让孩子来操作。

练习翻页

【目的】锻炼孩子拇指和食指的协调性，并培养阅读的兴趣。

【方法】给孩子买些绘本，家长在给孩子讲绘本时，让孩子学着家长的样子练习翻页。

跳起拍球

【目的】训练孩子手、眼及跳起动作的协调性。

【方法】将一个乒乓球用袋子装好，悬挂在一个孩子跳起能够到的位置，家长可以先做示范，然后让孩子模仿家长的动作，伸手跳起来拍球，家长则在旁边鼓励，并帮孩子计数，看孩子能拍到多少次。

学洗手

【目的】训练孩子双手的灵活性，培养生活自理能力。

【方法】家长给孩子准备好毛巾、香皂或洗手液，放在孩子伸手可及的地方，帮孩子卷起袖子，教孩子如何打开水龙头、冲水、擦香皂或挤洗手液、搓泡泡、冲净、擦干。家长可以边教边说洗手儿歌："挽起小袖子，露出小手腕；打开水龙头，冲湿小小手；关掉水龙头，抹上小香皂，搓出小泡泡，搓搓小手心，搓搓小手背；打开水龙头，泡泡全冲走，关掉水龙头，毛巾擦擦手。"

学洗澡

【目的】训练孩子的手、眼协调能力，培养生活自理能力。

【方法】孩子洗澡时，家长先给孩子做示范，如何搓洗身体的各个部位，如何往身上抹沐浴露，如何冲洗身体，如何用毛巾擦干身上的水，然后让孩子尝试着自己做。

【注意】不要让孩子把沐浴露抹到眼睛上。

幼儿动物模仿操（2~2.5岁）

这个年龄的孩子模仿性强，尤其喜欢模仿各种动物，不论是动物的叫声，还是动作，孩子常常乐此不疲，所以，家长们可以利用这一点，教孩子做做动物模仿操，主要是配合简单的儿歌让孩子模仿做一些常见动物的动作，就像做游戏一样。

下面就给大家介绍一套动物模仿操，家长可以和孩子一起做，共8节，每节做8拍。

儿歌	动作	动作说明
拍拍手，拍拍手，我们一起拍拍手	拍手	跟着儿歌节奏做拍手的动作
小鸟，小鸟，喳喳叫，拍拍翅膀飞得高	小鸟飞	四散小步跑，两臂侧平举，上下摆动，做小鸟飞的动作
小鸭，小鸭，嘎嘎嘎，扁扁嘴大脚丫，摇摇摆摆向前走	小鸭走	两手放身体两侧，手掌向下，手指端稍翘起，两脚稍分开，抬头，腰微弯，模仿小鸭摇摇摆摆的样子向前走
小白兔，白又白，两只耳朵竖起来，蹦蹦跳跳真可爱	小兔跳	两手张开，掌心向前，放在头两侧做耳朵，双脚做跳的动作
小鸡，小鸡，叽叽叽，爱吃小虫和小米，找到虫儿笑嘻嘻	小鸡吃米	两手叉腰，同时弯着腰一边走，一边做点头的动作
小青蛙，呱呱呱，水里游，岸上爬，吃害虫，保庄稼，人人都要保护它	青蛙跳	双腿弯曲，双手放在身后，双腿用力蹬地，用力向上跳，双手自然地往上摆

儿歌	动作	动作说明
小花猫，喵喵喵，蹲在地上吃小鱼，伸伸懒腰晒太阳	小猫吃鱼	双手五指张开，在脸颊处作小猫的胡子；蹲下，两手掌心朝上，同时上下点头做吃鱼的动作；站起来，两臂经腹前、胸前向上举过头，做伸懒腰的动作
马儿，马儿，跑呀跑，马儿，马儿，跑呀跑，宝宝锻炼身体好	马儿跑	两手握拳前平举，做拉缰绳的动作，同时原地小步跑

幼儿健身体操（2.5~3岁）

这里给大家推荐一套适合2.5~3岁孩子的健身操，搭配儿歌一起做，既能锻炼孩子身体的柔韧性、灵活性，促使孩子四肢协调发展，同时运用儿歌，还能提高孩子学习语言的兴趣。家长学会儿歌后，可以和孩子一起做操，每天2次。

儿歌	动作说明
太阳眯眯笑呀眯眯笑	双手举高过头，手臂伸直左右摇摆
宝宝起得早呀起得早	双手放胸前拍一下，然后两臂侧平举，放下
一二，一二，做早操，做早操	双臂在身体两侧前后摆动，做踏步走的动作
点点头，点点头	双手叉腰，同时做点头动作4下
伸伸臂，伸伸臂	双臂侧平举后，再放下于身体两侧，重复2次
弯弯腰，弯弯腰	双手叉腰，身体向前90度做弯腰动作2次
踢踢腿，踢踢腿	双手叉腰，双脚依次轮流抬起做踢腿动作
踏踏步，踏踏步	双脚轮流原地做踏步动作
蹲下去，蹲下去	双手叉腰，同时做下蹲动作2次
蹦蹦跳，蹦蹦跳	双手叉腰，同时双脚并拢，原地起跳2下

3~6岁的孩子如何做运动

3~6岁属于学龄前期了，这阶段的孩子体力增长，跑、跳、攀爬、单脚站立、抛接球等基本动作都很熟练，也可以步行较长的一段路了。所以，对这阶段的孩子来说，一方面可以加大活动量（建议每日至少进行60分钟的体能活动），另一方面要逐渐开始整合动作的训练，比如跑步和抛接球同时进行，以促进体能的发展及全身动作的协调性。

3~6岁孩子的运动技能指标

根据教育部2012年发布的《3~6岁儿童学习与发展指南》规定，3~6岁的孩子身体发育状况应符合以下内容：

年龄	大动作	精细动作
3~4岁	能沿地面直线或在较窄的低矮物体上走一段距离；能双脚灵活交替上下楼梯；能身体平稳地双脚连续向前跳；分散跑时能躲避他人的碰撞；能双手向上抛球；能双手抓杠悬空吊起10秒左右；能单手将沙包向前投掷2米左右；能单脚连续向前跳2米左右；能快跑15米左右；能行走1千米左右（途中可适当停歇）	能用笔涂涂画画；能熟练地用勺子吃饭；能用剪刀沿直线剪，边线基本吻合；在家长帮助下能穿脱衣服或鞋袜；能将玩具和图书放回原处
4~5岁	能在较窄的低矮物体上平稳地走一段距离；能以匍匐、膝盖悬空等多种方式钻爬；能助跑跨跳过一定距离，或助跑跨跳过一定高度的物体；能与他人玩追逐、躲闪跑的游戏；能连续自抛自接球；能双手抓杠悬空吊起15秒左右；能单手将沙包向前投掷4米左右；能单脚连续向前跳5米左右；能快跑20米左右；能连续行走1.5千米左右（途中可适当停歇）	能沿边线较直地画出简单图形，或能边线基本对齐地折纸；会用筷子吃饭；能沿轮廓线剪出由直线构成的简单图形，边线吻合；能自己穿脱衣服、鞋袜、扣纽扣；能整理自己的物品

年龄	大动作	精细动作
5~6岁	能在斜坡、荡桥和有一定间隔的物体上较平稳地行走；能以手脚并用的方式安全地爬攀登架、网等；能连续跳绳；能躲避他人滚过来的球或扔过来的沙包；能连续拍球；能双手抓杠悬空吊起20秒左右；能单手将沙包向前投掷5米左右；能单脚连续向前跳8米左右；能快跑25米左右；能连续行走1.5千米以上（途中可适当停歇）	能根据需要画出图形，线条基本平滑；能熟练使用筷子；能沿轮廓线剪出由曲线构成的简单图形，边线吻合且平滑；能使用简单的劳动工具或用具；会自己系鞋带；能按类别整理好自己的物品

大动作训练

3~6岁的孩子几乎学会了所有的大动作，但是动作还不够协调、灵敏，姿势也不够正确，所以，这阶段孩子的大动作训练就是要进一步发展立、坐、走、跑、跳、平衡、投掷、钻爬和攀登等基本动作，让孩子掌握正确的姿势，动作更灵敏、更协调。

训练孩子正确的运动姿势

不良的姿势会导致脊柱变形，影响孩子的生长发育，所以，当孩子长到3岁的时候，家长一定要花些时间来纠正孩子不良的姿势，让孩子在坐立行走时都能保持正确的姿势。

1. 站立的正确姿势：头部保持正直，两眼平视前方，两肩稍向后用力，两臂下垂，胸部前挺，收腹，两脚直立。

常见错误姿势：把身体向一侧倾斜，或是长时间向一侧歪，或含胸、驼背、耸肩。

2. 坐的正确姿势：上身保持正直，挺胸收腹，臀部落于凳子的正中或稍后，两膝弯曲，大腿水平，两腿自然分开与肩同宽。当然，训练时，要给孩子准备适合的桌椅，桌子的高度应为孩子身长的一半再减去1厘米，椅子的高度应为孩子脚掌到膝部的高度。

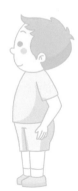

正确的站姿

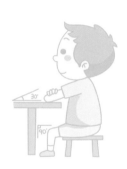

正确的坐姿

常见错误姿势：弓起背或伏在桌上，斜着身子写字，趴或躺着看书，把身体蜷缩在沙发上看电视，两脚悬空或过分斜伸，或将一条腿架在另一条腿上。

3. 走的正确姿势：两眼平视前方，颈部正直，肩膀放松，胸部自然前挺，腰部挺直，小腹微收，两臂自然摆动，两膝稍屈。

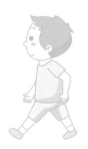

正确的走姿

4. 跑的正确姿势：上体正直稍向前倾，两手半握拳，两臂屈肘前后自然摆动；同时两膝稍屈，蹬地有力，落地轻而稳，动作协调。

5. 跳跃的正确姿势：跳跃动作很多，如双脚跳、单脚跳、原地跳、跳远等，但所有跳法都包括预备、起跳、腾空、落地四个阶段。

◎ 预备：原地预备动作要求屈膝、体前屈、两臂后摆；助跑动作要求轻松、自然、不减速。

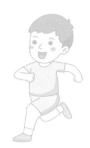

正确的跑姿

◎ 起跳：单脚起跳时，起跳腿用力蹬直，摆动腿快速向起跳方向摆起；双脚起跳时，两腿用力蹬地，摆臂跳起。

◎ 腾空：要保持身体平衡、完成规定任务。

◎ 落地：单脚落地要继续向前跑几步缓冲；双脚落地时要屈膝缓冲，保持平衡。

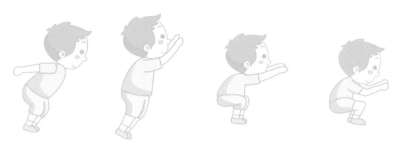

原地双脚跳远的正确姿势

6. 投掷的正确姿势

◎ 双手抛投：两手在体前托住投掷物（或小球），用摆臂、抖腕的力量将物体（或小球）向前上方抛出，两臂用力要均匀。

158

◎ 单手正面投掷：两脚前后开立，重心在后脚，上体稍后仰，右手屈肘高举臂（肘关节向前），眼看前方，通过蹬腿、挥臂、甩腕将物体投出。

◎ 单手侧面投掷：身体侧对投掷方向，两脚左右开立，重心在一侧腿上，投掷臂远伸，通过蹬腿、转体、挥臂、甩腕等协调用力动作，迅速将物体投出。

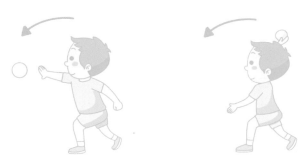

单手投掷

7. 平衡动作的正确姿势：走平衡木时两臂侧平举，上体正直，身体不左右摇晃，上下肢协调，步子均匀，走路动作自然。

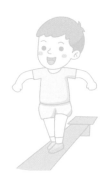

走平衡木的正确姿势

8. 钻的正确姿势

◎ 正面钻：适合于钻较高的障碍物，面向障碍物，屈膝下蹲，低头弯腰，紧缩身体，两脚交替向前移动，从障碍物下面钻过。

◎ 侧面钻：适合于钻较低的障碍物，身体侧向障碍物，屈膝下蹲，一侧腿从障碍物下伸过，然后低头、弯腰，同时，蹬腿移动重心从障碍物下钻过。

9. 爬的正确姿势

◎ 手膝着地爬：手膝着地、头稍抬起，眼向前看，左（右）手和右（左）膝协调配合用力向前爬行。

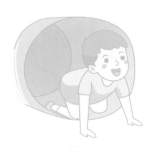

钻爬

◎ 手脚着地爬：双手撑地、两腿稍屈膝、头稍抬起，眼向前看，左（右）手和右（左）脚协调配合用力向前爬行。

◎ 匍匐爬：预备时俯卧右手臂弯曲约90度放在胸前的垫子上，同时左腿外张并屈膝贴在垫上，右腿伸直，然后右手和左腿同时用力向前爬行，身体贴在垫上前进，接着左手屈肘，右腿屈膝，动作同上。

◎ 侧身爬：以右侧为例，身体的右侧面着垫，右手臂屈肘小臂支撑在垫上，左手放在左侧腿上，两腿屈膝，前进时以右手臂和左腿、脚蹬地同时用力。

10. 攀登的正确姿势：用两手握上一格横木，然后两脚依次登上一格横木，手脚交替配合向上攀登。攀登时先移手，后移脚。下时先移动脚，后移动手。

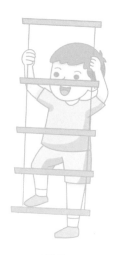

攀爬

通过综合性游戏来训练大动作

3~6岁的孩子几乎掌握了所有的大动作，所以，家长们在训练孩子的运动能力时，可以选择那些融合了多种运动能力的游戏，比如打雪仗、溜冰、泼水、游泳等，都可以锻炼孩子全身的肌肉力量。下面就给大家介绍两种综合性的游戏，家长们可以和孩子玩一玩。

玩轮胎

【目的】利用轮胎本身的多功能与可变性，设计各种玩法，全面锻炼和提高孩子的身体素质，增强体质。

【方法】

◎ 滚轮胎：可以向前滚、向后滚、向左右滚，或者家长和孩子相对而立，让轮胎在两人之间来回滚。

◎ 追轮胎：教孩子用力将轮胎滚出去，再迅速追上它，把轮胎截住。

◎ 拖轮胎：在轮胎上拴一根绳子，让孩子拖着轮胎走。

◎ 抬轮胎：用一根棍子穿在轮胎中间，家长和孩子抬着轮胎走。

◎ 跳轮胎：轮胎平放在地上，教孩子左右脚轮流跳上轮胎，再调入轮胎中心，再跳上来，在轮胎上单脚跳、双脚跳。

打滚

【目的】能使全身的大肌肉参与活动，增强孩子身体的柔软性、敏捷性、协调性。

【方法】

◎家长和孩子头对头仰卧在地垫上，同时向同一个方向打滚，看谁滚得快。

◎ 家长和孩子头对头俯卧在地垫上，手拉手同时向一个方向打滚。

◎ 家长和孩子头对头仰卧在地垫上，左手相握，向一个方向打滚，玩一会儿后再换右手相握，向另一个方向打滚。

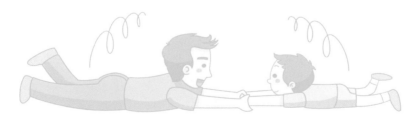

手拉手打滚

精细动作练习

有规律穿珠

【方法】准备一根线，红色和黄色的小珠各3颗，家长先示范，按照"红、黄、红、黄"这样的规律穿珠，然后让孩子也按照这个规律穿珠。

剪纸

【目的】训练三指的灵活性及双手的配合能力。

【方法】准备儿童剪刀和纸，家长先示范，用剪刀把纸剪成长条，然后让孩子来操作；家长也可以在纸上画上一些简单的图案，如苹果、树、气球等，让孩子沿着线条把图案剪下来。

二指夹弹珠

【方法】准备弹珠5颗，家长示范，伸出食指和中指（像兔子耳朵那样的手势）夹弹珠，然后让孩子来练习。

模仿绘画

【方法】准备水彩笔、画纸，家长可找些树、草、花、动物等的简笔画，让孩子模仿绘画，然后给画自由上色。

剥花生

【方法】准备带壳花生若干、小碗一个，家长给孩子示范"剥"花生的动作，把剥下的花生米放进小碗，然后让孩子来练习，剥完后，把花生米分给家人分享。

折纸

【方法】准备彩色折纸若干，家长示范，将纸对折成长方形、正方形、三角形等图形，或者折成飞机、小船等简单的物品，家长一边示范一边讲解，让孩子跟着折，反复练习，直到能孩子自己完成作品。

要适时培养孩子的动手能力

孩子1岁后就已经掌握较多的基本技能了，很多事都想自己动手了，这正是锻炼孩子自立的好时机，所以，家长要学会放手，适时培养孩子的动手能力。

整理玩具

【方法】刚开始先教孩子收纳玩具，要求孩子把所有玩具放到一个箱子里就行了；等孩子学会后，再教孩子分类整理玩具，先把玩具分类，比如积木类、汽车模型类、角色扮演类、娃娃类等，给每类玩具都准备一个收纳箱，在每个收纳箱外面贴上标签，在标签上分别画上相应的图案，以便孩子能分清，这样每一类玩具都有了自己固定的家，孩子在整理玩具时就会清楚地知道，什么玩具放哪个箱子里。

【提醒】当孩子整理好玩具时，不管孩子收拾得怎样，家长都要及时给予鼓励，不要挑毛病，更不要当着他的面再收拾一次，以免打击孩子的积极性。

学做家务

【方法】当孩子表现出对做家务的兴趣时，家长可分配给孩子一些小任务，比如让孩子把果皮扔进垃圾桶，用干净的抹布擦拭茶几，帮家长拿餐巾纸、扫把，把孩子自己的小衣服放进衣柜等，这些任务一定是孩子力所能及的，不管任务完成的是否圆满，家长都要及时表扬。

学脱衣

【方法】为孩子准备比较好脱的衣服（无拉链、纽扣、按扣、系带等），天气允许的话，尽量选短袖宽松的衣服，这样孩子更易上手。家长可以一边教孩子脱衣服，一边教孩子简短有趣的儿歌。

脱套头上衣

【方法】教孩子拽住领口把头缩出来，然后拉住袖口缩手，家长可以边教边说："缩缩头，拉出你的乌龟壳，缩缩手，拉出你的小袖口。"

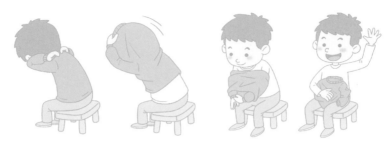

脱套头上衣

脱裤子

【方法】让孩子站着，双手拉住裤腰两侧，向前一弯腰，顺着把裤子拉到臀部下面，然后坐下来，拽住裤脚，把腿从裤筒里脱出来。家长可边教边说："脱一半，坐下来，拽裤脚，慢慢拉，慢慢拉，小脚出来啦！"

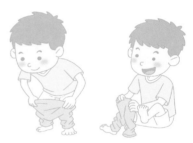

脱裤子

学穿衣

　　家长们在教孩子穿衣之前，先要教孩子如何分清衣裤的正反面，比如领口部位有标签的是后面、有缝衣线的那一面是反面，再教孩子里面的衣服要先穿、外面的后穿。了解了这些之后，再教孩子掌握基本的穿衣方法。

穿开襟上衣

【方法】家长先示范，将衣服的前襟朝外，双手提住衣领的两端，然后从头上向后一披，把衣服披在背上，再将手伸入衣袖，然后让孩子练习，开始家长可帮忙穿一半，剩下的一半让孩子自己来，在将手伸入衣袖可以加上有趣的语言辅助，如"火车进山洞喽！"

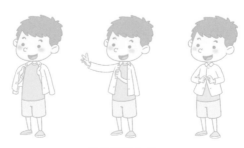

穿开襟上衣

穿套头上衣

【方法】家长示范，先找到领口，从头上套进去，再伸袖子，然后让孩子练习，开始时，家长可帮孩子把衣服套入头里，让孩子自己伸袖子，等孩子熟练后，再完全让孩子自己穿。

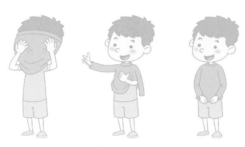

穿套头上衣

裤子坐着穿

【方法】教孩子一只脚先穿过去，再穿另一只脚，穿好后再站起来，两手抓住裤腰把裤子向上拉，裤子穿好后，让孩子站在镜子前，问他有没有哪里卡，再教他拉拉裤子后方，并让裤头盖住肚脐就算完成了。

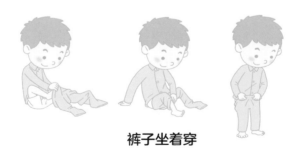

裤子坐着穿

拉拉链、扣纽扣

对孩子来说，扣纽扣比你想象的要难，因此建议从魔术贴→牛角扣→磁扣→拉链→衣物小扣子的顺序，让孩子逐步学会扣扣子。

◎ 拉拉链：最难的部分就是对准拉链头，所以一开始家长可以先帮忙对准，让孩子把拉链拉上，熟悉后然后孩子练习对准拉链头。

◎ 扣纽扣：先用大扣子练习，先学会解扣，再学系扣，系扣子时，教孩子先把两侧衣襟对齐，从最下面的纽扣系起，这样就不容易错位了。

简单手指操，促进大脑发育

手指操不但可促进手部肌肉的发育，增强手指的灵活性，还可以充分刺激大脑皮层，有利于智力发展。同时，左手和右手分别与右脑、左脑相关联，经常让孩子练习手指操可有效促进左右脑智力的平衡发展。下面是我总结的一套手指操，家长和孩子们一起来试试吧：

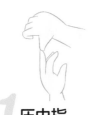

1 压中指
左手自然伸直，右手拇指按压左手中指

2 攥中指
左手自然伸直，右手握住左手中指并轻轻往上攥

3 挤无名指
左手自然伸直，右手拇指按压左手中指

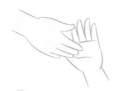

4 压手心
右手拇指放在左手食指和中指上，其他手指指腹并拔按压手心

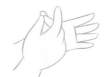

5 顶拇指
右手拇指，食指并拢，侧面顶左手拇指

6 挺手指
左手无名指指盖顶住左手拇指指腹，其余手指用力向上挺

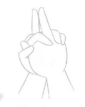

7 压指腹
两手交叉，中指都竖起来相对按压，其余手指向下按压

8 手指上伸
两手中指弯曲，指甲并拢，其他手指用力向上伸

每个动作坚持3~5秒，做完之后换左手按压右手

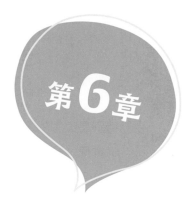

第6章

科学护理，
关注孩子成长的每一个细节

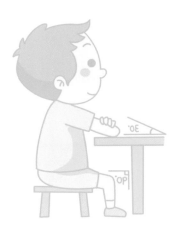

在多年门诊经历中，我发现很多孩子生病或发育异常都是由于家长护理不当造成的，比如衣物选择不合理、错误的清洁方式等。对婴幼儿护理常识的无知或错误认识，常给孩子的成长、健康带来不可逆的损害。所以，建议家长们多了解一些科学的育儿护理知识，通过日常细节上的精心呵护，促进孩子能健康成长。

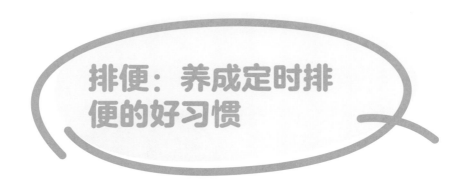

排便：养成定时排便的好习惯

现在有些家长，特别是家里的老人，习惯从小就给孩子把屎把尿，认为这样能让孩子尽早养成自己排便、排尿的习惯。其实，这是一个非正常的刺激，对孩子养成排便习惯没什么帮助，因为在1岁以前还意识不到什么时候该排便，更不能收放自如地控制自己的身体，所以，排便训练不用太早进行，一般到2岁左右，孩子的身体做好了准备，再进行排便训练就很容易成功了。

孩子大小便的排便特点

孩子的排尿特点

孩子在养成排尿习惯之前，排尿只是一种无条件反射。这就跟吃奶一样，不需要训练培养，生下来就会。但由于孩子膀胱的容量小，所以不能自己有意识地控制排尿，一天排尿的次数就比较多。

一般情况下，年龄越小排尿次数越多，当然，孩子排尿次数及尿量还与季节、气候、饮食、饮水等有关，比如夏季天气热，孩子出汗多，尿就少；如喂水多了，当然尿就多。

年龄	排尿次数（一昼夜）	单次排尿量
0~6个月	20次左右	30毫升
6个月~2岁	15~16次	60毫升
2~3岁	10次左右	90毫升
3~6岁	6~7次	100毫升以上

孩子排大便的特点

大便的次数要比小便次数少得多，1岁以内孩子的大便次数与喂养方式和体质有关。一般母乳喂养的孩子，大便次数要稍多些，每日3~4次，有的甚至更多；人工喂养的孩子，大便比较干燥，因此次数也少些。1岁以后辅食的次数和量逐渐增加，每天大便1~2次。

了解了孩子的排便特点，有利于家长培养孩子良好的排便习惯，使孩子消化系统的活动规律化，有利于生长发育。

什么是良好的排便习惯呢？

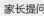
家长提问

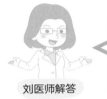

刘医师解答

通常，良好的排便习惯要包括以下几方面：孩子不会说话时，会用表情、肢体或形体语言表示要排便；会说话但不能完全自理时，会用语言表达要排便，并在家长的帮助下顺利排便；在身心发育较完善时，能做到定时、定点排便，不随地大小便。

排便训练何时开始

孩子到底什么时候才可以开始排便训练呢？其实没有一个统一的时间，要视孩子的个人情况来决定。通常，孩子出现下面5个信号，就提示可以开始使用便盆了。

☆ **信号1**：孩子在便后能感觉到尿布或者纸尿裤湿了，能通过语言或者动作表达不舒服的感觉。

☆ **信号2**：孩子可以保持尿片干燥达2小时以上，睡觉醒来时尿布或纸尿裤也没有湿，这显示他的膀胱功能和控制能力都在不断提高。

☆ **信号3**：孩子每天都在固定的时间段大便。

☆ **信号4**：孩子对家长上厕所的行为表示感兴趣，甚至还会在马桶上坐一小会儿。

☆ **信号5**：孩子能用语言或手势表达想便便的想法，比如发出吭吭声、脸红、瞪眼凝神等。

排便训练的步骤

让孩子熟悉便盆

购买适合孩子使用的便盆，或给普通马桶加个儿童马桶圈，不管选择哪种，只要确保孩子双脚踩地坐稳就可以。家长向孩子介绍便盆，让孩子通过眼睛观察、用手触摸等方式来熟悉便盆，家长可以鼓励孩子每天在便盆上坐一会儿，家长和孩子一起把孩子的便便倒入便盆，让孩子了解便盆的用途。

提示与强化

当孩子表示出有便意时，家长应立即带孩子到便盆处去排便，每当孩子能自己控制住大小便时，应及时表扬，让他产生一种自豪感，增强孩子的自信心。鼓励孩子一想排便的时候就用便盆，并对孩子经常提醒、反复强化，加深孩子对坐便盆排便的印象。

摆脱尿布、纸尿裤

白天在家里玩的时候，不给孩子使用尿布或纸尿裤，把便盆放在旁边。告诉孩子，他需要的话，可以使用便盆，并且时不时地提醒他，便盆就在旁边。如果孩子明白了，并且使用便盆尿尿或大便了，自然最好，如果孩子尿了裤子，不要批评他，反复练习，孩子就会逐渐习惯不使用尿布或纸尿裤，而是坐在便盆上排便了。

夜间如厕训练

为了让孩子在夜间也能控制排便，家长可采用让孩子睡前排空、睡前不喝太多水或奶、夜间停止使用尿布、睡眠中唤醒孩子等方法。不过，夜间孩子对膀胱的控制比白天要差，所以即使孩子整个白天都能用便盆排便，但让他掌握在夜间有良好的膀胱控尿能力可能还需要更长的时间，所以，有些孩子可能4岁了还在尿床，家长也不必着急，耐心训练即可。

> **注意啦！**
>
> 每天定时让孩子做便盆，每次坐便盆的时间不宜过长，一般5~6分钟为宜，最长不超过10分钟，否则容易造成脱肛。

睡眠：如何让孩子睡得更安稳

相信大部分家长都被孩子的睡眠问题折磨过，要不晚上很晚还不睡，要不早上很早就醒了，还有的半夜哭闹，搞得大人们身心疲惫。更重要的是，孩子睡不好，对其生长发育的影响很大，我们常说"孩子睡觉就是在长个儿"，确实如此，人体的生长激素就是在深度睡眠的状态下才分泌的。而且，孩子睡不好，精神差，对疾病的抵抗力就低，容易生病。所以，家长一定要关注孩子的睡眠，尽量让他睡得舒适、安稳，家长自己也能睡个好觉。

孩子应该睡多久

这个问题没有统一的答案，一般来说，孩子的年龄越小，需要的睡眠时间就越长，但每个孩子情况又不一样，所以每天睡眠的时间没有只要能达到平均睡眠时间就可以了。当然，这个睡眠时间也包括了午睡的时间，午睡时间的长短应随孩子的年龄、个性及气候而变化，一般睡1.5~3小时即可，有时孩子午睡时间过长要轻轻唤醒，以免晚上难以入睡。

孩子每天平均睡眠时间

年龄	平均睡眠时间
新生儿	18~20小时
2~3个月	16~18小时
5~6个月	15~16小时
1岁	14~15小时
2~3岁	12~13小时
4~5岁	11~12小时
7~13岁	9~10小时

怎么判断孩子睡眠是否充足呢？

家长提问

刘医师解答

每个孩子睡眠的需求不同，只要孩子白天活动时精力充沛，不觉得疲劳；食欲好，吃饭时津津有味；在正常的饮食情况下，体重按年龄逐步增加。那么，即使孩子睡眠时间少一些，也认为其睡眠是充足的，家长也不必担心。

给孩子准备适宜的居室和寝具

要想孩子睡得好，为他打造适宜的睡眠环境，准备舒适的寝具是很重要的。

睡眠环境要适宜

◎ 温度和湿度要适宜：室内温度应保持在18~25℃，可用空调和暖气来调节，但要注意出风口不能对着孩子；室内的湿度应保持在45%~55%，如果湿度太低，可通过摆放水盆、湿毛巾等增加湿度，也可以开一会儿加湿器。

◎ 空气要清新：天气好时要经常通风，保持空气新鲜，即使是开空调或雾霾天也要适当开窗。大人不要在室内吸烟，以免损害孩子的呼吸系统。

◎ 光线适宜：白天睡觉要拉上窗帘，让光线暗下来；夜里睡觉要关灯。

孩子的床要软硬适中

在众多款式、材质的婴儿床中，木板床是最适合孩子的，可使脊柱处于正常的弯曲状态，不会影响孩子脊柱的正常发育。睡觉时在木板床上铺上两层褥子，然后铺上床单就可以了。

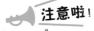

注意啦！

千万不要给孩子睡弹簧床，婴幼儿的脊柱、肌肉、韧带都很柔软，而臀部重量较大，睡弹簧床很容易导致脊柱侧弯或驼背，甚至是妨碍内脏器官的正常发育，对孩子的健康危害极大。

舒适的枕头很重要

2个月以内的孩子脊柱还未形成生理性弯曲，基本上是直的，所以这时期的孩子没必要用枕头。等孩子长到3个月的时候，脊柱的生理性弯曲开始形成，大动作逐渐发育，这时就可以给孩子睡枕头了。那么，怎样给孩子选择枕头呢？一般要从以下几方面来考虑：

◎ 高度：以3厘米为宜，以后随着孩子长大，可是适当提高。

◎ 长度：以30厘米左右为宜，严格来说，枕头长度与孩子的肩部同宽最佳。

◎ 宽度：以15厘米左右为宜，要比头稍长一点儿。

◎ 枕芯：应柔软、轻便、透气、吸湿性好，可选择稗草籽、灯芯草、蒲绒、荞麦皮作为材料充填，千万不要用腈纶、丝绵做填充物。

◎ 枕套：最好是白色或浅色的棉布，吸湿性要好。

新生儿的睡眠护理

睡觉是新生儿的头等大事，每天除了吃奶之外，几乎全部时间都用来睡觉，饿了就醒，吃饱了就睡，几乎没有白天和黑夜之分。不过，家长也不能由着孩子随便来，要注意从开始就使其养成好的睡眠习惯，这对家长和孩子都有好处。

与家长同房不同床

孩子出生后，最好与父母在一个房间睡，因为刚出生的孩子不安全感比较严重，和爸爸妈妈一起睡，有需要时能及时获得满足，容易建立安全感，也有利于建立更为密切的亲子关系。但是，最好让孩子自己在小床上睡，如果和父母睡在同一张床上，孩子容易被父母压到或者被被子蒙住发生危险。

几种睡姿交替睡

孩子的睡姿基本上就三种：仰睡、趴睡和侧睡，这三种睡姿各有利弊，建议孩子刚吃完奶时侧着睡，可防止吐奶后呛着；平时可以仰睡，但如果吐奶了，要马上把他翻过来；趴睡让孩子安全感比较足，但口鼻容易被堵住发生危险，所以家长要尽量避免让孩子趴睡。

不要过多地打扰孩子

新生儿睡眠周期较短，浅睡眠时间比较多，当孩子夜间醒来时，家长不要一醒就喂奶，也不要立刻抱起、哄、拍或玩耍，这样很容易形成每夜必醒的毛病。只要不是孩子饿了，可轻拍孩子或轻唱催眠曲，不要开灯，让夜醒的孩子尽快入睡，不要过分打扰。

让孩子分清楚白天和黑夜的区别

孩子出生2周时，家长就可以开始帮助他区分白天和夜晚了。孩子白天醒着的时候，室内光线要亮一些，逗孩子玩，也不用特意减少日常的生活噪声，比如电话铃声、电视音量或洗衣机嗡鸣声。晚上孩子醒了吃奶时，屋里的光线调暗一点，保持四周安静，不要跟他多说话，更不要跟他玩，过段时间，孩子就会意识到昼夜的区别了，这对养成良好的睡眠习惯很重要。

为孩子建立睡前程序

经常听到一些家长说，孩子只能抱着睡，一放下就醒；还有的家长说孩子非得吃奶才能睡，没有奶就不睡。其实这不能怪孩子，都是大人养出来的习惯，家长没有帮助孩子建立良好的睡眠习惯，又怎么能抱怨孩子熬人呢？所以，当孩子6~8周以后，建议家长为孩子建立一套固定的睡前程序，内容可以自己决定，只要确保这些活动可以帮助孩子平静下来，不会让他变得更兴奋或烦躁就行。然后每天晚上睡觉时都遵照这个程序进行，让孩子形成条件反射，孩子一看到这些程序就知道该睡觉了，他有了心理准备，情绪会更放松，也就越容易快速入睡。

Step1 给孩子泡个澡，换上睡衣

坐在温暖的水里，能让孩子感到平静，让孩子暖身、洗净、擦干，是让他放松上床的好办法，然后换上干爽的纸尿裤、睡衣。如果孩子洗澡时过于兴奋，或者不喜欢洗澡，那么也可以给他洗脸洗手、刷牙或擦拭牙床、换尿布或纸尿裤、换上睡衣等。

Step2 喝奶

对小孩子来说，这是睡前的最后一次喂奶，幼儿可以喝奶粉或纯牛奶，有助于促进睡眠。喝完奶记得让孩子用温水漱漱口。

Step3 与孩子聊会儿天，读睡前故事或念1~2首儿歌

喝奶后不能马上入睡，应等半小时左右，这个时间里，家长可以和孩子说说话，比如说说今天他都做了什么；也可以给孩子读两三个睡前故事，或者播放固定的催眠曲，可用胎教时听过的。

Step4 上厕所，道晚安，关灯

家长可检查一下纸尿裤，看用不用换，或者让孩子排一次尿，以免起夜或尿床。然后家长和孩子道晚安，关灯，此后不要再打扰孩子，让孩子自己入睡。

这些常见的孩子睡眠问题怎么解决

Q1：我女儿10个月了，每次入睡都特别难，得自己困到不行了才会哭着入睡，如果强求她睡觉就一直闹，我该怎么办？

A：入睡困难是婴幼儿期很常见的睡眠问题，也是家长关注最多的问题。引起孩子入睡困难的原因主要有：室内灯光太亮、噪声、温度不适宜；睡前情绪紧张、兴奋、怕黑；白天睡得太多，活动量不够，充沛的精力无处发泄；作息时间不规律等。所以，家长首先要找到原因，有针对性地解决，比如给孩子创造一个安静、舒适的睡眠环境；午睡时间到了及时把孩子叫醒，晚上到了睡觉时间就关灯，作息有规律；给孩子建立一个睡前程序；及时捕捉孩子想睡的信号，如打哈欠、揉眼睛、动作迟缓、对玩耍失去兴趣、哭闹不止等，然后立即采取行动，引导孩子入睡。总之，只要家长有足够的耐心坚持下去，就会取得明显的效果。

Q2：我家孩子6个月，晚上睡觉2小时就醒一次，每醒必吃奶，孩子睡不好，我也疲惫不堪，怎么办？

A：夜醒是婴儿期最常见的一种睡眠问题，一般随着年龄的增长会逐渐好转。夜醒大多是家长惯出来的毛病，比如夜间喂食，孩子6个月以后夜间就不要喂食了，喂多了就影响睡眠了。所以，孩子在进入睡眠后，家长要尽量避免不必要的打扰。如果孩子醒了不哭不闹，你也不必理会，让他自己醒着就是了；如果他哭闹，你也不要着急或训斥他，不要开灯，可轻轻拍一拍，哄一哄，轻哼催眠曲，但不要一醒立即抱起来或喂食，一定要让他学会自行入睡。对于夜间需要喂奶、喝水、小便的孩子，可采取提前唤醒法，就是在了解了孩子夜醒的原因后，在他自然觉醒之前15~20分钟将其唤醒，需求解决后再使其入睡，这样因为是带着困意醒来的，不久就又会酣然入睡。

Q3：我家孩子晚上睡得挺好，就是一到凌晨4点多就醒了，然后就不睡了，这是怎么回事？

A：孩子起得早原因主要有几种：一是睡得太早了，这种情况可将入睡时间推迟，只要不超过21点就可以；二是习惯性饥饿，表现是到点儿就醒了要吃奶，这种情况家长可把早上的这次喂奶时间推迟半小时，以后每天都将这一喂奶时间往后推迟一些，慢慢孩子就不会早醒了。三是受大人影响，孩子在清晨时对噪声的反应比夜间要强烈，孩子一旦被吵醒，就很难再次入睡，所以家长要避免弄出大的响声。此外，如果孩子已经睡够了，也习惯早醒了，家长就需要培养他独自卧床的习惯，可在小床上放一些玩具吸引孩子的注意力，让他自己玩，等孩子表现出不安、烦躁时再去安抚他。

Q4：我家孩子白天睡不醒，晚上不睡，这可怎么办？

A：这是昼夜颠倒了，可以试试这几个方法：①限制孩子白天的睡眠时间，以一次不超过3小时为好，到点儿就叫醒。②让孩子学会区分白天和黑夜，比如白天睡眠时室内光线不要太暗，可适当有响动；白天有规律地外出玩耍，使孩子适度疲劳。夜间则提供较暗和安静的睡眠环境，夜间喂奶最好不开太亮的灯，保持安静状态。如果一时间难以纠正，也不要太着急，耐心调整几周就会好的。

衣物：给孩子选择衣物有讲究

孩子的肌肤非常娇嫩，而衣服的材料、款式很多，家长在选择的时候，经常会眼花缭乱。其实，给孩子选择衣物，只要把握好一个原则就行了，那就是舒适安全比漂亮更重要。

尿布和纸尿裤的选择

尿布和纸尿裤的选择是新手父母一开始就需要面对的问题，也有不少家长问我，是尿布好，还是纸尿裤好？其实各有优缺点，我们来对比一下。

尿布和纸尿裤比较

	优点	缺点
尿布	透气性好，纯棉质地不刺激皮肤，可以循环使用比较经济	要经常更换，拉上大便比较难清洗，要经常消毒保持卫生，更换不及时会沤屁屁
纸尿裤	吸水性好，穿脱方便，不影响孩子活动，可以保护孩子长时间不受尿液的骚扰，外出使用方便	更换不及时仍然会沤屁屁，透气性不如尿布，价格相对较高

看了尿布和纸尿裤的优缺点，到底选择哪个可以根据自己的情况来选择。一般来说，可以白天用尿布，晚上用纸尿裤。白天孩子睡觉时间都比较短，用尿布尿湿了可以勤换，也可以保证孩子的屁屁能经常接触空气。晚上用纸尿裤可以让孩子睡个安稳觉，不至于因为尿湿而惊醒。

如何为孩子选择衣物

给孩子选择衣物的时候，既要考虑材质，也要考虑款式，既要保护好孩子娇嫩的皮肤，又要方便孩子的活动。

孩子衣服的材质

内衣

材质应温和、不刺激。孩子皮肤娇嫩，角质层薄，防御功能较差，而且出汗多，擦伤后容易引起细菌感染。因此，孩子的内衣应以纯棉为佳，不但能快速吸汗，还耐洗涤、保暖性高，纯棉手感柔软、无刺激性，不会伤害孩子幼嫩的肌肤，也符合孩子生长的要求。

外衣

可适当选择化纤布料，因为化纤布料易洗、易干，鲜艳的颜色也可以刺激孩子视神经的发育。

孩子衣物的款式

孩子衣服的款式要简单、大方、穿脱方便，同时还要考虑是否方便孩子活动，不同年龄的孩子对衣服的需求也不同。

年龄	适宜的衣服	注意
0~2个月	绑带和尚袍：可在最大程度上减少孩子身体弯曲程度，也能减少衣物对孩子娇嫩皮肤的摩擦 开裆连体衣：开口在侧边或前边都行，裆部开口孩子更舒服一些，也方便换纸尿裤	衣服缝线要少，而且毛边尽量在外面 袖口、裤脚处不能有较长的线头，特别是闭合的线圈，以免损伤孩子的手脚
3~6个月	比较宽松的连体衣：不会妨碍孩子手脚的活动 背带裤：背带以3~4厘米宽为宜，长度略长一点儿，孩子长高后可随时放长带子，不至于影响孩子的生长发育	避免穿松紧带的裤子，以免影响孩子呼吸 内衣不宜有大纽扣、拉链、扣环、别针之类的东西，以防损伤孩子皮肤或被孩子误吞
7~12个月	上下分体式衣服：上衣长一点，盖住腹部；裤子裆部深一点，可以提到胸部以下束住上衣，以便于孩子爬行、学坐或扶站等运动	外出时尽量不要穿开裆裤，以防病菌感染
1~2岁	上衣：尽量不要带领子，以免孩子运动时感觉不舒服 裤子：尽量选择屁股大的，方便里面穿纸尿裤	衣服不要太大，以免妨碍孩子活动
3~6岁	容易穿脱的衣服，外套的扣子要大，方便他自己解开或扣上	不要选择那些款式烦琐、不能弄脏弄皱的衣服，衣服太拘束了不利于孩子的生长发育

要不要给小宝宝戴手套

小宝宝总喜欢乱挥小手，一不小心就可能会抓伤小脸，有些家长就会问，能不能给孩子戴上手套？我的建议是最好不要戴，一方面是因为手套会束缚孩子的双手，使手指活动受到限制，不利于触觉发育；另一方面，戴手套也有一定的危险，如果手套里面的线头脱落，很容易缠住孩子的手指，影响手指局部血液循环，若发现不及时，有可能引起新生儿手指坏死，在门诊中，因为戴手套导致孩子截去的手指的情况时有发生，到那时候，后悔就晚了。如果家长担心孩子会抓伤小脸，可以经常给孩子剪指甲。

如何为孩子选择舒适的帽子

孩子外出活动的时候需要戴帽子，或是遮阳帽，或是保暖帽，来保护孩子的头部，那怎么才能给孩子选到舒适的帽子呢？

【材质】以轻盈、手感柔软、保温透气的帽子为主，不宜选择质地较硬或过重的帽子，以免孩子配戴不舒服，影响孩子的脑神经发育。

【大小】应比孩子头围大1~2厘米，太紧的帽子会影响头颅的发育，阻碍头皮的血液循环。

【款式】春秋季可选用针织帽、毛线编织帽、大盖帽等；夏季阳光强烈，对眼睛刺激大，应选择有轻薄透气的大帽檐帽子，如太阳帽、草帽、鸭舌帽；冬季气候寒冷，应选择保暖、御寒性能好的帽子，如棉帽、皮帽、绒帽等，最好能保护脸颊和耳朵。

注意啦！

合成纤维、化纤等面料吸湿、透气性差，易使孩子产生皮疹、汗疹，不利于孩子的健康成长；而有毛的布料，有可能会堵塞小孩的毛孔，也容易影响孩子的呼吸，不宜选择。

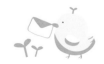

如何为孩子选择舒适的袜子

【材质】选择纯棉袜子，既吸湿透气，又亲肤柔软，千万不要购买尼龙袜，不但不透气，还可能使孩子患脚癣。

【颜色】要浅色袜子，因为袜子颜色越深，用得染色剂就相对会多。

【图案】最好买纯色的或无线头拼接的，因为袜子图案越多，里面的线头就越多，可能会损伤孩子脚趾。

【大小】要合脚，袜子太大会不跟脚，太小则会勒脚，不利于孩子脚部的血液循环。

【款式】袜口要宽松，不能太紧，避免孩子脚踝产生勒痕，影响血液循环。

孩子的鞋子怎么选

【材质】最好选鞋帮和鞋底都比较轻的布鞋，皮鞋、合成革、塑料鞋、拖鞋等都会限制脚的活动，更不利于孩子足部神经、血管和骨骼的发育。

【鞋面】鞋面要柔软、透气，不带装饰物，以免行走时被牵绊，发生意外。

【鞋帮】鞋帮最好高于脚踝，而且柔软，能对脚踝起到一定的保护作用。

【鞋底】鞋底前1/3可以弯曲，后2/3则应固定不动。

【大小】尺寸要合脚，标准是：让孩子穿上鞋后，站在地面上，全脚着地，孩子的脚趾碰到鞋尖，脚后跟可塞进成人的一个大拇指。还要注意每2~3个月重新给孩子测量一下脚的尺寸，看看是否需要换鞋。

朋友家孩子穿过的旧鞋子能不能给孩子穿？

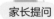

家长提问

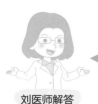

刘医师解答

最好不要给孩子穿"二手鞋"，因为每个孩子的脚形是不同的，而穿过的鞋子会随着孩子的脚形而变化，如果让孩子穿已经变形的旧鞋，不利于孩子脚的发育。

清洁：从头到脚的护理常识

照顾孩子是一件有趣又快乐的事情，但小孩子的器官是敏感、脆弱的，所以在给孩子做清洁护理的时候，需采取较温和的方式，既要避免使孩子出现不适，又能达到清除秽物的目的，这其中有很大的学问。所以，这里我就给大家讲一下孩子重点部位怎么清洁护理。

如何给孩子洗头

有的家长跟我说，孩子特别不爱洗头，一洗头就大哭大闹，以至于现在给孩子洗头都成了一项艰巨的任务，问我该怎么办。其实，有些孩子不喜欢洗头，可能是某一次不开心的洗头经历导致的，比如洗头水进入眼睛或耳朵等，所以，家长首先要学会如何正确给孩子洗头，孩子感觉舒服了，就不会再哭闹了。

【准备】38℃左右的温水，婴儿专用洗发水（每周使用不超过2次），柔软的毛巾两条，也可以准备适合孩子头部的洗头帽或洗头罩，能防止水流进眼睛里。

【时机】最好选孩子心情、精神状态俱佳的时候，可以在洗澡前洗头，也可单独找时间洗头。

【方法】

1. 家长坐在椅子上，让孩子躺在你的腿上（站姿也可以，只要你自觉方便操作即可），用左臂托着孩子的身体（也可以用右臂拖着孩子身体，看个人习惯），左手托住孩子的头，和孩子面对面，用手指把孩子耳郭向下压盖住耳洞。

2. 右手拿蘸水的毛巾轻轻地将孩子的头发浸湿，取少量洗发水用手掌为孩子涂抹均匀，接下来用清水将泡沫冲洗干净，小心不要把水弄到孩子的眼睛和耳朵里，最后用干毛巾将孩子头发上的水吸干，切忌用力擦拭。对于月龄较小、囟门尚未关闭的孩子，家长在清洗头部时要加倍注意，因为孩子的囟门很娇弱，千万不能用力按或者抓挠，更不能用硬物在囟门处刮划。如果囟门处有污垢或皮屑，可先用棉签蘸取少量的熟橄榄油浸润一会儿，再用卫生棉球按照头发生长的方向轻轻擦拭，最后用清水冲洗干净即可。

如何给孩子清洁眼睛

很多家长会发现，孩子眼睛周围经常会有一些分泌物，大人看着不舒服，孩子更不舒服，不是使劲眨眼睛就是总想用手揉，可是眼睛越眨分泌物越多，用手揉还容易造成感染，所以，家长要及时帮孩子清除掉这些分泌物。

【准备】备好棉球或纱布、生理盐水，并洗净双手。

【方法】用湿润的棉球或用纱布的一个角，稍微卷一下以方便擦洗为度，蘸生理盐水，然后从眼内侧向外侧轻轻擦拭，力气不宜过大，以免擦伤孩子眼睛周的肌肤，一只眼睛擦拭干净之后再换另一只眼睛。

如果有脓性分泌物，建议去医院看医生，遵照医生的处方可用婴幼儿专用的眼药水或眼膏，每日2~3次，每次1滴，连用2~3天。

点眼药水的方法：在孩子睡着时，先洗净双手，再轻轻扒开他的眼皮，滴一滴药水，让药水滴落在眼球表面，注意不要让药水瓶口碰到眼睛，以免弄脏瓶口。溢出的药水用棉签轻轻擦掉即可。

涂眼药膏的方法与滴眼药水一样，要让药膏落在眼球表面，切忌用手指涂抹。

【护理】家长平时可以给孩子做做护眼健康操：用棉签分别在孩子的上、下眼窝处，轻轻按摩，一天3~4次，可以畅通孩子的鼻泪管，减少分泌物的产生。

如何给孩子清洗耳朵

孩子的小耳朵也是皮脂分泌较多的地方，对于家长来说，给孩子的耳朵做清洁并不是一件容易的事。那么，要怎么给孩子清洁耳朵呢？有了耳垢要不要清理，怎么清理呢？

给孩子清洁耳朵的方法

Step1：孩子侧躺，家长跪坐在孩子头的一旁。

Step2：将细纱布浸湿，拧干水，轻轻擦洗孩子的耳后和耳部部位，直到擦干净为止。

Step3：清理耳道时，家长可以让孩子侧躺在自己大腿上，左手按住孩子头部以免孩子乱动，然后将棉条或细棉签沾湿，轻轻擦拭耳道入口处，不要深入到看不见的部位。手拿棉签的距离与棉签头有1.5厘米距离即可。

Step4：如果孩子耳朵进水了，家长可用蓬松的棉条，或者把棉签头部的棉花扯蓬松了，轻轻插入耳朵旋转吸水，但不要太深，同时还要固定好孩子的头部不能动。如果几次擦干后仍有臭味，就要到医院给孩子的耳朵点药水了。

孩子有了耳垢，需要清理吗

很多家长看到孩子耳朵里有了耳垢，就忍不住要帮孩子掏出来，这样做好不好呢？这里要提醒大家，孩子的耳屎可以自行排除，不到非不得已不要清理。过频掏耳朵容易使外耳道皮肤角质层肿胀、阻塞毛囊，滋生细菌，同时刺激耵聍腺分泌，耳垢反而会越来越多。如果掏耳朵时孩子乱动，不配合，还有可能造成鼓膜穿孔，影响孩子的听力。

孩子耳朵内有硬耳垢怎么办？

家长提问

刘医师解答

家长可先使用碳酸氢钠滴耳液来软化耳垢，使用时让孩子侧卧，一手轻轻拉开耳郭，打开耳道，另一手挤1~2滴药液，滴进耳内。然后再用手指轻轻按压几次耳屏，这样可以帮助药液流进耳内，每天1次，连用5天，硬耳垢就会软化，容易清除了。

如何给孩子清洁鼻孔

孩子的鼻子经常会有分泌物，鼻子堵住了，孩子看着难受，家长们也很着急，虽然很想帮孩子，可是又怕损害孩子的鼻腔。其实，孩子鼻子里的分泌物一般不用特意清理，因为鼻腔有自动清理的功能，当孩子鼻子堵塞时，就会通过连续打喷嚏的方式，让鼻屎掉出来。

有些家长特别喜欢给孩子清理鼻子，可往往是越清理分泌物越多，为什么会这样呢？因为鼻黏膜本身就是分泌腺，越刺激产生的分泌物越多。所以，只有当鼻屎特别多，阻塞呼吸的时候，家长才可以帮孩子清理，但也是需要经验和技巧的。

【准备】棒头细的棉签，温开水或生理盐水，植物油。

【方法】使用棒头细的棉签，以温开水或生理盐水润湿，轻轻地伸进孩子的鼻子内顺时针旋转，同时刺激孩子打喷嚏，即可排出分泌物。

如果鼻屎结成硬块，可使用温热的毛巾在孩子的鼻子上热敷10~15分钟，或者让孩子吸一点潮湿的水蒸气，比如利用浴室放热水弥漫的蒸汽等，吸3～5分钟后再清除鼻涕；也可以用棉签蘸消过毒的植物油，滴入鼻腔1~2滴，待硬块软化后，再用上述方法清理。

【注意】尽量不要给孩子用吸鼻器，如果发现孩子鼻涕的颜色变为黄色黏稠状时，甚至化脓，需要立即就医。

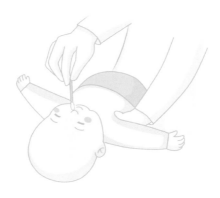

孩子的口腔清洁

孩子的口腔清洁护理是最容易被家长忽视的，因为很多家长认为，孩子在吃母乳或者喝奶粉阶段不需要清洁口腔，到了长牙阶段才需要，那就大错特错了。

在婴幼儿阶段，孩子容易患上鹅口疮、口腔溃疡、龋齿等常见疾病，都是因为没有做好口腔护理的缘故。所以，从孩子一出生开始就要养成清洁口腔的好习惯，这样才能有助于孩子的口腔健康。

0~6个月：温开水漱口

在喂完母乳或者奶粉后，让孩子喝少量白开水，水会冲刷残留的奶液，另外，也可用消毒棉签蘸温开水轻轻擦拭孩子的舌头和牙龈，可缓解出牙前的不适症状。

6个月~1岁半：用软布或指套牙刷为孩子刷牙

孩子乳牙开始萌出了，这时家长可用指套牙刷或纱布蘸上温开水，轻轻擦拭孩子的乳牙和牙床。每天早晚各1次，晚上喂完最后一次奶后要擦一次，以免奶水长期留在口中，容易导致龋齿。

1.5~3岁：用婴幼儿牙刷、牙膏为孩子刷牙

家长刷牙时，可给孩子一个婴幼儿专用牙刷，让孩子在旁边观摩，学刷牙；然后家长再用孩子的牙刷和可吞式牙膏帮助孩子刷牙，要轻轻地、慢慢地刷，避免牙刷损伤孩子的牙床和口腔组织。

3岁后：教会孩子正确的刷牙方法

孩子3岁以后，乳牙已经全部萌出了，家长就该让他刷牙了，首先要教会他正确的刷牙方法，每次刷牙至少3分钟。另外，还要让孩子养成早晚刷牙、饭后漱口的好习惯。

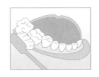   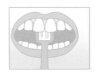 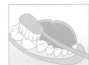

刘医师解答

1. 先刷牙齿外表面，将牙刷的刷毛与牙齿表面成45度，斜放并轻压在牙齿和牙龈的交界处，轻轻做小圆弧状来回刷，上排往下刷，下排往下刷，每个面刷15～20次。

2. 再刷牙齿咬合面，要平握牙刷，力度适中来回刷。

3. 然后刷牙齿内侧面，要竖起牙刷，利用牙刷前端的刷毛轻柔地上下清洁牙齿内表面。

4. 最后轻刷舌头表面，由内向外轻轻去除食物残渣及细菌。

如何给孩子剪指甲

孩子的小指甲非常锋利，长得又很快，一不小心就会把自己的小脸抓破，看着真是让人心疼。而且孩子还喜欢吃手，如果指甲长了藏有污垢，吃手时就会把细菌带入体内，因此需要经常给孩子剪指甲。可是，孩子的小手脚总是乱动，一不小心就会伤到孩子，怎么办？其实，只要有合适的工具，掌握了方法，就一点也不难了。

【工具】婴儿专用的指甲刀。

【时机】孩子熟睡的时候剪，以免孩子突然一动伤到孩子。

【方法】

1. 孩子仰卧，家长跪坐在孩子一旁，将胳膊支撑大腿上，以求手部动作稳固。

2. 家长用左手握住孩子的整只小手，拇指和食指捏住要剪的那个小指头，不要一排所有指头都抓住，免得孩子突然动，不好控制，而且还容易伤到其他的指头。

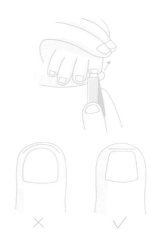

3. 家长另一手拿指甲刀剪指甲，要注意顺序，先剪中间，再剪两边，这样好控制剪的长度。

【注意】

◎ 不要剪得太深，稍微留上一点儿很浅的边，以免损伤甲床。

◎ 剪完后家长用自己的拇指肚摸一摸有无不光滑的部分，若有应及时修整，然后再用湿毛巾依次擦一下指尖。

◎ 如果指甲下方有污垢，不可用锐利的东西清理，应在剪完指甲后用水清洗干净，以防引起感染。

◎ 如果误伤了孩子的手指，要尽快用消毒纱布或棉球压迫伤口直到流血停止，再涂抹一些碘酒消毒或消炎软膏。

◎ 如果孩子的手指上面有倒刺，要用指甲剪修剪，千万不能用手拔，以免拉伤孩子的皮肤，造成更大的伤口。

教会孩子正确洗手

孩子们天生好动，喜欢用手去触碰一切感兴趣的事物，这样孩子的小手上难免就会沾上脏东西，或者细菌、病毒，所以，孩子日常的洗手是很重要的，家长应该教会孩子正确的洗手方法，可以减少病菌的侵害。下面这套"六步洗手法"大家可以学一学：

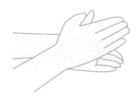

1 洗掌心

掌心相对，手指并拢，相互搓擦

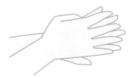

2 洗手背

手心对手背，双手交叉相叠，左右手交换各搓洗五下

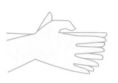

3 洗指缝

掌心相对，沿指缝相互搓擦

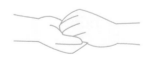

4 洗手指关节

双手手指相扣，指尖放于手心，相互搓洗

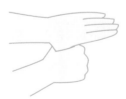

5 洗拇指

一只手握住另一只手的拇指旋转搓洗，交换进行

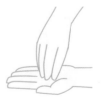

6 洗指尖

将五个手指尖并拢，在另一手学心旋转搓洗，交互进行

新生儿肚脐护理

脐带是胎儿的"生命通道"，胎儿就是靠脐带从母体获得营养的，所以，胎儿出生后，脐带会被剪断、结扎起来，而肚脐是脐带唯一的可见残留物。

脐带脱落的时间与新生儿出生后结扎脐带的方法有关，正常情况下，脐带会在一周左右脱落，但有的新生儿在出生后4天就已经脱落，也有的一个月还未脱落。孩子从医院回家后，如果脐带还没有脱落，那家长就要多些耐心做护理。

脐带残端脱落前 → 要保持脐带残端干燥，每天给孩子洗澡或孩子大小便不慎弄脏了脐部时，用75%的酒精棉球擦拭脐部。曝露脐孔，家长用蘸有消毒液的小棉签自内向外成螺旋形消毒，注意动作要轻，把一些分泌物、血痂等脏东西擦拭干净。

脐带残端脱落后 → 如果脐部仍然有少许血性分泌物，可使用碘酒、酒精、双氧水等消毒、清洗，同时注意观察脐部的变化，如果发现脐部有黏液或脓性分泌物，并伴有臭味，或者脐窝内有新生肉芽产生，则应及时就医，请医生处理。

小屁屁怎么洗

孩子的皮肤非常娇嫩，对汗液、尿便残留液都非常敏感。如果不及时清洗，很容易发生湿疹或尿布疹。所以，为防止孩子的小屁股变成"红屁股"，家长在每次换尿布——特别是孩子大便后换尿布时，最好都给孩子洗洗小屁屁。

清洗前的准备

◎ 家长洗净双手，以免把细菌传到孩子身上。

◎ 准备一盆干净的温水（36~37℃），水中不要加任何添加剂。

◎ 湿纸巾、质地柔软的小毛巾或纱布。

◎ 注意保暖，必要时，可以开空调保持室温。

洗屁股的方法

男孩

1. 家长站在孩子身体的右侧，用左手握住他的两个脚踝提起，一只手指夹在孩子两踝之间，用右手把柔软的小毛巾用温水沾湿，擦干净肛门周围的脏东西。

2. 用手把阴茎扶直，轻轻擦拭根部和阴囊表皮的皱褶。

3. 擦洗大腿根部。

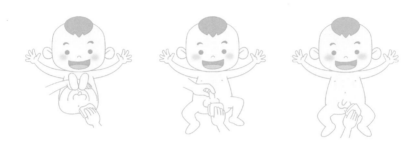

女孩

1. 用干净的湿毛巾从前往后擦掉便便，切忌顺序颠倒，以防肛门部位的细菌污染尿道口。

2. 用湿毛巾慢慢地将小阴唇周围的脏东西擦掉，即使是小便后也要擦干净。

3. 用一只手拨开大腿根部的夹缝，用另一只手拿湿毛巾轻轻擦拭。

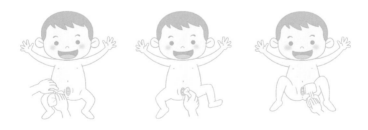

清洗之后

◎ 清洗后，用毛巾将外阴擦干，如果孩子患有红屁股，可以先让他光着屁股晾一会儿，等小屁屁干透了，在肛门周围、臀部涂抹一些护臀油膏即可。

◎ 每次用过的小毛巾或纱布要清洗干净，并放在阳光下晾晒。

怎么给小孩子洗澡

对缺少经验的新手爸妈来说，给孩子洗澡向来是个大问题，有的孩子一下水就哇哇大哭，无论家长怎么哄、怎么安慰都无济于事。那怎么才能轻松地给孩子洗个舒服澡呢？不用发愁，按下面的步骤来就可以了。

【洗澡准备】

◎ 物品：专用澡盆（椭圆形的最好），小毛巾，浴巾，干净衣裤、尿布或纸尿裤，沐浴液（不建议每天使用，如果皮肤上油脂很多时，可1~2周用1次）。

◎ 水温：38℃左右，用肘部伸入水中试一试，感觉热而不烫即可。

◎ 室温：24~28℃，且没有直吹风。

【洗澡次数】夏季每天洗澡至少1次；冬季每周至少1次。

【洗澡时间】每次5~10分钟。

【洗澡步骤】

1. 洗头：把孩子放入澡盆前，先给他洗头，等洗澡的时候头发基本干了，不会着凉（洗头方法详见第181页）。

2. 入水：快速脱去孩子的衣服，一手扶着孩子颈部，一手拖着屁股，先把孩子的脚放入水中，让孩子适应水温，再逐渐把孩子放在浴盆里。

3. 洗脸：把小毛巾沾湿，按眼睛、额头、双颊、下颚的顺序擦洗孩子脸部，注意眼睛要从内眼角向外眼角方向擦。

4. 洗身体：用湿毛巾从上到下给孩子擦洗脖子、胸部、腋下、手臂、腹部、外阴、臀部、腿、脚，尤其脖子、腋下、大腿内侧等有褶皱的地方需要扒开清洗。

5. 洗后背：将孩子上半身抬起，让他俯趴在家长手臂上，用湿毛巾清洗后背。

6. 擦干：洗完后把孩子立即放在浴巾上，包裹好，用浴巾吸去孩子身上的水分，最后穿上衣服。

【注意】洗澡过程中要为孩子添加热水，使水温基本恒定。加热水时要先抱起宝宝，避免孩子被热水烫伤。

◎ 孩子洗完澡后可以喂些水，等30分钟后再喂奶，否则会影响消化功能。

◎ 孩子的洗澡盆、毛巾、浴巾用过之后要清洗一遍，然后放在通风的地方晾干。

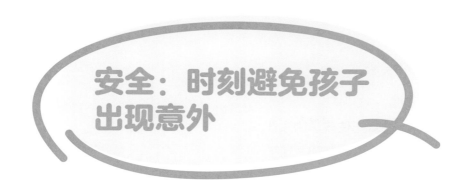

安全：时刻避免孩子出现意外

在门诊中，因意外伤害就诊的孩子很多，有些是在家中发生的，有些是在外面发生的，但不管哪种，都与家长的疏忽脱不了关系，所以，在照顾孩子的时候，家长要时刻小心，既要消除安全隐患，还要从小培养孩子的安全意识。

怎样抱孩子最安全

孩子出生后，家长要面对的第一件事情就是学会抱孩子，因为小孩子的肌肉和关节都很脆弱，如果抱姿不当，很可能会使孩子受到伤害。有的家长第一次抱孩子紧张得出汗，不知道从哪下手，其实，只要姿势、方法正确，完全可以大胆地抱起孩子。

2个月以内的孩子

横抱

孩子平躺时，家长一手托住孩子的颈部，另一手托住他的小屁股和腰，双手一起用力将孩子托起来；然后让孩子身体贴着家长的胸腹部，背部躺在手臂上，头颈部枕在手肘处，臀部和腿放在手臂上。需要注意的是：让孩子头高脚低。

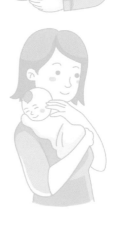

面朝家长竖抱

先把孩子横抱起来，再用双手托着头颈部和背部、臀部，让孩子转成竖直趴在家长身上，头部搭在家长肩膀上，一手护住颈后，另一手托住孩子臀部。

但要注意小孩子不宜长时间竖抱，竖抱时，家长的身体可略向后仰，以减小孩子的脊椎受力。

3~5个月的孩子

半卧位抱

家长一只手臂托住孩子的颈背部，另一手拖住孩子的臀部，让孩子身体略向后仰，呈30度角，以减轻孩子腰椎的压力。如果家长是坐姿，可以让孩子坐在家长的腿上，家长手扶着孩子的后背就可以了。

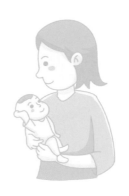

面朝前竖抱

方法一：孩子面朝前，坐在家长的一只前臂上，背和头靠在家长胸部，另一手托着孩子的腰腿部即可。注意，要逐渐由半卧位抱过渡到竖抱，竖抱时间的长短要根据孩子的接受程度决定。

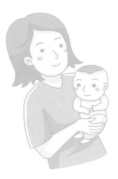

方法二：孩子面朝前，后背靠在家长胸前，家长一手托孩子屁股，另一手穿过孩子腋下，护住孩子胸腹部。注意，家长上半身一定要挺直或略向后仰，以尽量减轻孩子的脊椎压力。

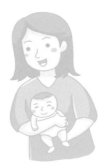

6个月以上孩子

面朝前站立抱

家长坐姿，让孩子面朝前，保持站姿，家长手臂平行搂住孩子的胸部和腹部即可。

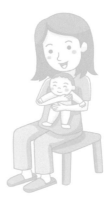

如何预防孩子呛奶

呛奶会让孩子非常痛苦，家长心疼又着急，其实，掌握正确的方法，就可以防止呛奶的发生。

选择恰当的喂奶时机

家长要在孩子安静时喂奶。不要在孩子哭泣或欢笑时喂奶；不要等孩子已经很饿了才喂；孩子吃饱了不可勉强再喂。

采取正确的喂奶姿势

母乳喂养的三种姿势

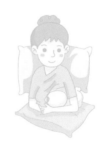

1. 橄榄球式：将孩子放在身旁胳膊下，孩子面朝妈妈，嘴的位置与乳头高度平齐，妈妈轻轻托起孩子的身体上部，引导孩子找到乳头。

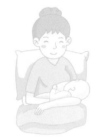

2. 半躺式：妈妈坐在椅子上或者靠在床头，让孩子横倚在妈妈腹部，脸朝妈妈，妈妈轻轻托起孩子的背部，手臂放在孩子身后垫高宝宝头颈部，让孩子方便吮吸乳头。

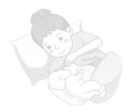

3. 侧躺式：妈妈侧卧，将上身垫高，让孩子枕在妈妈卧侧的手臂上，脸朝向妈妈，贴在妈妈的胸腹部，妈妈另一只手协助孩子吸吮乳头吃奶。

人工喂养的两种姿势

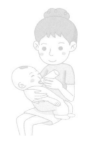

1. 躺床上：可把枕头或毛巾放于床单下，使孩子躺下时，头部和胸部的位置比腹部高，成30~45度角，可减少呛奶现象。

2. 家长抱：家长坐姿，让孩子侧坐在家长腿上，头颈部枕在家长一只手臂的肘窝里，呈半坐姿势，家长另一手拿奶瓶给孩子喂奶，注意奶瓶倾斜，奶瓶底高于奶嘴，防止孩子吸入空气。

控制喂奶速度

家长在给孩子喂奶时要注意喂奶的速度和量，如果妈妈的奶水多，可用手指夹住乳房或乳头以控制奶的流速，孩子一次吃奶时间以20分钟左右为宜，最好不要超过30分钟。如果是人工喂养，奶嘴儿孔的大小要适当，孔太大，奶水流量过大，孩子吞咽不及就容易导致呛奶。

在家里要注意哪些安全问题

关注重点	危险物品	应对方法
厨房	刀、叉、剪刀等尖锐物品，可能会划伤孩子	锁起来或放在孩子够不到的地方
	电饭煲、电磁炉、微波炉等各种使用中烹饪用具，可能会烫伤或电到孩子	使用完后及时拔掉电源，并将电源线收纳好，与还有余温的电器一同放到孩子够不到的地方
	热水壶、开水瓶等，可能会烫伤孩子	放在孩子够不到的地方
	烹饪中或刚做的热汤、饭菜等，可能会烫伤孩子	烹饪中，家长不要离开厨房；端着热汤、开水或热饭菜转身或走出厨房时，一定要先查看孩子所处位置
	燃气灶，可能会烫伤孩子	每次做完饭都要关闭燃气总开关
餐厅	筷子、叉子、勺子等餐具，可能会伤及孩子	家长不在的时候，不要把这些餐具放在餐桌上，孩子吃饭时要专心，不能乱走或打闹，更不能把筷子等当成玩具
客厅	门，在开关门的时候容易夹伤孩子的手指	在家中全部门的上方装上安全门卡，或用厚毛巾一端系在门外的把手上，另一端系在门里的把手上，还可用棉花、棉布做成门把手套，套在门把手上避免夹伤孩子
	窗台，孩子攀爬窗台可能会跌落	窗户最好能上锁或安装防护网，特别要注意，不能在阳台或窗户旁边放桌椅等可以攀爬的物品
	楼梯，孩子攀爬楼梯可能会跌落	在楼梯处装上安全栏杆
	取暖器，使用时孩子接触到可能会被烫伤	在取暖器周围设置围栏或其他防护装置，以防孩子靠近、触摸
	香烟、烟灰缸、打火机等	放置在孩子够不到的地方，不要在有孩子的房间内吸烟，不要将未熄灭的香烟头直接放置在烟灰缸内

关注重点	危险物品	应对方法
客厅	熨斗，可能会砸伤或烫伤孩子	使用前后都不要让孩子靠近，不用的时候也必须放在孩子够不到的地方
	插座，孩子可能会把手指伸进插孔引起触电	在不用的插座上安上防护套，或用胶带封住插座孔；大家电的插座要隐藏好或用插座盖子盖上，避免孩子拔下插头
	凳子、椅子、茶几、电视柜等有棱角的家具，孩子可能被磕伤	棱角用布包住，或贴上防护条、防护角，以防孩子磕伤
浴室	淋浴器、热水龙头等，可能会被烫伤	不要让孩子接触温度调节开关或发热的水管、水龙头
	浴缸，可能造成孩子溺水	不洗澡时，一定要保证浴缸里没有水；洗澡时，家长要严加看护，不能离开
	洗涤剂、洗衣液、化妆品等，孩子可能误食	放在孩子够不到的地方
卧室	婴儿床，孩子可能会卡头或坠落	婴儿床要有防护栏，床栏应坚固且高度超过孩子胸部，床栏间距小于6厘米
	床，孩子可能会跌落受伤	孩子独自待在大床上时，家长要在旁看护；床边放一些遮挡物，或在地上铺上地毯
其他物品	药品，可能会造成误食	应将家中药品分类管理，放在孩子够不到的地方，还要告诉孩子乱吃药的风险
	别针、硬币、纽扣、缝衣针、刮脸刀片等小物品，可能会造成误食，也可能会磕伤孩子	放在孩子够不到的地方，防止被孩子吞咽或伤到孩子，发生危险
	玩具，可能会磕伤孩子，也可能会造成误食	玩具材料应无毒，外形光滑无锐角；能发出声音的玩具声音不能太大（不能超过70分贝）；玻璃球、塑料珠子等小玩具，或玩具中有小零件，玩耍时应有大人陪同，防止孩子误食

带孩子出门要注意哪些安全问题

提防被拐骗

现如今，孩子被拐骗的事件时有发生，所以，家长一定要时刻提高警惕。以下一些经验跟大家分享一下。

◎ 不要让孩子离开家长视线范围，更不要让孩子独自在门外玩耍。

◎ 不要把孩子交给陌生人看管，无暇照顾孩子时，要把孩子交给可信赖的亲朋好友。

◎ 带孩子外出时，留意四周情况，注意是否有人、车跟随。

◎ 不要带孩子到偏僻人少的地方，带孩子在马路上行走时，尽量靠里走，注意防范后面来的摩托车、面包车。

◎ 不向陌生人透露孩子太多的信息，如孩子的全名、出生医院、年龄、体貌特征等。

◎ 孩子能说话后，教会孩子背诵家庭电话号码、所住城市和小区名、家庭成员的名字。

◎ 教会孩子辨认警察、军人、保安等穿制服的人员，一旦在商场、超市、公园等公共场所与父母走失，教孩子马上找穿制服的工作人员。

不同出行方式要注意什么

出行方式	注意事项
背带或腰凳	用背带时要注意观察孩子的胸部、脖子是否受到较大压力，大腿处是否有明显勒痕，如果孩子不适，要及时调整；用腰凳时要系上安全带
婴儿推车	检查推车的各种锁扣是否完全扣好；孩子坐进推车后，要系上安全带，防止孩子乱动跌出；车上不要挂重物，以免重心偏移翻倒；走下坡路的时候要注意踩刹车，避免车子自己滑行造成危险
汽车	自驾车出门要使用儿童安全座椅；不要坐拥挤的公交车，人多拥挤的车，可能挤坏小孩子，而且空气不好加嘈杂的环境，会使孩子不安并且哭闹
火车	车厢中空间狭小，孩子要避开热水，避免烫伤；在车厢中穿行时，一定要拉住或抱稳孩子；不要让孩子离开自己的视线范围，防止陌生人接近孩子，少和陌生人有过多的交谈
飞机	可提前申请使用婴儿摇篮或车式安全椅；注意保护孩子耳朵，飞机起飞或降落不能让孩子睡觉，小宝宝可以吃安抚奶嘴或用奶瓶喝水，大宝宝可以准备一些小零食，利用吞咽动作来减少耳部不适

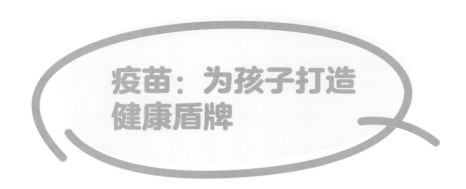

疫苗：为孩子打造
健康盾牌

经常有家长问我，疫苗接种有没有用？这是毫无疑问的，预防接种是促进婴幼儿免疫成熟的最好方法，所以，疫苗接种是很有必要的，尽量不要漏打。

免疫接种的安排

我国的疫苗分为两类：一类疫苗也叫计划免疫类疫苗，是免费的；二类疫苗是自费的，是否接种完全自愿。这里给大家介绍的是一类疫苗的接种时间安排。

疫苗免疫程序时间表

疫苗名称	0月龄	1月龄	2月龄	3月龄	4月龄	5月龄	6月龄	8月龄	18月龄	18~24月	2周岁	3周岁	4周岁	6周岁
乙肝疫苗	✓	✓					✓							
卡介苗	✓													
脊灰疫苗			✓	✓	✓								✓	
百白破疫苗				✓	✓	✓				✓				
白破疫苗														✓
麻风（麻疹）疫苗								✓						
麻腮风（麻腮、麻疹）疫苗									✓					
乙脑减毒活疫苗								✓		✓				
A群流脑疫苗							✓（间隔3月）✓							
A+C群流脑疫苗												✓		✓
甲肝减毒活疫苗									✓					

说明："✓"代表1剂次。

疫苗可预防疾病与接种禁忌

每种疫苗都可以预防相应的疾病，但一定要在孩子健康的状态下才可以接种，如果孩子本身有先天疾病或正在生病，就不要接种了，否则可能会给身体带来损害，甚至引起严重的异常反应。那么，预防接种有哪些禁忌呢？

疫苗名称	可预防疾病	接种禁忌
乙肝疫苗	乙型肝炎	发热、患急性或慢性严重疾病；有过敏史
卡介苗	结核病	患结核病、急性传染病、肾炎、心脏病；患湿疹或其他皮肤病；患免疫缺陷症
脊灰疫苗	脊髓灰质炎	腹泻、发热、患急性传染病；患免疫缺陷症、接受免疫抑制剂治疗；对牛乳制品过敏
百白破疫苗	白喉、百日咳、破伤风	有癫痫、神经系统疾病及惊厥史；急慢性传染病（包括恢复期）及发热，暂缓注射；有过敏史
白破疫苗	白喉、破伤风	患严重疾病、发热；有过敏史；注射白喉或破伤风类毒素后发生神经系统反应者
麻腮疫苗	麻疹、流行性腮腺炎	患严重疾病、急性或慢性感染；发热；对鸡蛋有过敏史
麻风疫苗	麻疹、风疹	与"麻腮疫苗"相同
麻腮风疫苗	麻疹、流行性腮腺炎、风疹	与"麻腮疫苗"相同
A群流脑疫苗	A群流行性脑脊髓膜炎	有癫痫、惊厥及过敏史；患脑部疾患、肾脏病、心脏病及活动性结核；患急性传染病及发热
A+C群流脑疫苗	A、C群流行性脑脊髓膜炎	与"A群流脑疫苗"相同
乙脑减毒活疫苗	流行性乙型脑炎	发热，患急性疾病及严重慢性病、中耳炎、活动性结核或心脏、肾脏及肝脏等疾病；体质衰弱、有过敏史或癫痫史；先天性免疫缺陷，近期或正在免疫抑制剂治疗
甲肝减毒活疫苗	甲型肝炎	发热；患急性传染病或其他严重疾病；免疫缺陷或接受免疫抑制剂治疗；有过敏史

注："接种禁忌"可能有变化。以《中华人民共和国药典》最新版本之规定为准。

宝宝生病了，错过疫苗接种怎么办？

家长提问

虽然每种疫苗的接种时间都是安排好的，但遇到宝宝生病就要特殊对待，一般在病好后2周内带着宝宝去补打疫苗就可以了，稍微推迟几天接种对宝宝没有不良影响。

刘医师解答

接种过疫苗就能100%不会生病吗？

家长提问

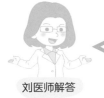

从原则上说，接种疫苗后不应该生病。但为了使疫苗安全，生产疫苗所使用的病毒或细菌都被灭活或减毒，没有一种疫苗的保护率是100%，大多数常规使用的疫苗保护率在85%~95%。而且由于每个孩子的个体差异，也并不是都能免疫成功。

刘医师解答

孩子疫苗接种后，家长如何护理

有些孩子接种疫苗后常常会出现一些不适症状，家长往往既担心又心疼，其实没必要。疫苗在刺激人体免疫系统成熟的过程中，出现一些反应性症状，这说明疫苗起作用了，是好事儿，家长只要做好护理就行了。

一般护理

◎ 孩子接种疫苗后，应在接种地点留观30分钟，如没有不良反应再回家。

◎ 让孩子多休息，避免剧烈活动，24小时之内最好不要给孩子洗澡，尤其接种部位不要碰水。

◎ 保持孩子接种部位清洁，衣物要勤洗勤换，不要让孩子用手搔抓接种部位，以免局部感染。

◎ 在家多给孩子喝开水（除服脊灰糖丸外），6个月内以母乳或奶粉为主；6个月以上的孩子，吃清淡的饮食，多吃新鲜蔬果，少吃或不吃刺激性强的食物。

◎ 若是口服的减毒活疫苗，如糖丸、轮状病毒等，应在服疫苗的前、后半小时之内不吃热的食物和水、奶等，以免影响疫苗的免疫效果。

对症护理

不良反应	具体说明	护理方法
发热	多见于注射后24小时内，持续时间一般不超过48小时，以全身发热为主，不伴其他症状	体温低于38.5℃，可采用物理降温的方式给孩子降温，并给他多饮水；体温超过38.5℃，需给孩子服退热药
局部红肿	接种部位出现红、肿、热、痛等炎性反应	红肿部位小，程度较轻的，可给孩子穿清洁柔软的衣服及勤换衣服，同时避免孩子用手去抓炎症性部位，一般3天内就会消退，家长无须担心；红肿范围较广，比较严重的，应到医院就诊
局部有硬结	接种部位皮下会出现硬结，表面不红，按压没有明显痛感，也没有全身的明显表现，硬结可存留2~4周	头3天应干冷敷，即在硬结的局部放上干净、干燥的小毛巾，并在毛巾上面放冰袋，每天2~3次，每次10~15分钟，可减少局部充血肿胀。第4天开始改为干热敷，与冷敷相反，即在毛巾上面放热水袋，每天2~3次，每次10~15分钟
皮疹	是常见的接种疫苗后的全身反应之一，如接种麻疹活疫苗后会出现类似麻疹样的皮疹	大多皮疹可在数天内自行消失，一般不需要治疗处理，家长只要保证孩子皮肤清洁，不要用香皂、热水清洗皮疹部位或者使用刺激性的药物止痒，且不要给孩子吃辛辣等刺激性食物
破溃、流脓	这是卡介苗接种后常见的反应，接种卡介苗后2~3周，局部可逐渐出现红肿、化脓、破溃、结痂，最后留有小疤痕，整个过程持续2~4月	家长只要用清水擦拭，再蘸干即可，不用热敷，更不要用碘酒、酒精等进行局部消毒，否则会使伤口难以愈合
肠胃不适	腹泻、腹胀、食欲不振等症状	注意饮食清淡，并保证营养充分摄入
严重过敏	疫苗接种后出现颜面潮红、水肿、荨麻疹、瘙痒、口腔或喉头水肿、气喘、呼吸困难等急性全身性过敏反应	及时将孩子平卧并抬高下肢，去就近就医进行抢救，并且向接种单位进行报告

用药：家庭常备儿童药物及使用方法

有了孩子之后，很多家长都会为孩子准备一个小药箱，备一些常用药品，一旦孩子出现小病小痛，或者紧急情况就可以及时应对。不过孩子的脏腑娇嫩，对药物比成人更为敏感，所以用药一定要慎重。

孩子的小药箱里要备些什么

药品及医用器具	用药说明
退热药	对乙酰氨基酚或布洛芬，6个月以内的孩子备用对乙酰氨基酚，6个月以上的孩子备用对乙酰氨基酚或布洛芬
口服补液盐Ⅲ	孩子拉肚子，特别是水样便的时候，用口服补液盐来补充腹泻时丢失的水分和电解质
生理盐水喷鼻剂	在感冒鼻塞时可以湿润鼻腔，稀释鼻涕使之容易流出来，缓解孩子的不适
生理盐水棉片	可用于清理孩子的口腔等
开塞露	孩子便秘排便困难时可能会派上用场
抗过敏药	丁酸氢化可的松乳膏，用于过敏性皮炎的局部用药；氯雷他定片或盐酸西替利嗪滴剂，用于过敏性皮炎、过敏性鼻炎等过敏性疾病
烧烫伤膏	用于轻度水、火烫伤
创可贴	可用于小伤口的包扎
碘伏、纱布、无菌棉签、无菌棉球、医用胶布、小剪刀、小镊子	孩子摔倒跌伤、擦破皮肤时，可以用碘伏消毒，用纱布包扎伤口
体温计	孩子发热时使用，目前已经不建议使用水银体温计，所以最好备上电子体温计或耳温枪
喂药器、小量杯或量勺	给孩子喂药时使用

药品及医用器具	用药说明
压舌板	检查咽喉
小手电筒	用来检查孩子耳、鼻、喉和眼睛

如何给孩子喂药

给孩子喂药是令很多家长非常头疼的一件事，往往家长急得满头大汗，孩子哭得声嘶力竭，药还是没有喂下去，最后不得不采取强硬措施——捏鼻子硬灌，结果药撒了不少，孩子还可能呛着。所以，给孩子喂药也是要讲究方法和技巧的。

喂药准备

◎ 给孩子戴好围嘴，准备好卫生纸或毛巾、温开水。

◎ 家长洗净双手，仔细查看好药名和剂量，备好滴管、喂药器、小勺、带刻度的小量杯。

◎ 如果吃的是药片，则需要将药片研碎，倒入少许水，调成悬浊液。

喂药姿势

家长坐姿，让孩子斜靠在家长的肘弯里，家长一手固定孩子的双腿（也可以将孩子的两条腿夹在大人的两腿之间），孩子的一条胳膊放在家长的身后，家长另一只手固定住孩子另一只胳膊。

喂药方法

◎ 甜味的糖浆药可用小勺喂：一个家长抱着孩子，另一个家长用手轻捏孩子的脸颊，让他张开嘴，然后将盛好药的小勺按在他的下嘴唇上，倾斜小勺，让药流到他嘴里。如果药太多的话，可以分几次喂，不要一次倒得太满。

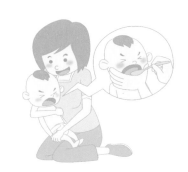

◎ 苦药用喂药器或滴管喂：将合适的剂量吸进喂药器。把喂药器针管头放到孩子舌头后部靠近舌根的位置，再向前慢慢

推动活塞，挤出药液，推针筒的时候不要太用力，避免让药溅出来。全部喂完后，给孩子喝几口温开水，以减少药在嘴里留下的苦味。

注意事项

◎ 准备喂药前，家长不要制造紧张气氛，因为家长的紧张情绪常常会感染孩子，让孩子对接下来发生的事产生恐惧。大多数时候，孩子不是被药苦到了，而是被大人吓到了。

◎ 一次喂药量不宜过多，应根据孩子的口腔大小和需要，将药物分为几份，一次次地慢慢喂下。

◎ 药物不能与奶粉、果汁、豆浆、饭菜等食物一起同服，除非有特殊要求，否则很容易引起药物与食物间的不良反应或者降低药效。

◎ 给孩子喂药时不要强迫，否则容易造成孩子的恐惧感，孩子挣扎后很容易呛着，引起误吸。

◎ 不要在孩子张口说话或者大哭时突然喂药，这样孩子很容易随着吸气的动作而将药物误吸入气管，一定要等孩子安静下来再喂。

给孩子喂药后吐出来一些，还需要补吗？

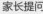

家长提问

如果刚给孩子喂进去药就吐了很多，则需要再补喂一次；如果半小时后才吐，就不必再补了；如果只是吐很少一点，也可不补。

刘医师解答

小儿常用外用药的使用方法

除了口服药物，家里还会备一些外用药，很多家长认为外用药对孩子危害较小，出现病症时会凭"经验"为孩子涂抹一些外用药。其实，小孩子的皮肤黏膜非常娇嫩，血管丰富，吸收和渗透能力都很强，一不小心就可能会出现感染。因此，给孩子涂外用药，并非简单地一抹了之，要注意正确的使用方法。

常用外用药	使用方法	注意事项
碘伏	用水稀释10倍来冲洗被污染的伤口；或先用清水、生理盐水或未开封过的瓶装纯净水清洁伤口，再用纸巾吸干，然后涂抹适量碘伏	伤口不要覆盖，要保持伤口干燥
创可贴	先用生理盐水或凉白开冲洗伤口，用棉签再涂些碘伏消毒，然后再贴上创口贴	贴的时间不能太长，最好不要超过2天
烧烫伤膏	烫伤后，先立即用凉水冲洗或浸泡伤处约10分钟，冲洗或浸泡后需等创面干燥再涂烧伤膏	敷药后包扎与否，应视具体情况而定
皮肤抗过敏药	一日2~4次，将药涂于患处，涂药宜薄且均匀，并轻揉片刻	不宜长期使用；避免全身大面积使用，涂布部位如有灼烧感、瘙痒、红肿等，应停止用药，并洗净患处
生理盐水喷鼻剂	孩子平躺，将孩子头部倾向一侧，将喷嘴轻轻插入上侧鼻孔，按压喷嘴1~2下，然后撤出喷嘴；将孩子头部倾向另一侧，在另一侧鼻孔中重复该动作。使生理盐水在鼻腔内停留数秒，然后让孩子擤出	每天可使用4~6次，如果是以护理为目的，每天可使用2~3次。每次使用后，用温水洗净喷嘴，并晾干

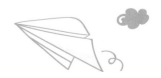

第7章

孩子生病了，
对症处理及调养的方法要知道

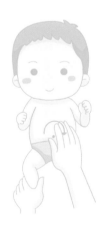

如果要问家长最怕什么，答案恐怕都是：最怕孩子生病。可是，比孩子生病更可怕的，是家长对疾病的无知，以至于经常导致过度治疗、用错药物、护理不当等，让孩子的病情雪上加霜。因此，我在这一章里对小儿常见病的病因、症状、就医、检查、治疗和护理调养等进行了介绍，希望每个生病的孩子都能得到正确合理的调治。

新生儿常见症状与疾病

新生儿黄疸

右侧病例回放中军军这种情况，并不是感染了疾病，而是患了新生儿黄疸，这几乎是每个新生儿都会面临的问题。那为什么新生儿会出现黄疸呢？这是因为胎儿血中红细胞比较多，出生后，孩子开始用肺呼吸，氧气增多了，就不再需要那么多的红细胞了，于是，这些多余的红细胞逐渐在体内破坏，并产生胆红素，也就是引起黄疸的物质。胆红素需经肝脏处理后，通过肠道排出体外。但新生儿的肝脏尚未发育成熟，不能排出足够的胆红素，剩余的胆红素就沉积在巩膜或皮肤上，从而发生黄疸。

病例回放

军军出生第3天，妈妈发现他眼白发黄，脸上、身上也逐渐开始发黄，尿便颜色较深，家人很着急，孩子这是得了什么疾病吗？

根据黄疸的不同症状表现，通常可分为三种：

黄疸类型	症状表现	处理方法
生理性黄疸	在出生后2~3天出现黄疸，4~6天达到高峰，足月儿通常14天内消退，早产儿28天消退	属于正常生理现象，只要让孩子多吃奶，多排便即可，一般不需要特殊处理
病理性黄疸	出生后24小时内出现黄疸；黄疸程度重，足月儿血清总胆红素浓度超过221微摩/升，早产儿超过256.5微摩/升；黄疸进展快，血清胆红素浓度每日上升超过85微摩/升；黄疸持续时间长，足月儿大于14天，早产儿大于28天，或黄疸退而复现	需要蓝光光疗、静脉输注白蛋白，甚至换血治疗

新生儿脐炎

右侧病例回放是一例典型的新生儿脐炎，主要就是由于家长护理不当造成的。新生儿身体上的脐带残端，在未愈合脱落前，对新生儿来说十分重要。因为脐带残端是一个开放的伤口，又有丰富的血液，是病原菌生长的好地方，如处理不当，病菌就会趁机而入，引起新生儿脐炎，严重的会发生新生儿败血症。

> **病例回放**
>
> 患儿小浩，20天，肚脐发红、肿胀，时有脓性分泌物渗出，孩子烦躁哭闹，哺乳量少，家人赶紧带孩子来医院就诊。

新生儿脐炎应该怎么处理

新生儿脐炎	症状表现	处理方法
轻症	脐带根部发红或脱落后伤口不愈合，脐窝湿润、流水、渗血或脓液凝结	用3%双氧水冲洗局部，再用5%聚维酮碘液消毒，每日2~3次
重症	脐周围皮肤红肿明显或形成局部脓肿，脓液增多，脐窝内组织腐烂，带臭味	在上述处理基础上再辅以青霉素溶液局部湿敷 对已形成脓肿者，应及时切开引流换药 已形成慢性肉芽肿者，要用10%硝酸银，或硝酸银棒局部烧灼，如肉芽较大不易烧灼者，应予手术切除

新生儿脐炎应如何预防和护理

预防新生儿脐炎，一定要做好断脐后的护理，可参考第六章中的"新生儿肚脐护理"一节，详见第188页。

如果孩子不幸肚脐发炎了，家长除遵医嘱用药外，还要注意观察病情：

◎ 监测孩子的体温，如果体温过高，则需要及时采取降温措施。

◎ 观察脐部红肿、脓性分泌物好转与进展情况。

◎ 孩子如果出现体温异常、少吃、少哭、少动等症状，则可能为败血症；如有腹胀、腹肌紧张、腹部触痛等症状，则可能为腹膜炎，要及时就医治疗。

呼吸系统疾病

感冒

感冒，是婴幼儿时期常见疾病，尤其一到换季的时候，呼吸科门诊都人满为患了。那孩子为什么容易感冒呢？在中医看来，这是因为脾胃虚弱、正气亏虚导致的。既然如此，那怎么给孩子调养正气？孩子感冒了家长应该怎么办呢？

孩子易外感，有效预防是关键

孩子容易感冒，除了自身体抗力差以外，还跟家长的照顾不当有关，所以，只要预防措施得当，孩子就能减少感冒的次数。

饮食得当

孩子脾胃虚弱，消化吸收功能也比较差，所以，孩子的饮食要以清淡、易消化、有营养为原则，平时多吃一些米粥、面条、馒头、新鲜蔬菜等，少吃肥甘厚腻的食物，因为这些食物都不容易消化，容易造成积食，进一步加重孩子脾胃虚弱。另外，还要让孩子养成有规律、有节制的饮食习惯。孩子的脾胃功能越来越好，正气充足了，就越不容易感冒。

注意避免让孩子着凉

很多孩子的感冒往往都是从受寒着凉开始的。所以，家长无论什么时候都要避免让孩子着凉，比如冬季出门要给孩子多穿点；夏季不要让孩子贪凉，吃太多冷饮或寒凉水果，不要长时间吹电扇和空调；洗澡水不宜过热，因为用热水洗澡后，孩子要承受的温差更大，反而会更容易感冒。

接种流感疫苗

接种小儿流感疫苗是增强孩子对病毒免疫力的有效方法。婴幼儿流感疫苗需要进行2次注射，期间需要间隔1个月，10月份是接种流感疫苗的最佳时机。另外，在流感流行期间，不要带孩子到人员密集的公共场所，更不要让孩子接触流感患者。

加强锻炼

家长要多带孩子进行户外活动，多晒太阳，可以增强体质，提高免疫力。所以，不要总把孩子圈在家里，让孩子经常在外面跑跑跳跳，患感冒的机会反而会显著减少。

孩子感冒了，如何判断是否需要吃药或就医

孩子感冒了，为了让孩子不受病痛折磨，不少父母会让孩子吃药或者去医院开药、打针或挂水。这样做好不好呢？首先我们要分清孩子患的是普通感冒还是流行性感冒（简称流感），然后再决定怎么是吃药，还是就医。

感冒类型	病因及特点	主要症状	是否需要吃药或就医
流行性感冒	感受时邪病毒所致，病邪较重，具有流行特征，病程较长	发热、咽喉痛、肌肉痛、头痛、鼻塞流涕、咳嗽、神疲倦怠等	需要马上就医
普通感冒	外感风邪所致，一般病邪轻浅，以肺系症状为主，不造成流行，3~5天可自愈	鼻塞、流涕、打喷嚏、咳嗽、咽痒或咽痛等症状，可伴有发热	先观察，轻微感冒不需要吃药，当出现以下几种情况时需就医：①6个月以下的孩子感冒了；②超过3天以上发烧或孩子整体状态下降；③咳嗽痰多，精神萎靡。伴有胸部不适、疼痛，或出现呼吸困难、咯血等症状

感冒的孩子如何就医

孩子感冒严重需要就医时，大部分家长通常是根据医院的规模名声来选择医院，事实上，像感冒这种小病没必要去大医院，候诊时间长，候诊室人员繁杂，孩子反而容易发生交叉感染，这时，带孩子去附近医院的看病就可以了，如果去专科儿童医院的话就挂呼吸科，如果去一般的综合医院就直接挂儿内科。

对感冒的孩子，医生通常会检查咽喉，用听诊器听肺音，对病情严重的孩子还会安排其他的一些检查：

血常规

血常规的作用是提示医生患者究竟是细菌感染还是病毒感染。一般医生常通过白细胞、红细胞等血常规基本数据来了解孩子情况。

如果发现白细胞增加，以中性粒细胞为主，那么很可能为细菌感染。

如果白细胞正常或偏低，中性粒细胞减少，淋巴细胞计数相对增高，那么很可能为病毒感染。

如果要进一步确诊，还必须做更多检查，如做血细菌培养、血清病毒抗体检测、咽拭子培养等。

免疫球蛋白检查

这种检查主要针对反复感冒的孩子，可以查出孩子抗感染能力的强弱。

孩子感冒需要输液治疗吗

家长提问

刘医师解答

一般情况下，不建议输液，因为输液次数过多，患儿机体会产生抗生素耐药，一旦孩子患较重疾病，反而失去了有效治疗手段。但如果孩子高热不退、化验血象白细胞明显增高，口服抗生素疗效不明显时，建议采用输液治疗。

中医如何治疗风寒、风热感冒

小儿感冒又分为风寒感冒和风热感冒，这两种感冒在症状表现上有很大的不同，调治方法自然也不一样，有些家长分不清楚，一刀切，结果感冒越治越严重。下面我们就一起来学习一下。

风寒感冒的中医调治法

风寒感冒，就是孩子感受寒凉之气所致的，也就是我们平常说的着凉了。

【主要症状】浑身发冷、发低烧、无汗、头痛、鼻子不通气、流清鼻涕、打喷嚏、浑身酸痛等。

【治疗原则】辛温解表，宣肺散寒。

【可选中成药】

- 一般症状可选儿感清口服液。
- 如果孩子外感风寒又有明显咳嗽咳痰症状，可选儿童清肺丸、儿童清肺口服液。
- 如果孩子外感风寒又有停食，不想吃东西，脘腹胀满，大便泄泻等消化不良症状，可选小儿至保丸。

推荐食疗方　生姜葱白红糖水

材料　生姜、红糖各10克，葱白3段。

做法　将生姜洗净，切片，与红糖、葱白一起放入锅中，加水煎煮10分钟，去渣取汁即可。每日2次。

功效　葱白、生姜都是辛热之物，能发汗解表；红糖能温中，三者共用，可以温中驱寒，1岁以上的孩子刚刚受凉时，喝一两次就能收到很好的治疗效果。

中医外治法　足浴法

配方　桂枝15克，川芎、藿香、荆芥、防风各10克，羌活6克。将上述诸药一起放入砂锅中，加水煎煮10分钟，滤渣取汁，然后将药汁对入适量的温水中，给孩子泡脚，一直泡到他微微出汗就可以了。此法适合2岁以上孩子。

注意啦！

泡脚前最好是让孩子先喝些热的汤粥，胃里暖和了，再用温水泡脚，这样出汗的速度更快，但要注意，泡至微微出汗即可，出汗太多会损伤正气，反而不利于感冒的康复。

风热感冒的中医调治法

风热感冒是由于风热之邪侵犯体表，使肺气失和所致的。

【主要症状】发高烧、咽喉肿痛、流黄浓鼻涕、咳黄痰、口干舌燥、喜喝冷饮等。

【治疗原则】辛凉解表，宣肺清热。

【可选中成药】

- 一般症状可选小儿感冒颗粒（冲剂）、小儿热速清口服液、小儿清咽颗粒、小儿金丹片等。
- 如果孩子外感风热，还伴有伤食停乳、消化不良等症状，可选小儿百寿丹。
- 如果有高热惊厥、四肢抽搐、咳嗽气喘、痰盛等症状，可选至圣保元丸、小儿回春丸、小儿清热散。

推荐食疗方　薄荷粥

材料　薄荷15克，大米50克，冰糖适量。

做法　将薄荷放入砂锅中煎取药汁，去渣取汁，放凉；大米淘洗干净，加水煮粥，待粥将熟时加入薄荷汁及适量冰糖，再煮一二沸即可。

功效　薄荷性味辛凉，是疏散风热的要药，能迅速解除外感风热所致的发热、头痛等症状。与大米、冰糖一起熬粥喝，既能祛除热邪，又可增进食欲，对刚刚感受风热的孩子来说最适宜了。

中医外治法

◎ 按摩合谷穴：家长一手持患儿手，用另一只手拇指指端按在孩子的合谷穴上，食指按在掌面相对位置，对捏30次，力度以孩子能承受为宜。可清热止痛，有效缓解外感风热所致的发热、咽干、咽痛。

◎ 拿风池：家长一手扶住孩子的额头，用另一手的拇指、食指捏住孩子两侧的风池穴，拿捏5次，力度以孩子能忍受为宜。可祛风解表、清头明目、通窍止痛，对风热感冒引起的头痛、头晕、鼻塞等症有良效。

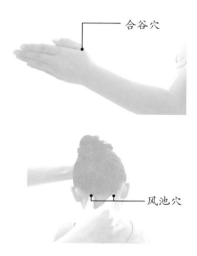

合谷穴

风池穴

◎ 清天河水：家长一手持患儿手，另一只手的食指、中指并拢，用两指指腹自腕横纹向肘横纹推300次。可清热化痰，有效缓解感冒发热、咳嗽等症。

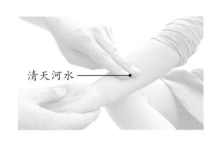

清天河水 ——

如何护理感冒的孩子

孩子经过及时治疗后，通常感冒症状会有明显的缓解，这时家长切莫掉以轻心，要采取一定的措施来巩固疗效，否则感冒极易反复，使孩子的抵抗力更低，体质更差。

生活起居护理的要点

◎ 感冒患者应适当休息，保证充足的睡眠，避免过度疲劳，不要熬夜。

◎ 注意保持室内空气新鲜，雾霾天也应定时开窗通风，感冒流行季节可用食醋熏蒸法进行室内消毒，每立方米空间用食醋5～10毫升，加水1～2倍，稀释后，加热蒸熏2小时，每日或隔日1次。

◎ 注意气候的变化，及时添减衣物，避免受寒、淋雨或中暑，夏季也不可过分贪凉。

◎ 适当运动，以增强体质，出汗后及时更换干燥、洁净的衣服，以免再次受邪。

调节饮食，促进感冒康复

◎ 饮食清淡，忌吃滋补、辛辣、油腻、甜黏、酸涩等食物，如羊肉、鱼虾、人参、桂圆、油炸食物、肥肉等，这些食物都不利于消化或风寒、风热的发散。

◎ 多吃富含蛋白质的食物，如豆制品、猪瘦肉、鸡肉、鱼肉等。肉食最好用清蒸的方法，蛋白质更容易吸收，其中的氨基酸能促进细胞新陈代谢，增强人体对感冒病毒的抵抗力。

◎ 多吃维生素C含量高的蔬果，如菠菜、西蓝花、番茄、猕猴桃、柑橘等。维生素C能增强免疫功能。

◎ 感冒后期应增加健脾补肺，调补正气的食物，如红枣、银耳、芝麻、木耳等。

◎ 多喝水，可稀释呼吸道分泌物，缓解病情。

发热

发热其实不算是一种疾病，它只是一种症状表现，婴幼儿正处于最初的发育期，脏腑虚弱，抵抗力不足，发热便成了常有的事儿。

哪些原因会引起孩子发热

对孩子来说，引起发热的原因主要有5种：

感冒发热：孩子感冒后，体表皮肤被风、暑、寒、湿、燥、火等邪气侵袭而造成闭塞，体内热气无法从皮肤毛孔排出，从而造成发热。

积食发热：由于孩子饮食不当，造成食物在肠道内堆积，会导致脾胃功能受损，长久如此，产生的内热不能及时排除，从而导致身体发热。

出疹发热：孩子容易患多种出疹性疾病，比如幼儿急疹、猩红热、风疹、麻疹等，这些疾病都是由细菌或病毒导致的，当免疫系统与细菌病毒作战的时候，最直接的症状表现就是发热。

炎症发热：中耳炎、支气管炎、扁桃体炎、咽喉炎、肺炎、流行性腮腺炎、尿路感染等婴幼儿常见病都会引起发热。

疫苗相关性发热：有些刚刚接种完疫苗的孩子，也会出现发热症状。这种发热的温度不是很高，大多在38~38.5℃，通常不需要特殊处理。

孩子发热了，如何判断是否需要吃药或就医

有些家长一看孩子发烧就慌了，怕把孩子烧坏了，赶紧给孩子吃退烧药，或者带孩子去医院打针、输液。我曾见过一位妈妈因为孩子发烧，一天带孩子跑了三趟医院，其实这种做法是非常不可取的。医院是细菌、病毒的聚集地，特别容易发生交叉感染，所以，孩子发烧时，家长先自己判断一下，能不来医院就不要

> ### 病例回放
>
> 3岁的晨晨在一个月内连续三次来医院就诊，而且都是因为发烧，每次治好后，上几天幼儿园就又发烧了，只好反复来医院看病。父母都急得不得了，不明白孩子为什么总是反反复复地发烧。

来。怎么判断呢？一般以体温38.5℃为界。如果孩子体温没有超过38.5℃，也没有其他严重症状，就不用急着吃退烧药或去医院，可以先观察孩子的情况，采取物理降温的方法。如果体温超过了38.5℃，建议服用退烧药物或到医院请儿科医生处理。当然，38.5℃只是一个参考，是否服药还是考虑孩子的实际情况。

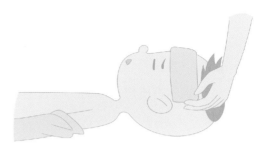

体温＜38.5℃：物理降温	体温＞38.5℃：服退烧药
√ 让孩子多喝白开水，要少量多次地喝，每半小时喝一次，目的是让孩子多排尿，通过尿液将孩子体内的热量带走 √ 温水擦身或洗澡：水温比体温稍低即可，每次10分钟，擦身时重点擦拭头、颈部、腋下、肘部、腹股沟等处 × 冰敷：太冷会引起孩子皮肤的毛细血管收缩，阻碍散热 × 酒精擦浴：会刺激皮肤，引起毛细血管收缩，阻碍散热，甚至可能会使孩子酒精中毒	√ 3个月以上的孩子发烧，首选对乙酰氨基酚，如泰诺林等 √ 6个月以上的孩子发烧，宜选布洛芬，退热效果又快又好，对胃肠的刺激更小，如美林、托恩口服溶液等 × 阿司匹林：副作用较大，对胃肠刺激严重，甚至会诱发溃疡，小儿服用还可能会引起瑞氏综合征 × 尼美舒利：副作用大，尤其对肝脏损害严重，12岁以下儿童禁用 × 安乃近：不良反应最危险，仅在急性高热、病情急重，又无其他退热药可用时才用于紧急退热

发热带孩子到医院要检查什么

孩子发热需要去医院检查，应该挂小儿内科，最常查的是血常规和C反应蛋白。如果结果显示白细胞或中性粒细胞增高，C反应蛋白增高，就说明可能是细菌感染，反之可能是病毒感染。如果孩子还伴有其他一些症状，那就还需要多做一些相关检查。

◎ 发烧伴有较剧烈的咳嗽、咳痰：需听诊肺部、拍胸部X光片，判断一下是不是有肺炎。

◎ 发烧伴有腹泻：需查便常规，看是否有胃肠道感染。

◎ 发烧伴有尿频或排尿疼痛、尿臭：需查尿常规，看是否是泌尿系感染。

◎ 发烧伴有频繁的揪耳朵、摇头等症状：有可能是中耳炎，需请耳鼻喉科医生诊疗。

◎ 发烧伴有皮疹：需请儿科医生看一下皮疹的形状、形态等，以判断是哪种疾病。

什么情况需要马上带孩子去医院？

家长提问

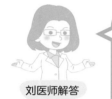

刘医师解答

如果孩子出现以下情况，家长要马上带孩子去医院检查，请医生帮助处理。

◎ 3个月以下的孩子发热超过38℃。

◎ 3个月以上的孩子发热超过39℃。

◎ 发病24小时以上仍然超过38.5℃。

◎ 体温超过39℃，且伴有头疼、呕吐等症状。

◎ 发热时精神不好、烦躁、嗜睡，面色发黄或灰暗。

◎ 出现皮疹或者皮下出血点。

◎ 发热伴有剧烈头疼，脖子发硬，频繁呕吐，不能进食。

◎ 发热时有明显的腹泻，特别是黏液脓血便。

◎ 呼吸困难，或者前囟饱满突出。

◎ 高热发生惊厥。

孩子出现高热惊厥，家长怎么处理

门诊时，经常有些孩子，一遇到高热就发生惊厥，出现双眼上翻、紧咬牙关、全身痉挛甚至丧失意识的症状。虽然惊厥持续时间比较短，惊厥停止后，患儿也会很快清醒，但孩子发生惊厥还是很危险的，处理不好，很可能会发生一些意外，比如抽搐时咬伤舌头、倒地时摔伤头部、异物进入气管引起窒息等。所以，发生惊厥时，应立即送医院，在送医院的过程中，家长还需要做一些处理，以避免或减少惊厥可能带给孩子的伤害。

将患儿平卧，头偏向一侧

当高热惊厥发生时，应让孩子保持平卧，头偏向一侧，以免发生呕吐物堵塞气管。切忌搂抱或摇晃患儿。

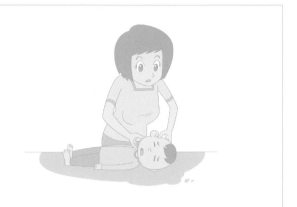

保持呼吸道通畅

解开孩子的衣服，用软布包裹筷子等长条形硬物放在患儿的上、下磨牙之间，防止其咬伤舌头。如果患儿口鼻中有分泌物，要及时清理干净。

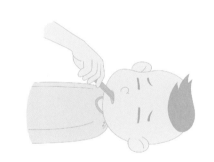

物理降温

给孩子冷敷或用温水擦身，重点擦头、颈部、腋下、肘部、腹股沟、四肢等处。但要注意不能让孩子着凉，水温比正常体温低2～3℃即可。

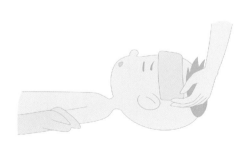

孩子发烧了，家长怎么护理

孩子发烧了，除了正确的降温外，家长的精心护理也是至关重要的：

勤测体温

孩子的体温变化快，所以建议家长最好每间隔4个小时就给孩子测量一次体温，如果高热则需要每2小时测一次。有高热惊厥史的孩子，应尽早使用退烧药，不要机械地以38.5℃为标准。孩子服用退热药后，如果出了很多汗，面色苍白或身体软弱无力，可给孩子喂一些糖盐水或鲜榨果汁，以补充损失的水分和电解质。

饮食清淡、易消化、有营养

孩子发烧不舒服，食欲就差，所以，孩子的饮食要清淡，易消化，同时还要注意营养的补充，开始时最好是流食，如浓米汤、藕粉、奶类等，等体温降下来、食欲好转以后，可改为半流食，如米粥、蔬菜粥、面条等。不要给孩子吃容易上火的食物，如鱼、虾、羊肉、红枣，及各种油炸、甜腻、辛辣食物。另外，发烧期间暂时不要给孩子吃鸡蛋，因为鸡蛋清中含有某种致敏物质，可能会引发一些孩子的过敏反应。

室内温度适宜，勤通风

将室内温度控制在18～20℃，经常开窗换气，保持空气流通，以减少空气中病菌的浓度。另外，尽量减少亲友探视，以防止交叉感染，也更利于患儿休息。

衣服不宜过厚

孩子穿得太多、太厚，会影响散热，体温更不容易降下来，尤其是婴儿，一旦包裹过紧，很容易导致高热惊厥发作。所以，发热的孩子要少穿点衣服，少盖点被子，也可把衣服解松一些，以便散热。

咳嗽

咳嗽是婴幼儿的一种常见病，因为小孩子免疫力低，呼吸道血管丰富，气管、支气管黏膜娇嫩，容易受各种病原体刺激引起炎症而继发咳嗽，咳嗽频率高的患儿还会出现呕吐现象，严重时晚上睡不着觉。这时，家长应该怎么做呢？我们一起来学习一下。

病例回放

佳佳3岁，前几天有点咳嗽，妈妈赶紧给佳佳服了家里备的止咳药，吃了2天还是没见好，还越来越重了，晚上咳得没法睡觉，家里人都担心起来，赶紧带她来看病。

首先要正确认识咳嗽

有些家长一听到孩子咳嗽，就以为孩子生病了，赶紧给孩子吃止咳药，就像右侧病例回放中佳佳的妈妈似的，可结果往往事与愿违，孩子的咳嗽总也好不了。为什么呢？因为有时候孩子咳嗽不一定是病了，有可能是正常生理防御的表现。比如呼吸道内吸入异物或有分泌物时，咳嗽可以形成快速喷出的气流，这种气流能促使呼吸道内的异物或分泌物被排出体外。在这种情况下，咳嗽就是一种保护动作，如果用药强行压制咳嗽的话，气管内的异物出不来，往往会诱发更严重的疾病。所以，咳嗽绝大多数情况下是好事，不是坏事，不一定要立即吃止咳药或者去医院。

根据小儿咳嗽的特点来判断引起咳嗽的原因

孩子咳嗽了，看着孩子这么痛苦不堪，家长都是又着急又心疼，于是急忙给孩子吃止咳药、消炎药，甚至带着孩子去医院打针、输液，要把咳嗽压下去，可结果孩子的咳嗽总也好不了。为什么呢？因为当孩子出现咳嗽时，家长要做的不是先止咳或去医院，而是先要弄清楚是什么原因引起的孩子咳嗽，也就是说，不能为了止咳而止咳，这样才能从根本上治愈小儿咳嗽。那么，怎么才能知道是什么原因引起的咳嗽呢？我们可以通过小儿咳嗽的特点及一些伴随症状来进行判断。

小儿咳嗽特点	伴随症状	引起咳嗽的原因	医师建议
多为一声声刺激性咳嗽，刚开始无痰，随着感冒的加重可出现咳痰的情况	孩子嗜睡，流涕，有时可伴随发热，体温不超过38℃；精神差，食欲不振，出汗退热后，大部分症状消失，咳嗽仍持续3~5天	普通感冒引起的咳嗽	多喂孩子一些温开水。咳嗽严重时适当给孩子吃感冒药或止咳药，具体用药遵医嘱
喉部发出略显嘶哑的咳嗽，有逐渐加重趋势，痰由少至多，也由稀变浓	常伴有反复发热，持续3~4天；呼吸急促，精神较差，食欲不振等	流行性感冒引起的咳嗽	立即就医，遵医嘱用药给孩子多喝温开水
一上床或进入某种环境就咳嗽，而且是持续或反复发作性的剧烈咳嗽，多呈阵发性发作，夜间咳嗽比白天严重；痰液稀薄、呼吸急促	常伴有鼻塞、皮肤长疹子、打喷嚏等过敏症状	过敏	明确过敏原，家族有哮喘及其他过敏性病史的孩子，咳嗽应格外注意，及早就医诊治
咳嗽持续时间长，超过1周以上，严重的咳嗽时可出现气喘、憋气、口周青紫的情况	常伴有发热、呕吐、腹泻、呼吸急促等症	肺炎	及时就医，遵医嘱用药，必要时需要住院输液

小儿咳嗽需要检查什么

当孩子咳嗽比较严重，需要就医时，家长可带孩子挂呼吸内科。至于需要做哪些检查，医生会根据孩子咳嗽的症状和时间长短来决定。

◎ 病程在2周之内，呼吸道感染引起的咳嗽，医生可进行支气管及肺部听诊；如果怀疑是肺炎，除肺部听诊外，还需做胸部X光检查，以辅助了解肺部炎症。

◎ 病程超过2周：需考虑过敏性问题、咳嗽变异性哮喘等，家长需配合医生找到过敏原，5岁以上的孩子，建议做肺功能检查。

◎ 如果怀疑有异物吸入，需要进行支气管镜检查。

◎ 咳嗽原因不明者，必要时可行肺穿刺或肺活检。

中医治疗小儿咳嗽的方法

在中医看来，小儿咳嗽大都是由外邪引起的，风为六邪之首，其他外邪多随风邪侵袭人体，所以临床上也就分为风寒、风热、风燥等多种咳嗽类型，每种类型的咳嗽症状都不一样，家长可辨证后再给孩子调理。

	风寒咳嗽	风热咳嗽	风燥咳嗽
典型症状	咳嗽声重，嗓子痒，痰白清稀，伴有流清涕、头痛或发热等	咽喉肿痛、咳黄或黄白浓稠痰、流黄鼻涕、大便干、小便黄等	喉痒干咳、无痰或少痰、痰黏不易咳出、咽干、口干、唇部干燥等
治疗原则	疏风散寒，宣肺止咳	疏风解热，宣肺止咳	清热化痰，宣肺止咳
中成药	风寒咳嗽初期时可选通宣理肺丸 当风寒入里化热，咳嗽有黄痰时，可选儿童清肺口服液	风热咳嗽初期，咳嗽轻微时，可用桑菊饮来解表清热 如果孩子咳的痰多，黄且黏稠，不易咳出，可选麻杏石甘颗粒	风燥咳嗽初期，可选蜜炼川贝枇杷膏来润燥止咳 如果孩子口燥咽干、嗓子疼得厉害、声音嘶哑，可选秋梨膏 如果咳黄黏浓痰、不易咳出，甚至扁桃体发炎化脓，可选二母宁嗽颗粒
食疗方	生姜大蒜红糖水：取生姜（1~2片）切细末，大蒜（3瓣）拍碎，与红糖（5克）共煮10分钟，滤渣取汁即可	陈皮川贝雪梨汤：雪梨（1个）洗净，切块，与陈皮（5克）、百合（5克）、川贝（3克）、山楂（10克）、甘草（10克）、冰糖（5克）共煮20分钟即可	梨藕汁：梨（1个）去皮、去核，切小块；新鲜莲藕（100克）去皮，切小块，与梨块一起榨成汁，过滤后饮用
中医外治法	拿列缺：家长用拇指、食指拿捏孩子手腕两侧凹陷处的列缺穴，相对夹持，一紧一松，反复拿捏60~120次。可散寒解表、化痰止咳，缓解外感风寒引起的咳嗽、气喘等 揉膻中：家长用中指指端按住孩子膻中穴，揉150次。可宽胸理气、止咳止喘	清肺经：家长用拇指侧面或指腹从孩子的无名指指端向指根方向做直推，推300次。可清热解表，止咳化痰 点揉曲池：家长用拇指点揉孩子的曲池穴，揉3次，点按1次，如此反复，连续点揉30~40秒。可清热解表、宣肺止咳	按摩太溪穴：家长可用拇指指端分别按揉孩子两侧的太溪穴，每穴每次2~3分钟。可滋肾阴，使津液上济以润肺止咳 家长可用拇指指腹按住孩子的鱼际穴，稍用力，上下推动，以孩子感觉到酸胀为佳，每次按摩5~10分钟，每天1~2次。可清肺热，治疗燥热伤肺证

注：上述穴位位置图示见下页。

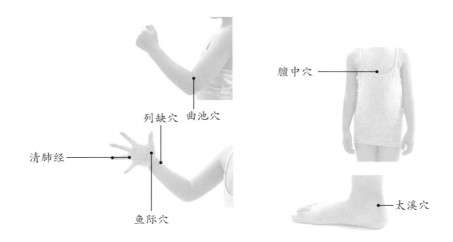

膻中穴

列缺穴　曲池穴

清肺经

鱼际穴

太溪穴

孩子咳嗽，家长正确护理很重要

孩子咳嗽了，家长在积极采取正确有效的措施之外，更要注重日常护理和饮食调养，这对促进病情恢复大有帮助。那么，孩子咳嗽时家长居家护理应注意哪些问题呢？

注意室内的温度和湿度

家里太干或者湿气太重，温度过高或过低，都不利于咳嗽的痊愈。所以建议室内温度保持在18~24℃，室内相对湿度保持在50%~60%，如果空气干燥，可用加湿器保湿，也可在房间里放一盆水，或用湿布拖地板，都能增加室内的空气湿度，使呼吸道黏膜保持湿润，有助于痰的排出。

保持居室的清洁

家长要经常打扫居室卫生，清理家中的死角，如电视机、电脑、茶几、床下、沙发缝等地方容易积灰。清理时可用湿抹布，以减少灰尘扬起，或者在清理时让孩子去另外一个房间待着，咳嗽的孩子若吸入灰尘，可加重咳嗽，不利于病情的恢复。

经常清理孩子的用具

孩子的床单、被褥、毛巾等用品要经常换洗，放在阳光下曝晒进行消毒，以减少病菌。孩子的玩具也要经常清洁消毒，尤其是毛绒玩具是螨虫的"栖息地"，可使孩子发生过敏性咳嗽，毛绒玩具身上掉落的毛被孩子吸入后也可加重咳嗽的症状。

让孩子多饮水

孩子痰液黏稠时，家长可多喂些白开水，以补充体内缺失的水分，起到止咳和稀释痰液的作用。痰液的黏稠度降低了，也就容易咳出来了。另外，喝水还能帮助毒素排出，促进疾病痊愈。

雾霾时减少外出

孩子咳嗽期间，如果是雾霾天气，空气质量很差，就尽量不要带孩子外出。因为空气中的有害颗粒物可直接通过呼吸系统进入支气管甚至肺部，加重咳嗽，甚至诱发其他呼吸道疾病。如果必须出门时，也要给孩子做好防护，戴上口罩，将危害减到最小。

让孩子多休息，保证睡眠

多休息有利于咳嗽的痊愈，如果孩子夜间咳嗽比较多，可以将他上半身稍微垫高，因为平躺时，孩子鼻腔内的分泌物很容易流到喉咙里，引起喉咙瘙痒，致使咳嗽在夜间加剧，而抬高头部可减少鼻分泌物向后引流，减轻夜间咳嗽的症状。

帮助孩子排痰

如果孩子咳嗽不止，喉咙里有痰声，说明他的气管理有痰，要让他咳出来，如果痰液黏稠咳不出，家长就要采取一些方法帮助孩子排痰。

◎ 扣背排痰法：家长五指并拢，略弯曲，轻拍孩子背部，自边缘向中心、再自下而上拍打，一边拍打，一边鼓励孩子将痰咳出（示意图见下页）。每侧拍3~5分钟，每天2~3次。这种方法可在孩子有痰咳不出来而又呼吸困难时应急使用，促使孩子肺部和支气管内的痰液松动，向大气管引流并排出。

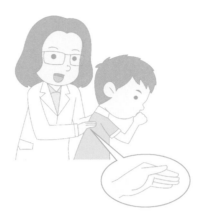

扣背排痰法

◎ 蒸汽法：将沸水倒入一大口茶杯中，抱起孩子，使其口鼻对着升起的水蒸气并吸放，可使痰液变稀，利于排出，还可减轻气管与支气管黏膜的充血和水肿，减少咳嗽。但千万要小心烫伤，避免发生意外。

注意啦！

咳嗽的小宝宝喂奶后不要马上躺下睡觉，以防止咳嗽引起吐奶和误吸。如果出现误吸呛咳时，应立即取头低脚高位，轻拍背部，鼓励孩子通过咳嗽将吸入物咳出。

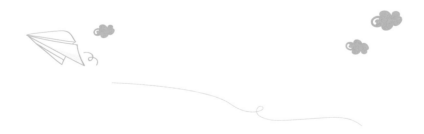

肺炎

肺炎是小儿常见病中比较严重的一种，主要是接触传播，也就是说，孩子如果接触了呼吸道感染者，就容易被传染，尤其是6个月~3岁的婴幼儿最容易被传染。肺炎对小儿免疫力及生长发育影响都很大，治疗不及时还可出现生命危险。所以，家长一定要对小儿肺炎有充分的了解，以便正确预防，早发现，早治疗。

病例回放

月月3岁，一到冬天就总感冒，一感冒就咳嗽，最近又开始咳嗽，妈妈以为是感冒了，就像往常一样给她吃了感冒药，结果咳嗽越来越严重，还发烧了，妈妈赶紧带她来医院就诊，结果被诊断为肺炎。

孩子为什么容易得肺炎

反复患肺炎的小患者在门诊中有很多，比如我诊治的一个小患者，快1岁了，一个冬天要得好几次肺炎，家长都愁死了。为什么孩子这么容易得肺炎呢？其实是因为抵抗力差，而婴幼儿抵抗力差的根本原因就是脏腑娇嫩，尤其是脾、肺功能发育不成熟。

脾作为后天之本，负责充实人体的正气，孩子天生就是脾胃虚弱的，正气必然不足，对病邪的抵抗力就低。在中医学里，肺为娇脏，最容易受寒、热、燥、湿等外邪的侵袭；而且肺为华盖，在五脏六腑中位置最高，又通过呼吸道与外界直接相通，所以，当外邪来袭时，首先受伤害的就是肺。孩子的肺脏相比成人来说更

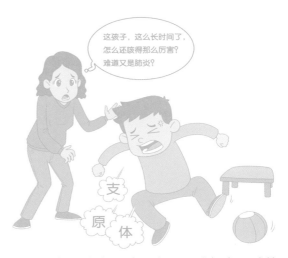

这孩子，这么长时间了，怎么还咳得那么厉害？难道又是肺炎？

支
原体

小儿反复肺炎多是脾胃虚弱、肺气虚导致的

为娇嫩，卫气抵御外邪的能力也就更弱，当外营卫之气不足以驱除外邪时，肺部就极易引发炎症。

总之，年龄越小的孩子脾胃越弱，肺越娇嫩，也就越容易患肺炎，而且反复迁延不愈。

肺炎重在预防，家长要怎么做

任何疾病都重在预防，冬季是小儿肺炎的高发期，而小儿肺炎大多是由于孩子受凉后患上感冒发展而成的，所以，当天气转冷后，家长要注意以下事项，以防止孩子感染肺炎。

◎ 预防接种。注射肺炎球菌疫苗可以预防肺炎，注射流感疫苗也可以预防因流感病毒而导致的肺炎，此外，孩子还可以接种Hib(B型流感嗜血杆菌)疫苗以更好地预防肺炎。

◎ 注意饮食。饮食以清淡为主，荤素搭配要得当，不要过食肥甘厚味之品，给孩子多食富含维生素的食物，以增强抵抗力。还要给孩子多喝水，除白开水外，还可经常喂一些梨水，或其他水果汁或菜汁。

◎ 注意卫生。孩子和家长都要勤洗手，尤其是在擤鼻涕、大小便、换尿布等活动之后，以及做饭和吃饭前。

◎ 室内禁烟、消毒。家长尽量不要在家里抽烟，因为吸二手烟会削弱肺部对抗感染的能力。家里要经常打扫卫生，开窗换气，以减少交叉感染的机会。尽可能避免让孩子接触呼吸道感染患者，家人感冒时也应尽可能少与孩子接触，接触时应戴口罩，手要消毒。

◎ 增强体质。在天气好时多带孩子进行户外活动，衣服不宜过厚，要逐渐适应气温的变化，并让孩子多晒太阳，提高免疫力。

◎ 少去公共场所。孩子有呼吸道感染时尽量不出门，小儿肺炎高发期少带孩子串门，也不要到人流集中的公共场所活动，尽可能减少接触细菌、病毒的机会。

◎ 积极治疗上呼吸道感染。如果孩子患了上呼吸道感染，家长一定要辨明病因，积极治疗，千万不要不当一回事儿，否则上感向下蔓延，就很有可能会导致支气管炎、肺炎。

家长如何判断孩子是否得了肺炎

小儿肺炎大多是在感冒数天后发病的，最先见到的症状是发热或咳嗽，与感冒很相似，所以有些家长甚至医生都会把肺炎当成普通感冒来治，结果耽误了病情。因此，家长有必要学会如何区分感冒和肺炎，做到早发现，早治疗。那么，要怎么判断孩子是不是得了肺炎呢？只需三步：

第一步：观察咳嗽和呼吸

感冒和支气管炎引起的咳、喘多呈阵发性，一般不会出现呼吸困难。而肺炎患儿则会出现较为严重的咳嗽或喘，静止时呼吸频率增快，病情严重的患儿常表现为憋气，双侧鼻翼一张一张的，口唇发紫。但凡看到这种症状，就说明病情比较紧张，必须立即就医。

第二步：观察精神状态

若孩子在发热、咳嗽、喘的同时，精神状态很好，不耽误玩和吃，就说明孩子患肺炎的可能性较小。反之，孩子的精神状态差，表现为不吃东西或一吃奶就哭闹不安、口唇青紫、烦躁、昏睡等，得肺炎的可能性比较大，特别是孩子老睡觉，则说明孩子病得较严重。

第三步：听胸部声音

在孩子安静或睡着时，脱去孩子的上衣，家长将耳朵轻轻地贴在孩子脊柱两侧的胸壁，仔细倾听，在孩子吸气时，是否能听到"咕噜儿"的声音（医学术语称之为细小水泡音），如果能听到，就说明孩子肺部有炎症了。同时，家长还要仔细观察，当孩子吸气时，两侧肋骨边缘处是否随呼吸起伏而出现内陷的情况，如果有则说明孩子的肺炎已经比较严重了，需立即送医。

如何判断孩子是否呼吸增快？

家长提问

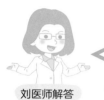

刘医师解答

当孩子处于安静状态时，0~2个月婴儿呼吸次数≥60次/分，2~12个月婴儿呼吸次数≥50次/分，1~5岁幼儿呼吸次数≥40次/分，即视为呼吸增快，家长可将棉絮放在孩子鼻孔处帮助判断呼吸次数，然后再做出判断。

孩子得了肺炎如何就医和治疗

如果怀疑孩子得了肺炎，家长要立即带孩子到正规医院就医，挂儿科或者呼吸内科进行检查。

肺炎患儿的检查项目

检查项目	目的意义
血常规	判断是细菌性肺炎还是病毒性肺炎
胸部X线	确定肺部感染的程度
指血的快速C反应蛋白（CRP）	有助于判断肺炎的病原体
病原学检查	针对重症肺炎患儿或住院的肺炎患儿，以检查出病原体

肺炎患儿怎么治疗

肺炎的治疗要根据患儿的年龄和肺炎的严重程度而定，如果患儿很小或肺炎很严重，就需要住院治疗。

	症状表现	治疗方法
轻症	患儿主要有咳嗽、咳痰、发热等症状，但没有喘憋、呼吸困难等症状，且发热经口服退热药可以降到正常，孩子能正常玩耍、进食、饮水	可选择在家给患儿口服药物治疗，无须输液治疗，但家长需要密切观察孩子的病情变化
重症	持续高热，呼吸表浅、急促，颜面及四肢末端明显发紫，精神萎靡，烦躁不安，嗜睡甚至昏迷、惊厥，食欲下降、呕吐、腹泻或便血等	立即住院进行输液治疗，并用呼吸设备辅助患儿呼吸

孩子得了肺炎，家长如何护理

高热时要立即降温

肺炎患儿都有发热的症状，症状比较严重的孩子还会持续性高热，这时家长必须立即采取有效方法给孩子降温。可先用物理降温法，如温水擦身或温水浴等，如果用物理降温法2~3小时后不见效，则需给孩子口服退热药。

咳嗽有痰要立即帮助孩子排痰

有些患儿会咳黄黏浓痰，这是肺有实热的表现，这时家长应尽量让孩子将痰咳出，重症患儿或小婴儿无力将痰咳出时，家长应通过改换体位，用勤翻身、拍背及敲打胸壁(每小时一次，每次5~10分钟)等方法促使痰液引流，必要时用吸痰器或超声雾化后吸痰。另外，也可以给患儿吃一些清肺热、宣肺化痰的中成药，比如儿童清肺口服液、肺热咳喘口服液等，对改善咳痰症状有帮助。

注意患儿的卫生

肺炎患儿出汗多，有时还会呕吐或腹泻，所以家长应每天给孩子清洗1~2次，及时更换潮湿的衣服；对病情严重的患儿可用温毛巾擦洗，对患儿皮肤散热及抵抗病菌有好处。如果孩子有口臭，应多给孩子喝温开水，较大的孩子可漱口、刷牙；对较小的婴幼儿，家长可用棉签蘸冷开水或1%苏打水帮孩子清洗口腔，每天3次。

饮食调理很重要

孩子得了肺炎，食欲通常会很差，所以饮食既要让孩子好消化，还得有营养。发热或腹泻的患儿要保证水分的摄入，饮食应以流食为主，如牛奶、米汤、蔬果汁、蛋花汤等。体温降下来，胃口好转后，可吃些半流质食物，如稀饭、烂面条、蛋羹、鱼肉末、碎菜等。

推荐食疗方　银耳冰糖梨

材料　水发银耳30克，梨1个，冰糖12克。

做法　将梨洗净，去皮、核，切成块；银耳用清水洗净，撕成小朵，与梨同放入锅中，小火煮30分钟，加入冰糖溶化后食用。

功效　滋阴润肺，止咳化痰。

消化系统疾病

积食

右侧的病例回放，从症状上看，闹闹这是典型的积食。积食是中医里的一种病症，主要是指孩子饮食过量或者吃不容易消化的食物，损伤了脾胃，使饮食停滞在胃肠而导致的消化不良。也就是西医常说的胃肠功能紊乱，表面上看，积食好像不是什么大事，可对于婴幼儿来说，长期的消化不良易导致营养摄入不足，对孩子的生长发育影响很大。所以，孩子积食了，家长一定要重视起来。

病例回放

闹闹今年3岁，最近吃饭特别不好，有点食欲不振，总是吃几口就说不想吃了，怎么哄都不吃。妈妈摸摸他肚子，感觉鼓鼓的，不像没有吃饱。这是怎么回事？

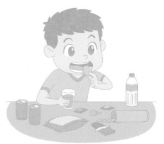

孩子自控能力差是导致小儿积食的重要原因之一

孩子为什么容易积食

积食，说得通俗点就是吃得太多了，消化不了，食物都积在脾胃里不往下走，所以孩子的肚子鼓鼓的，吃不下饭。那为什么小孩子这么容易积食呢？既然是消化系统的病，必然与饮食脱不了干系，而且家长和孩子都有责任。

小儿积食的原因	家长喂养不当	为了给孩子增加营养，每天鱼肉蛋奶伺候着，希望孩子吃得越多越好，结果吃得太多了，消化不了，还伤了脾胃，导致积食
	孩子管不住嘴	小孩子还不具备自我控制的能力，见到喜欢吃的东西就不住嘴地吃。特别是逢年过节，大鱼大肉、零食、饮料很多，家长没空管，孩子敞开吃，结果肠胃负担过重，导致积食

家长如何判断孩子是否积食了

既然小儿积食的危害这么大，那么家长们要如何判断孩子是不是积食了呢？我设计了一份问卷，大家自己对着孩子的症状勾一勾就知道了。

□ 最近几天孩子的口气变得比较重（酸臭或腐臭等），也容易口干口渴。

□ 孩子有呕吐的症状，吐出来的都是酸臭未消化的食物。

□ 孩子的大便有酸臭的味道，放屁特别臭。

□ 孩子每天大便的次数超过2次，孩子的大便刚开始几天味道很臭，大便里带有黏液，后逐渐发展为腹泻。随着大便慢慢变得清稀，味道变成淡淡的腥臭。

□ 孩子总说肚子胀，家长用一只手放在孩子的肚子上，用另一只手敲自己放在孩子肚子上的手的手指，可以听见气体在孩子的肚子里咕咕作响。

□ 孩子的舌苔会偏厚，逐渐变黄腻（舌苔黄厚一般就是已经积食至少几天了；舌苔白厚腻或黄厚腻也必定是有积食）。

□ 孩子的嘴唇突然变得很红，就像涂了口红。

□ 食欲不正常，可能表现为不想吃东西，也可能表现为总是吃不饱的样子，但吃完了又感觉腹胀，很快又因为大便次数增多或腹泻而把未完全消化的食物排出去。

□ 晚上睡觉不踏实，总爱翻来滚去，身体扭来扭去，哭闹，磨牙。

□ 孩子容易喉咙发炎、肿痛，特别是感冒的时候。

□ 孩子吃完饭后出现肚子胀痛、腹泻的情况，一般腹泻后肚子胀痛的感觉减轻，但过一会儿又会觉得胀痛，接着又腹泻，如此反复。

□ 如果发烧，肚子很烫背不烫（可用嘴唇碰来检查），并且手心很烫手、手背不烫。

说明：积食的程度、病程不同，则表现不同，不是所有这些症状都有，但只要有1条就要引起重视，如果超过5条，就说明孩子的积食很严重了，应及时就医，遵照医嘱帮助孩子消食化积。

孩子积食了如何就医

如果怀疑孩子有积食的情况，家长可带孩子挂儿内科。一般医生会观察孩子的舌苔，敲敲小肚子，询问家长孩子的饮食、大便情况，就可以做出诊断。一旦确诊孩子患了积食，要如何治疗呢？

积食轻症：建议用食疗调理

如果孩子积食或消化不良不严重，建议使用食疗的方法来调理，一般控制饮食，很快就可以痊愈。

◎ 调整孩子的饮食结构，多给孩子吃些易消化、易吸收的清淡食物，荤素搭配合理，不要一味纵容孩子吃高热量、高脂的食物或者零食。

◎ 饮食要有规律，三餐要定时定量，不能饥一顿饱一顿，让孩子每餐吃七成饱就可以了，尤其是晚饭更要少吃，要给脾胃充分的休息时间。

◎ 哺乳期妈妈的饮食也应清淡，避免高脂肪、高蛋白饮食，否则，妈妈饮食无度，也可能导致婴儿出现"奶积"。

推荐食疗方1　焦米汤

材料　大米适量。

做法　大米放入平锅中用小火慢慢炒成淡黄色，闻到焦米香即可；然后在锅中加入适量水把米煮熟（水多一些，主要是喝汤）。

功效　饭后半小时给孩子喝可温胃健脾，对积食引起的腹泻有改善作用。

推荐食疗方2　糖炒山楂

材料　山楂200克，红糖（如果孩子有发热的症状，可改为白糖或冰糖）适量。

做法　将山楂洗净，去核；红糖放入干锅中用小火炒化，炒的过程中可加少量水，以防止炒焦；放入山楂，再炒5~6分钟，闻到酸甜味即可。

功效　饭后给孩子吃3~5颗，可健脾、开胃、消食，能消一切饮食积滞，对孩子因吃肉或油腻过多所引起的积食或消化不良疗效尤佳。

推荐食疗方3　鸡内金粥

材料　鸡内金粉5~10克，大米50克，盐少许。

做法　大米淘洗干净后加适量水熬成粥，粥将熟时加入鸡内金粉搅匀，最后加少许盐调味即可。

功效　消积滞，健脾胃，有效改善积食引起的腹胀、呕吐、泛酸等症。

推荐食疗方4　三仙汤

材料　焦山楂、焦麦芽、焦神曲、鸡内金各5克。

做法　将上述物品放进砂锅里，加入3碗水煎成1碗水即可。

功效　焦山楂是去肉食之积的，焦麦芽和焦神曲是清谷面之积的，炒鸡内金有化瘀消积的作用，合用煮汤给孩子喝，不论是肉食还是主食类食物积滞，疗效都很好。

积食严重：建议就医

积食严重的孩子（表现为孩子发烧、干咳严重、舌苔黄厚腻等），建议及时到正规医院就医。通常情况下，医生会为孩子开一些具有消食作用的药物，例如四磨汤、小儿化食丸、大山楂丸等，但具体选择什么样的药物，还要根据患儿的自身情况而定，需听从医生建议，切勿自行乱用药，以免延误病情。

中医推拿治疗积食效果也很好

在给孩子治疗积食的过程中，结合一些中医推拿按摩，能更快更好地治愈积食。如果患儿年龄比较小，症状也比较轻，那么，不用药只做推拿，效果也很不错。

摩腹法

方法　患儿平卧，家长用手掌掌面或食指、中指、无名指和小指并拢，在全腹做顺时针环形摩动，从上到下，从左到右，每次20~30分钟，以手下感到温热为度。

功效　健脾和胃、理气消食。

注意　按摩时，要有力道透进去的感觉，就是感觉很有劲，但又不至于把孩子按痛；摩腹过程中，如果孩子感到腹内出现温热感、饥饿感，或产生肠鸣音、排气等，属于正常反应，家长不要担心。

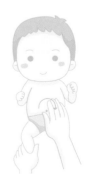

捏脊法

人体背部的正中为督脉，督脉的两侧为足太阳膀胱经的循行路线，而膀胱经上分布着脾、胃等五脏六腑的背腧穴，因此，给孩子捏捏脊可以疏通经络、振奋脏腑阳气、调理脏腑功能，还能强健脾胃的消化吸收功能，对改善积食效果显著。

方法 孩子俯卧，家长将拇指指腹与食指、中指指腹对合，拇指在后，食指、中指在前，自腰骶开始，沿脊柱交替向前捏捻皮肤；从大椎穴（正坐低头，脖子正中有一块骨头凸起的地方）开始，一直推到臀沟的长强穴（尾骨的凹陷处）。先从上到下推4次，再从上到下推6~8次。每天1次，以3~5分钟为宜，6天为一个疗程。

注意 捏脊时室内温度要适中，手部要温暖，手法宜轻柔、敏捷，用力及速度要均匀；捏脊时宜空腹，或饭后2小时进行；捏脊的过程中孩子会微微出汗，所以按摩后要给孩子喝些温开水。

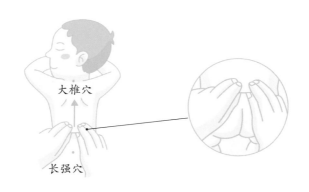

大椎穴

长强穴

厌食

小儿厌食，是婴幼儿常见病之一，患儿的情况都和右则病例回放中思思差不多，长时期不思饮食，甚至厌恶进食，导致营养不良，面黄肌瘦，对生长发育影响很大。那为什么孩子会厌食呢？家长应该怎么做呢？

导致小儿厌食的原因是什么

小儿厌食的原因	病因分析	家长怎么办
小儿脾胃虚弱	小儿脾常不足，消化吸收功能较弱，导致食欲下降	饮食清淡易消化，荤素搭配合理；合理运动，增强脾胃功能
喂养不当	家长缺乏科学的喂养知识，或给孩子过度食用高脂、高蛋白、高热量食物，使孩子脾胃受损，导致厌食	适时添加辅食，要饮食清淡、易消化，少吃高盐、高糖、高热量的零食
孩子饮食无节制	孩子自制力差，饮食无规律、无节制，使脾胃受伤，受纳运化功能减弱，而出现厌食	孩子的一日三餐要定时定量，不能饥一顿饱一顿，切忌暴饮暴食
慢性疾病	消化性溃疡、急慢性肝炎、慢性肠炎、腹泻及慢性便秘等慢性胃肠道疾病，可使消化道功能紊乱而导致小儿厌食	治疗原发疾病
药物影响	阿奇霉素、硫酸亚铁、磺胺类药物等，都会刺激胃肠道，引起食欲下降	避免孩子服用相关药物
缺锌	孩子体内缺锌，消化功能以及味觉功能都会降低，导致食欲下降	遵医嘱补锌
精神心理因素	紧张、焦虑、压抑、恐惧等不良情绪和心理都会影响脾胃运化，导致食欲下降，出现厌食	创造和谐的家庭氛围，不给孩子太大的压力，帮孩子培养一些兴趣爱好
天气炎热	天气炎热会使胃肠道消化酶活性降低，导致食欲下降	关注气候变化，给孩子合理降温

孩子厌食应如何就医和检查

当孩子出现食欲减退、进食量减少的现象时，家长应先带孩子到正规医院儿科或消化内科进行全面检查，排除那些可以导致厌食的慢性疾病。如果是缺锌，那就遵医嘱补锌。如果这些病因都排除了，那就是孩子脾胃的问题了，可到中医科就诊，采取有效的治疗和调养方法。

小儿厌食的治疗方法有哪些

厌食轻症：用食疗法调理脾胃

中医认为，脾胃虚弱是小儿厌食的根源，又与饮食不节、喂养失当关系密切，因此，如果孩子厌食的时间不长，症状也不严重，建议家长首选食疗的方法，通过调理孩子的脾胃来治疗小儿厌食。在中医看来，小儿厌食又分为脾运失健、脾胃气虚、脾胃阴虚等不同的证型，家长要先辨清证型，再对症给孩子食疗。

小儿厌食证型	主要症状	推荐食药材	推荐食疗方
脾运失健型	厌恶进食，吃饭没滋味，食量减少，食后肚胀、打嗝，大便偏干或偏稀，但精神状态还不错，也没有消瘦	山楂、鸡内金、山药、麦芽、莱菔子、白萝卜、猪肚、橘皮、芝麻等	蜜饯山楂：山楂（500克），去掉柄、核，洗净后入锅内，加适量水煮熟，待水收干时加入蜂蜜（250克），改小火煎煮5～10分钟，离火后，凉凉即可。饭前嚼食3～5颗，可增进食欲；饭后嚼食3～5颗可帮助消化
脾胃气虚型	不思饮食，面黄肌瘦，消化不良，大便不成形或夹有未消化的食物残渣，一动就很容易出汗	党参、薏米、芡实、山药、莲子、红枣、茯苓、白术、扁豆等	益脾饼：红枣（500克）洗净，煮熟后去皮、核；鸡内金（60克）、白术（120克）用小火焙干，打成粉，然后与红枣肉、干姜粉（60克）一起揉成泥状，制成大小相等的小饼，放入烤箱内烘干即可。早晨空腹或两餐之间食用

小儿厌食证型	主要症状	推荐食药材	推荐食疗方
脾胃阴虚型	不喜欢吃饭，总是口干想喝水，皮肤干燥，大便偏干，小便色黄，舌头发红、发干，舌苔很少或花剥	麦冬、沙参、石斛、玉竹、乌梅、梨、荸荠、莲藕、山药、绿豆芽等	酸梅梨饮：酸梅（10个）洗净，用温开水泡软，放入白糖（50克），一起捣成浆，滤去酸梅核；将梨汁（100毫升）冲入酸梅浆中，再用凉开水调至500毫升，放入冰箱内冷藏即可。1～2岁小儿每次15毫升，3～5岁者每次30毫升，6岁以上者每次50毫升，每日3～5次，连服3～5天

厌食严重：服用健脾消食的中成药

对于厌食比较严重的孩子，家长可以一边用食疗法调理孩子的脾胃，一边搭配健脾消食的中成药给孩子吃，效果更好。

厌食症状	可选中成药	用法用量
食欲下降、消化不良，同时伴有手脚心发热、睡眠不安、口臭、大便酸臭、稀便或便秘、或有呕吐	小儿健胃消食口服液	口服。每日3次，每次1支；3岁以下儿童每次半支，每日2～3次
消化不良、吃完饭就肚胀，甚至呕吐腹泻	小儿复方鸡内金咀嚼片	口服，嚼碎咽下。一次1片，一日3次
除有明显的厌食外，还有腹痛、发胀、大便溏泻、体弱无力等	小儿健脾丸	温开水送服，每次服1丸，每天2次，1岁以内小儿酌减
发热、不思饮食、腹胀、呕吐、腹泻、面黄肌瘦等	小儿香橘丸	温开水送服。每次服2～3克，1日2～3次。1岁以内酌减

中医外治法如何治疗小儿厌食

在给孩子进行食疗及药物治疗的同时，可配合一些中医外治方法，比如捏脊法（详见第234），对治疗小儿厌食效果也很不错，家长可每天抽出几分钟时间给孩子捏一捏。这里再给大家介绍一些其他简单有效的方法。

敷脐法：消化散

配方 神曲、麦芽、山楂、莱菔子、鸡内金、淀粉各适量。

做法 将上药烘干后共研为细末，加淀粉，用白开水调成糊状，临睡前敷在患儿肚脐上，用纱布覆盖，医用胶带固定。

用法 次晨取下。每日1次，5次为一疗程。

功效 健胃消食，适宜腹胀、消化不良的厌食患儿。

分推腹阴阳

方法 孩子脱去外衣，仰卧，家长用双手拇指的桡侧缘或四指指腹，沿孩子肋弓边缘，或自中脘穴至脐，向两旁分推。每次推5~10分钟，以感到舒适、温热为宜。

功效 健脾和胃、理气消食，可有效改善腹胀、消化不良、呕吐等厌食症。

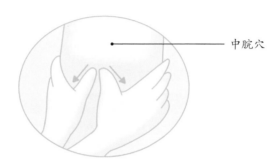

中脘穴

分推腹阴阳

推三关

方法 家长一手扶住孩子的手，另一手食指和中指并拢，沿着孩子前臂桡侧，自腕横纹向肘横纹方向推100~300次。

功效 补虚扶弱，通过对脏腑功能的调节，有利小儿脏腑能的恢复。

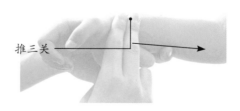

推三关

揉足三里

方法　家长用拇指指端按揉孩子的足三里穴，每穴揉2~3分钟。

功效　强健脾胃、补中益气。有效改善食欲不振、消化不良、腹部胀满等厌食症状。

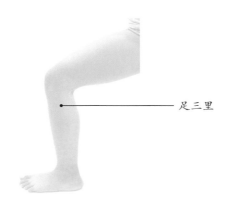

足三里

捏掐四缝

方法　孩子掌心朝上，从食、中、无名、小指指尖朝下数，第二个关节的横纹中央，就是四缝穴。家长一手握住孩子的手指，用另一手的拇指和食指对捏孩子食指的四缝穴，再用拇指的指甲掐四缝，每个指头捏6下，掐6下。用同样的方法捏掐孩子另一只手的四缝穴。

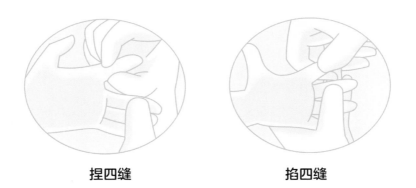

捏四缝　　　　　　　　掐四缝

功效　健脾消食，改善腹胀、消化不良等症状。

注意　捏掐四缝穴时要有一定的力度，以孩子感觉有些酸胀或酸痛为宜。

腹泻

　　拉肚子的医学术语叫腹泻，是儿科的一种常见病，在门诊中占相当大的比例。而孩子一旦发生腹泻，必然影响营养物质的消化吸收，进而影响孩子的生长发育。那么，孩子是怎么出现腹泻的？如何判断腹泻的严重程度？孩子腹泻了怎么治疗和护理？

小儿腹泻的原因

　　小孩子的消化系统发育还不成熟，脏腑很娇嫩，消化、吸收的能力弱，稍不注意就有可能发生腹泻。那么，都有哪些因素会导致腹泻呢？

小儿腹泻原因	主要症状
病毒感染	大便呈黄稀水样或蛋花汤样，量多，每天腹泻5次以上，还可伴有呕吐、发热、腹痛等症状
细菌感染	每天腹泻5次以上，腹泻前常有阵发性的腹痛，肚子里"咕噜"声增多，还常伴有发热、精神差、全身无力等症状
乳糖不耐受	每天腹泻数次至十余次，大便多为黄色或青绿色稀糊便，或呈蛋花汤样，泡沫多，有奶块；孩子腹胀、肠鸣、排气增多、呕吐、哭闹，偶有肠绞痛，多无发热
食物过敏	稀黏黄色或黄绿色大便，严重的可带有血丝样红色，有可能发展为痢疾、肠炎，常伴有呕吐、发热等症状
脾胃虚弱	大便粪质稀薄，每天大便次数超过3次，粪便中常有未消化的食物或泡沫、味道很臭，常伴有腹胀、肠鸣等症状
喂养不当	腹胀腹疼、泻前哭闹、大便酸臭如蛋花状、口臭、不思饮食等
腹部受凉	每天大便次数超过4次，呈稀烂状，大部分没有其他并发症

孩子腹泻了需要马上送医吗

有些家长一看孩子拉肚子，就赶紧带孩子去医院，这种做法是欠妥当的。因为医院是细菌、病毒密集的地方，很容易交叉感染。所以，如果初步判断孩子腹泻症状不重，精神好，没有脱水症状，能吃能玩，可以暂时不用去医院。但出现以下情况要立即去医院：

◎ 3个月以下的孩子，如果频繁出现水样便腹泻，要及时就医。

◎ 严重腹泻，每次量多或次数很多，送孩子去医院时要把大便样本带到医院。

◎ 阵发性哭闹，尿少，呕吐等，精神很差，面色改变。

◎ 腹泻，便中有血，或呈黑便。

◎ 不断呕吐，持续吐持续超过24小时而没有好转。

◎ 3~6个月的孩子，发热超过38℃；6个月以上的孩子，发热超过39℃。

孩子腹泻了如何就医和检查

孩子腹泻比较严重需要就医时，家长可带孩子到正规医院的儿科或消化内科就诊，医生根据家长叙述的孩子情况就可以基本确诊，但一般还需要做些相关检查，然后才能确定具体的治疗方案。

检查项目	目的意义
便常规	可发现红白细胞、吞噬细胞、原虫、虫卵、脂肪滴及未消化食物等，隐血试验可检测出血
大便培养	当患儿发热，大便中带脓血时，可判断有无细菌感染
血常规和生化检查	患儿有脱水症状需要补液治疗时，可了解有无贫血、白细胞计数是否增多、血糖以及电解质和酸碱平衡的情况

小儿腹泻的治疗方法有哪些

查明了小儿腹泻的病因及有无脱水情况，医生就可以做出相应的治疗。以我自己的临床经验来说，通常是用以下几种方法来治疗小儿腹泻：

食疗法：有助于缓解病情

有的家长认为，孩子拉肚子了就应该让胃肠道休息，不吃就不拉了。这种做法是错误的！即使不吃不喝，胃肠依旧在工作，而且不吃饭，营养跟不上，更不利于病情的康复，所以，腹泻期间不用禁食，也不能错食，只要保证清淡好吸收即可。孩子腹泻期间的饮食宜忌有哪些呢？下面表格可供参考：

宜	忌
✓ 轻度腹泻：母乳喂养的孩子尽量吃母乳，注意少食多餐；人工喂养的孩子，可将奶粉稀释后给孩子喝，等情况缓解后，再将奶粉调回原来的浓度	✗ 吃容易胀气的食物：如红薯、乳制品、豆制品等，它们可使胃肠蠕动增强而加重腹泻
✓ 严重腹泻：需遵医嘱短暂禁食，病情好转后再进食，以母乳喂养的孩子继续哺乳，暂停辅食；人工喂养的孩子，可选择不含乳糖的腹泻奶粉，等腹泻情况改善后，再换回一般的婴幼儿奶粉	✗ 吃高蛋白食物：如鸡蛋、鱼虾、瘦肉等，否则会加重腹泻
✓ 病情稳定后：饮食应从流质→半流质→软饭→正常饮食，逐渐过渡，少量多餐	✗ 吃高糖食物：如各种点心、糖果、碳酸饮料等，否则会使腹泻加重
✓ 多补充水分，白开水或淡盐水，以免脱水，必要时口服补液盐	✗ 吃粗纤维食物：如菜花、芹菜、菠菜、白菜等，否则会加重腹泻
✓ 选择富有营养又有止泻作用的食物，如胡萝卜、苹果、山药、柑橘等	✗ 吃豆类及豆制品：如黄豆、豆芽、豆腐等，富含粗纤维
✓ 少食多餐：患儿腹泻胃肠道功能下降，少食多餐能帮助他减轻肠胃的负担	✗ 吃生冷、油腻、坚硬和辛辣的食物，都可加重孩子肠胃的负担，使腹泻加剧

食疗对小儿腹泻具有非常好的改善作用，下面就给大家推荐几个效果不错的食疗方，希望能给你提供帮助：

推荐食疗方1　蒸苹果泥——脾虚腹泻伴有消化不良的患儿

材料　苹果1个。

做法　苹果洗净后，去皮，切薄片，放入小碗中，加盖，隔水蒸5分钟后关火，稍稍冷却后，用勺捣成泥状即可食用。

功效　苹果中含有丰富的果胶，蒸熟后既可吸收细菌和毒素，还有收敛止泻的作用。

推荐食疗方2　生姜米汤——小儿脾肾阳虚所致的腹泻

材料　大米50克，生姜适量。

做法　大米洗净后煮成粥；生姜烧焦后，磨成粉末；盛出适量米汤，与姜末混合，搅匀后即可。

功效　健脾养胃、温中散寒，尤其适宜大便带血的腹泻患儿。

推荐食疗方3　山楂麦芽饮——伤食引起的小儿腹泻

材料　生山楂、炒麦芽各10克。

做法　山楂洗净，去核，与炒麦芽一起放入砂锅中，加水煎煮15分钟，去渣取汁即可。

功效　可消食导滞止泻。

药物治疗：缩短病程促痊愈

根据患儿的情况，我也会给患儿开一些治疗腹泻的药物，可减轻腹泻症状，缩短病程，主要有以下三类药物。

◎ **黏膜保护剂**：可保护肠黏膜，减慢肠蠕动、延长肠内容物停留时间，使腹泻得到缓解，各种原因导致的腹泻都可以使用这类药。

◎ **益生菌类**：能帮助肠道菌群恢复正常的生态平衡，重在调理，所以疗程要长一些，具体遵医嘱。

◎ **口服补液盐**：是配好的电解质水，最利于患儿肠道吸收和补充热量及电解质，是预防脱水的首选药物。

艾灸法温补肠胃治寒泻

很多孩子的腹泻是由受寒引起的，我曾经遇到一个患儿，家长说她只要一着凉就拉肚子，我就建议家长用艾条灸天枢穴和神阙穴，专治寒凉导致的小儿腹泻。

【定位取穴】

天枢穴：是胃经要穴，同时也是大肠经的募穴，位于人体中腹部，脐旁开2寸处，具有调理胃肠、消炎止泻的作用，对治疗寒性腹泻效果显著。

神阙穴：就是肚脐眼儿，隶属任脉，与诸经百脉相通，艾灸此穴可温补脾肾、温经通络、理肠止泻，对受凉导致的小儿腹泻、腹痛有疗效。

【**艾灸方法**】孩子仰卧，家长将点燃的艾条悬在孩子左侧天枢穴上方2厘米处，灸3~5分钟，以孩子腹中感到温热为宜。然后用同样的方法灸孩子右侧的天枢穴和神阙穴。

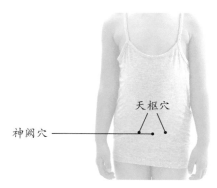

敷脐法也可治小儿腹泻

方一：葱白5根，酒糟1小杯，盐少许，将三者混合炒热，用纱布包好敷在肚脐上，温度要适宜，防止烫伤，连敷数次，适用于新生儿腹泻。

方二：五倍子、干姜各10克，吴茱萸、丁香、川椒、广木香各5克，共研细末，用醋或酒调成饼状，贴敷在肚脐上，用伤湿膏固定即可。每天换药1次，可缓解伤食引起的小儿腹泻。

方三：五倍子、五味子各等份，共研细末，每次取药末3克，用温开水调成糊状，贴敷在肚脐上，外盖纱布，用胶布固定。每天换药1次，一般1~3次即可止泻。用于虚寒型小儿腹泻。

腹泻患儿的家庭护理要注意哪些问题

观察病情变化，必要时送医

在孩子腹泻期间，家长要细心观察孩子的病情变化，观察孩子的脸色、精神状态，每隔2个小时左右给孩子量一次体温，查看脱水是否得到改善，小便的频率及尿量的多少，重点观察孩子大便的次数、大便的量及性状。如果孩子的病情有变化，应及时就医，遵医嘱调整药量。如果孩子腹泻超过2天还没有好转，也要立即去医院复诊，再次进行检查，医生会根据具体情况调整治疗方案。

注意卫生，孩子的用具要消毒

家居环境要保持清洁卫生，孩子的玩具、衣物要清洗消毒，特别是被便便弄脏的衣物，最好在阳光下曝晒。孩子的餐具要跟大人的分开，每次清洗之后要放在开水里煮20~30分钟进行消毒。

及时补水，预防脱水

腹泻会使孩子身体损失大量的水分，如果不及时补水，就可能出现脱水，那时就很麻烦了，因为脱水是可能致命的。所以，腹泻时候的补水很重要。但要提醒大家，光给孩子喝白开水是不够的，因为腹泻时流失的不仅仅有水分，还有钠、钾等电解质，所以，最好使用口服补液盐。不管孩子有没有出现脱水症状，最好患儿每次腹泻后都补充一定量的口服补液盐，直到腹泻停止。当然，口服补液盐的用量要根据患儿的年龄来调整。

年龄	每次口服补液盐的用量
0~6个月	50毫升
6个月~2岁	100毫升
2~10岁	150毫升

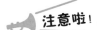 **注意啦**！

口服补液盐有点味道，有的孩子可能刚开始喝会呕吐，这时家长可让孩子先用温水漱口，喝点儿温开水，等5~10分钟后再喂。

护理患儿的小屁股

腹泻时的大便不同于正常大便，酸性比较强，而且大便次数多，如果不及时清洁会对孩子娇嫩的皮肤产生刺激，所以，患儿每次大便后，家长要护理好孩子此处的皮肤，以防发生红臀及泌尿系统感染。在天气暖和的季节，也可以曝露臀部，给小屁股晒晒太阳。

方法：患儿每次腹泻后，家长应将孩子的整个屁股及外阴部冲洗干净，用清洁干燥的软毛巾吸干水分，涂上护臀膏，如果是小宝宝再换上清洁、柔软的尿布，如果已经形成红臀，可涂鞣酸软膏或金霉素软膏等。

便秘

小儿便秘也是门诊中的常见病，当孩子便秘时，很多家长也同案例中的家长一样，认为孩子可能是上火了，要吃清火药。其实不然，导致孩子便秘的原因很多，调治方法也各有不同。所以，家长有必要了解一下有关小儿便秘的相关知识，以便更好地防治小儿便秘。

怎么判断孩子是否出现了便秘

小儿便秘对孩子的健康危害极大，所以家长要多关注一下孩子的大便情况，及早发现便秘，也好及早治疗。那么，怎么判断孩子是否便秘了呢？我们可以通过两个小测试来判断。

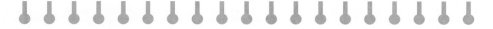

✐ 测试一：

☐ 1. 不能每天都排便。

☐ 2. 排便时间超过10分钟。

☐ 3. 排便时肛门疼痛。

☐ 4. 大便干硬，气味重。

☐ 5. 排便后没多久又要排便。

☐ 6. 平时吃得多，拉得少。

☐ 7. 经常放屁但大便少。

☐ 8. 大便里带有血丝。

☐ 9. 经常说肚子胀。

说明：如果孩子有2项以上表现，爸妈就要找原因想对策了。

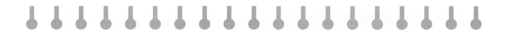

✎ **测试二：**

☐ 1. 大便时因为拉不出来而疼得哇哇大哭。

☐ 2. 恐惧排便，有便意时也说不想拉。

☐ 3. 好不容易排出来了，大便呈羊粪球状，带血丝或血块。

☐ 4. 一周不大便，肚子胀痛，用手摸时能摸到孩子的左下腹有圆滚滚的硬块。

☐ 5. 食欲不振，一到吃饭时间就摇头说不吃。

☐ 6. 口臭重，怎么刷牙都刷不掉。

☐ 7. 性格变得急躁，缺乏耐心，睡觉不踏实。

说明：孩子便秘几天后，如果有以上症状中的任意一条，说明他的便秘加重了，应立即带他去医院，医生会对症治疗，家长应遵医嘱给孩子用药，合理安排饮食。

导致小儿便秘的原因

便秘原因	病因分析	防治建议
器质性病变	肛门直肠畸形（闭锁或狭窄）、肛裂、肠梗阻、肠套叠等疾病都会导致大肠功能失常，而致便秘	治疗原发病
胃肠积热	孩子饮食不科学，无规律，无节制，食物积在胃里发酵化火，胃火下炎至大肠，灼伤大肠内的津液，使大便变干、变硬而致便秘	调整孩子的饮食结构，让孩子养成规律的饮食习惯，多喝水
脾胃虚弱	脾主肌肉，脾虚使肠道肌肉乏力，大肠的传导功能失常，食物残渣、糟粕停滞在大肠内，而形成便秘	通过饮食、运动、按摩等方法强健脾胃
没有定时排便的习惯	肠蠕动受神经机制支配，如果不及时对孩子进行定时排便训练，肠道排便反射的敏感度就会降低，极易诱发便秘	家长有意识培养孩子的排便习惯，可以把早餐后1小时作为固定的排便时间
运动量过少	孩子不爱运动，腹肌无力，肠蠕动降低，也会导致便秘	适当增加孩子的活动，运动量大了，体能消耗多，可使肠胃蠕动增加

孩子患了便秘如何就医和检查

便秘对孩子的危害很大，可以造成孩子腹胀、呕吐、呼吸困难、食欲不振或进食困难，严重者还可引起发育缓慢甚至停滞等，所以，家长一旦发现孩子便秘了，要及早带孩子到正规医院的小儿内科或消化内科就诊。

医生会详细了解孩子的大便、饮食及活动情况，并检查孩子的腹部和肛门（看有无肛裂）。根据患儿情况还可能会安排以下一些检查项目：

◎ 如果怀疑有器质性病变，医生会建议做钡餐造影检查。

◎ 如果患儿便秘非常严重，医生会建议肛管直肠测压术，来了解患儿直肠的状态。

◎ 如果是慢性便秘，医生会建议做肌电图，检测盆底肌和肛外括约肌的状态。

◎ 如果大便带血，应观察血液是否与大便混合，如果混合则说明小肠与直肠受损，医生会建议做直肠镜检查，以了解肠黏膜状态；如果不混合，则多是肛裂造成的。

◎ 顽固性便秘，需要做X光、肛门指诊来确定病因。

小儿便秘的治疗方法有哪些

经过检查，如果孩子的便秘不是器质性病变导致的，那就属于功能性的便秘。大多数小儿便秘的主要原因是小儿肠胃功能弱，需要用内外结合的方法，耐心治疗才能根除。

轻症便秘：食疗法可缓解症状

在门诊中，小儿便秘有相当一部分是由于饮食不当引起的，比如食物过于精细、饮水过少等，所以，饮食调理对缓解小儿便秘非常重要。

◎ 1岁以下的孩子，脾胃功能发育不全，肠蠕动迟缓，主食又以乳品为主，经消化后产生的残渣少，自然缺乏大便。有些奶粉中糖量不足，或蛋白质过高，也容易导致大便干燥。所以，家长可以给孩子空腹少喝水，到4~6个月需要添加辅食的时候，再及时、科学地添加辅食。

◎ 1岁以上的孩子，有了一定的咀嚼能力，消化能力也逐步增强，家长让孩子多吃点新鲜蔬果和粗粮，比如西梅、橘子、藕、白菜、韭菜、玉米、燕麦等，以促进胃肠蠕动，起到润肠、防便秘的作用。

◎ 适当给孩子多吃一些有润肠作用的食物，如核桃、腰果等，每天3~4个，或者熬粥时撒上一把黑芝麻碎，它们可以作为肠道润滑剂，有利于通便。

◎ 脾虚便秘的孩子可以多吃些健脾益气的食物和中药材，如山药、扁豆、莲子、茯苓等。

◎ 可以给孩子多食用酸奶等，补充益生菌，来维持胃肠系统菌群的平衡，帮助肠道蠕动，促进排便。

推荐食疗方1　香蕉冰糖粥

材料　香蕉1根，大米50克。

做法　大米洗净后熬煮成粥；香蕉剥皮，切成薄片，然后放入锅里跟粥搅匀，继续煮10分钟就可以了。

功效　补中益气，润肠通便。

推荐食疗方2　黑芝麻粥

材料　黑芝麻30克，大米50克，蜂蜜适量。

做法　先将黑芝麻炒熟研碎，再将大米淘洗干净后，与黑芝麻碎一起放入锅中加水煮粥，粥熟后加入蜂蜜调味即可。

功效　调补脾胃、清火润肠。

严重便秘：用开塞露通便

如果患儿便秘比较严重，用饮食疗法效果不明显，排便时痛得直哼哼，那就要用开塞露来通便了。开塞露的有效成分是甘油，属于刺激性泻药，是通过肛门给药，短期使用相对安全，但如果长期使用的话可能会使孩子对其产生依赖性，因此，开塞露只能偶尔使用来缓解便秘。

开塞露的正确使用方法：

1. 将开塞露的封口剪开，管口处一定要修剪光滑。

2. 轻轻挤出少量的药液润滑管口，以免刺伤孩子肛门。

3. 孩子取俯卧位或左侧卧位，并适度垫高臀部，将开塞露管口缓缓插入其肛门内约2厘米，轻轻挤压开塞露球部使药液射入肛门内。

4. 拔除开塞露空壳，在孩子肛门处夹一块干净的纸巾，以免液体溢出弄脏衣服或床单。

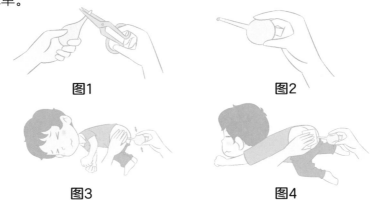

图1　　　　　　　　　　图2

图3　　　　　　　　　　图4

📢 **注意啦!**

开塞露一定要在孩子有大便感觉的时候才能使用，因为开塞露在使用之后5分钟左右才会见效，有强烈的便意时再去大便，孩子就能轻松排便了。

出现肛裂：黄连素水湿敷+涂抹抗生素软膏

便秘严重的患儿费力排便时有可能会造成肛裂，使大便带血。而一旦出现肛裂，排便时是非常疼的，孩子怕疼就不愿意排便，可越不愿意排便，便秘就越严重。所以，对于严重便秘的患儿，家长一定要请医生检查患儿的肛门，看看是否出现了肛裂。如果有肛裂，要及时治疗。

治疗方法：

| 1. 每次排便前，先在肛裂部位涂些红霉素软膏，可增加润滑。 | 2. 排便后用温黄连水（取1片黄连素，兑250毫升温水）湿敷肛门处，每次15分钟，每天1~2次。 | 3. 小屁屁晾干后，再使用红霉素软膏涂抹肛裂部位，可促使肛裂尽快痊愈。 |

📢 **注意啦!**

不要给小婴儿把便，否则会加重肛裂，如果患儿肛裂严重，需请医生检查，判断是否存在感染，然后遵医嘱用药。

中医推拿按摩也通便

◎ 按揉天枢穴：孩子仰卧，家长用拇指指端分别按揉孩子两侧天枢穴（位于肚脐水平两侧两指宽处），每侧每次3分钟。饭后半小时按摩效果最好。

功效：天枢穴的位置向内对应的就是大肠，经常按揉可以促进胃肠蠕动，改善便秘。

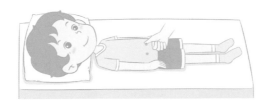

◎ 腹部按摩：孩子仰卧，家长将双手搓热，右手掌根部紧贴孩子的腹壁，左手叠在右手背上，按照右下腹、右上腹、左上腹、左下腹的顺时针方向按摩，每次5分钟左右，一天按摩2~3次。

功效：促进肠胃蠕动，预防和缓解便秘。

注意：按摩时要注意力度，以孩子能接受、不哭闹为度。如果孩子哭闹、不配合，要暂停按摩，等孩子安静下来再进行。

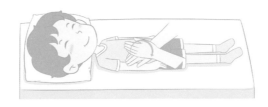

◎ 推七节骨：孩子俯卧，家长家长用拇指桡侧或食指、中指、无名指指腹，从孩子腰部脊骨的凹陷处向下推按至尾椎骨，一秒钟推一下，连推150~300次。

功效：泻热导滞通便，改善大便干燥的症状。

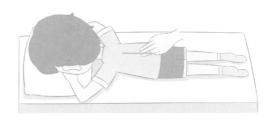

单纯性肥胖症

从近些年的门诊中来看，儿童肥胖率逐年升高，其中95%是单纯性肥胖，就像右侧病例回放中这个患儿一样，是单纯由某种生活行为因素所造成的肥胖，另外还有5%的儿童肥胖是由各种病理情况引起的。肥胖对儿童身心健康危害很大，如何判断孩子是否超重？如何防治？下面我们就一起来了解一下。

肥胖对孩子长大后会有哪些危害

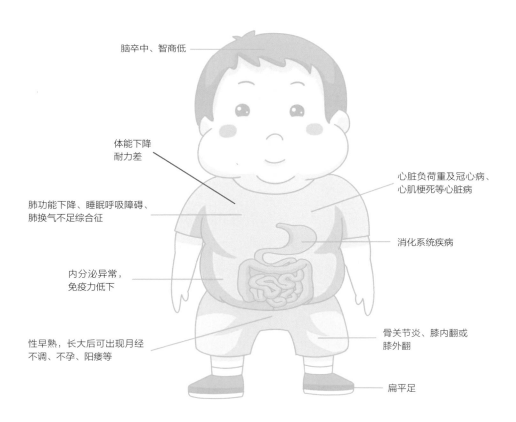

脑卒中、智商低

体能下降耐力差

肺功能下降、睡眠呼吸障碍、肺换气不足综合征

内分泌异常，免疫力低下

性早熟，长大后可出现月经不调、不孕、阳痿等

心脏负荷重及冠心病、心肌梗死等心脏病

消化系统疾病

骨关节炎、膝内翻或膝外翻

扁平足

很多家长认为孩子胖点没什么不好，还觉得胖乎乎很可爱，认为自己把孩子养得挺好。可我不得不打击一下这些家长，肥胖并不是福，而是害，对儿童身心的危害都很大。我们可以看上页的这张图来了解儿童肥胖都会引发哪些并发症。

📢 **注意啦!** ————————————————————

肥胖除了会造成诸多致命的并发症，还会给儿童的心理发育造成很大的影响，出现喜怒无常、自卑、抑郁、焦虑、性格孤僻等异常心理，降低生活质量。

你的孩子超重吗

看到肥胖的这些危害，家长们是不是感到很惊心？那你的孩子超重吗？怎么判断呢？目前比较客观、准确的方法是"身高-标准体重"法。

Step1 测量出孩子的实际身高（米）和体重（千克）

⬇

Step2 计算出体质指数（BMI）

计算公式：BMI=体重/身高^2（千克/米^2）。

⬇

Step3 将计算出的BMI标在同性别的"体重与年龄曲线"（见下页）上

◎ 如果孩子的BMI值超过同年龄同性别人群的85%曲线，即为超重。

◎ 如果孩子的BMI值超过同年龄同性别人群的97%曲线，即为肥胖。

举例1：一个3岁的男孩，体重15千克，身高100厘米，那么他的BMI=15/1^2=15，把"15"这个数值标在0~5岁男童的"体重与年龄曲线"上，它处于50%曲线与85%曲线之间，说明这个孩子的体重处于中等偏上水平，不超重。

举例2：一个3岁男孩，体重15千克，身高90厘米，那么他的BMI=15/0.9^2=18.5，把这个数值标在0~5岁男童的"体重与年龄曲线"上，它处于97%曲线以上，说明这个孩子就属于肥胖了。

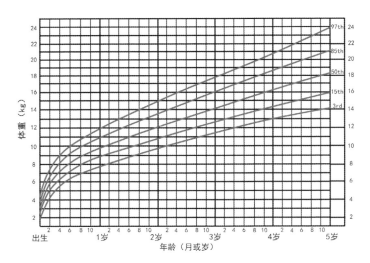

体重与年龄曲线（0~5岁男童）

孩子患单纯性肥胖的原因是什么

单纯性肥胖病因	病因分析
遗传因素	双亲肥胖，后代70%～80%出现肥胖 双亲之一肥胖，后代40%～50%出现肥胖 双亲均无肥胖，后代10%～14%出现肥胖
营养过度	喂养过度，营养摄入过多，超过身体所需，多余的热量转化为脂肪储存于体内导致肥胖
缺乏活动	运动量过少，热量消耗过少而形成肥胖；而一旦形成肥胖，就更不愿意活动，以致体重日增，导致恶性循环
心理因素	情绪创伤或心理障碍，如父母离异、丧父或丧母、虐待、溺爱等，可诱发自卑、胆小、恐惧、孤独等心理问题，造成不合群，导致孩子少活动或以吃东西来发泄或自娱，最终形成肥胖
进食过快	患儿吃饭太快，调节饮食感和饥饿感的中枢反应较慢，导致机体摄入过多热量，超过身体的正常需求，引起肥胖

肥胖孩子应如何就医和检查

当确定孩子肥胖后，家长可先带孩子去内分泌科就诊，看看孩子有无内分泌相关疾病，没有的话，再去临床营养科就诊。一般医生会先询问孩子的饮食营养、运动情况，再进行一些相关检查（见下页）：

检查项目	目的意义
身高、体重	计算患儿的BMI
体格检查	单纯性肥胖患儿通常体型肥胖，皮下脂肪丰富，分布均匀；严重肥胖的患儿胸腹部、臀部、大腿出现皮纹
生化检查	判断患儿是否合并高脂血症
查空腹或餐后胰岛素	判断是否合并高胰岛素血症
空腹血糖、餐后血糖、糖耐量试验	了解患儿是否合并糖尿病
血脂化验	了解患儿是否合并高脂血症
甘油三酯、B超	了解患儿是否合并脂肪肝

小儿单纯性肥胖如何治疗

婴幼儿处于生长发育高峰期，因此不能采取过激的减肥方法，有些家长为了让孩子尽快减重，给孩子吃减肥药，这万万不可，药物减肥很容易使孩子出现神经系统、循环系统、内分泌系统的问题，影响生长发育。所以，我通常建议采用综合治疗方法，包括饮食、运动、心理行为等，当然，这需要家长的精心配合和监督。

饮食疗法

单纯性肥胖大多是由喂养过度造成的，所以限制患儿的饮食，对减轻体重至关重要。当然，限制饮食要把握好一个基本原则，既要达到减肥目的，又要保证孩子正常生长发育。且开始时不要操之过急。

先用交通灯饮食法给食物分类

交通灯有绿、黄、红三色，我们把食物按照其所含热量的高低分为三类，这样在给孩子安排饮食的时候，哪种不限量、哪种限量、哪种禁食，就能一目了然了。

绿灯食物：不予限制	
豆制品	豆腐、豆浆、豆奶等
蔬菜类	白萝卜、土豆、绿豆芽、竹笋、冬瓜、黄瓜、番茄、圆白菜、胡萝卜、南瓜、芹菜、茭白、四季豆等
动物性食物	各类虾贝、黄鳝、鲤鱼、鲢鱼、黄花鱼、黑鱼、虾皮、猪血等
各种奶类	牛奶、酸奶等
水果类	西瓜、苹果、梨、橘子、草莓、桃子、枇杷、橙子、菠萝、葡萄等

黄灯食物：控制摄入量	
谷类及其制品	大米、面粉、玉米粉、面包、通心粉、咸饼干、面条等
豆类及其制品	毛豆、黄豆、干张、素鸡、素火腿等
动物性食物	牛肉、兔肉、猪瘦肉、鸡蛋、猪肝等
水果类	香蕉、柿子等
红灯食物：严格限制	
高糖类食物	各种糖果、麦乳精、炼乳、甜饮料、甜点心、冰激凌、蜜饯等
高脂肪类食物	油炸食品（炸鸡、炸薯条、油条等）、动物油（如猪、牛、羊、鸡油、黄油、奶油）、各种动物肥肉、曲奇饼干、高脂加工肉类（中式香肠、烤肠、培根等）等
坚果类食物	花生、核桃、松子、瓜子、芝麻、腰果等

如何给肥胖患儿安排一日三餐

小儿单纯性肥胖就是热量摄入过多导致的，所以，给肥胖患儿安排饮食，一定要控制热量的摄入，下面我就以一日三餐为例，给大家讲一下怎么搭配食物：

	建议搭配	注意	占全天食物总量的比例
早餐	可选择黄灯区食物、绿灯区食物，注意干稀搭配，如牛奶、鸡蛋、面包或豆浆、蛋羹、馒头、拌豆腐等	早餐要吃得好，但总量不宜超过150克	35%
午餐	以绿灯区的蔬菜为主，减少黄灯区的主食（即米面）量，佐以适量黄灯区和绿灯区的动物性食物	让孩子别吃得太饱，注意荤素搭配，荤素菜比例一般为1:2~1:3	45%
晚餐	以绿灯区食物为主，控制主食量，米面等主食量约占午餐主食量的一半，不吃红灯区食物	晚餐尽量早吃，至少与就寝时间间隔3小时以上	35%

运动疗法

无论什么时候，运动始终都是减肥的有效方法之一，运动能增加热量消耗，促进体内脂肪的分解和代谢，达到减重目的，同时还能增强孩子的体质，减少生病。

适宜肥胖患儿的运动项目

运动项目	运动速度	运动强度（心率）	运动时间	适宜人群
步行	80~100米/分钟	85~110次/分钟	晚饭后进行，从30~40分钟逐渐增加至60分钟，每周5次	体质较弱的肥胖儿或中重度肥胖儿
慢跑	100~110米/分钟	从90次/分钟开始，逐渐达到120~130次/分钟	每次20~30分钟，每周5次	体质较好、轻中度肥胖儿
游泳	10~20米/分钟	100~110次/分钟	下午或晚上进行，每次60分钟，每天1~2次	所有会游泳的肥胖儿
跳绳或踢毽子	120次/分钟以上	120~130次/分钟	每次5组，每组连续跳或踢5分钟，组间休息1分钟，每周6次	体质较好、轻中度肥胖儿
骑自行车	180~200米/分钟	90~100次/分钟	每次20~30分钟，每周5次	体质较好、轻中度肥胖儿

注意事项

1. 开始运动疗法之前，先给患儿体检，检查心肺功能，然后才能确定运动的强度，从而保证运动锻炼安全、有效。

2. 应逐渐给患儿加大运动量，但是切记避免剧烈运动，以免引起食欲增加，反而使肥胖不易控制。

3. 在锻炼过程中，家长要始终陪伴孩子，一方面给孩子鼓劲，另一方面也可察看运动中孩子是否出现呼吸困难、面色发白、恶心呕吐等。一旦发生上述情况，应立刻停止。

行为疗法

孩子要减肥，不光把体重减下去就完了，关键还要能保持住减肥后的体重，做不到这一点，体重就很容易反弹，前面的努力都白费。而要做到这一点，行为治疗就很重要。我们知道，单纯性肥胖很大程度上与孩子的不良生活方式有关，包括不良的饮食行为和习惯、生活行为习惯等。行为疗法就是要矫正这些不良的生活、饮食行为和习惯，帮助患儿减重后把体重维持下去。

饮食行为矫治	生活行为矫治
1. 一日三餐，规律地进食	1. 孩子进食后及时漱口或刷牙，去掉食物气味，以免刺激食欲
2. 细嚼慢咽，每餐20分钟以上，每一口咀嚼30次以上，咀嚼得愈久，饭后的热量消耗就愈高	2. 用有趣的活动转移孩子总是想吃东西的念头
3. 坚持正确的进餐顺序：汤—菜—肉—主食	3. 减少孩子看电视、电脑或玩游戏的时间，每天不超过1小时
4. 控制零食、饮料、快餐等，不吃夜宵	4. 改掉饭后静卧、静坐的习惯，多站起来走一走
5. 使用小餐具，盛食物的大餐具远离餐桌	5. 上楼时尽量走楼梯，不乘坐电梯，如果楼层高，可以部分乘坐电梯
6. 用餐完毕后，立刻收走餐具，别让食物一直摆在孩子眼前	6. 上下学时，距离学校近，鼓励步行；比较远，则尽量乘坐公共交通工具
7. 和家人在固定地点和时间进餐	7. 家长与孩子一同参与体育锻炼
8. 专心吃饭，吃饭时不看电视、手机、电脑、书	8. 鼓励孩子多做家务，如洗衣服、擦地板等
9. 尽量购买生的未加工食品，在家自己加工	9. 鼓励孩子做助人为乐的事情，如帮人提东西，增加孩子的活动
10. 食物加工时应切成小块，避免患儿进食大块过量食物	
11. 烹调方法以蒸、煮、烤、炖等少油法为主	
12. 做饭时，不要让孩子在身边，以免食物对孩子产生诱惑力而造成多食	
13. 不以食物作为奖励孩子的手段	
14. 控制孩子自己选购食物	
15. 不要在家中储存零食，以免给孩子视觉刺激	

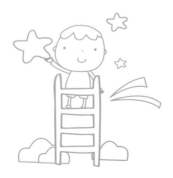

五官疾病

龋齿

龋齿，就是我们常说的虫牙、蛀牙，是婴幼儿最常见的牙齿问题。如果不及时处理，龋齿会引起疼痛，也会影响孩子的咀嚼功能，甚至会影响恒牙的萌出。所以，家长要注意孩子的口腔卫生，避免龋齿的发生。

病例回放

辉辉总喊牙痛，尤其是一吃冷、热等刺激的食物，牙齿就痛得厉害，妈妈看了看，发现他右侧磨牙上出现了一个牙洞，赶紧带他去医院的口腔科看。医生检查后说辉辉的龋齿已经是中度了。

婴幼儿易发生龋齿的原因

婴幼儿是龋齿的高发人群，发病率比成人要高得多，这是由婴幼儿的行为习惯和牙齿特点决定的。

致龋因素	病因病机
孩子的饮食习惯	孩子喜欢吃甜食、零食、喝碳酸饮料，婴幼儿摄入的奶类也更多，而这些食物中的糖类会引起龋齿 孩子吃富含膳食纤维的食物较少，而这些食物可以清洁牙面，预防龋齿
乳牙的形态和结构特点	乳牙接近牙颈部1/3的地方特别膨隆，而牙颈部缩窄，细菌、食物容易滞留在牙颈部，龋齿也就容易发生 乳牙的牙釉质、牙本质薄，矿化度低，抗酸力弱，更容易受到致龋菌所产生酸的破坏而发生龋齿
口腔护理不到位	婴幼儿的精细动作发育差，口腔保健意识差，清洁工作往往做得不够彻底，细菌、食物容易滞留，导致龋齿
家长重视度不够	许多家长对乳牙龋齿存在认识上的误区，他们觉得乳牙早晚是要换的，牙齿坏掉了也无所谓，因而对乳牙龋齿的预防和治疗不重视、不积极，导致龋齿越来越严重

孩子有龋齿，如何就医、检查和治疗

当家长发现孩子有龋齿时，要及时带孩子到正规的口腔医院，或正规医院的口腔科或牙科进行检查。牙医会仔细检查孩子的牙齿，如果确定龋坏部位有困难，可拍摄X线牙片，龋坏处可见黑色阴影。

龋齿越早治疗越好，当龋齿不严重时，是容易治疗的，拖得越久，越不容易治疗，并且治疗费用也会水涨船高。在治疗时，不同程度的龋齿，治疗方法也不一样。

龋坏程度	症状表现	治疗方法
浅龋	龋坏局限于釉质，无明显龋洞，无自觉症状，探诊也无反应	补牙，先把龋洞周围已破坏的组织去除，再以适当的材料进行填补，进而恢复牙齿表面的完整，防止龋齿继续发展
中龋	龋坏已达牙本质浅层，有明显龋洞，可有探痛，对冷、热、甜、酸等刺激很敏感	根管治疗，即通过清除根管内的坏死物质，进行适当的消毒，充填根管，然后再封闭龋洞
深龋	龋坏已达牙本质深层，龋洞格外明显，对冷热酸甜等外界刺激会产生剧痛	拔除龋齿，但需要配合矫正治疗
残冠、残根	已经没有咀嚼功能，导致牙龈及根尖周组织的肿痛不适，还会刺激局部唇、颊、舌黏膜，造成黏膜的创伤性溃疡	应该尽早拔除，并及时进行间隙保持，多颗乳牙缺失的情况下，还需要制作功能性的间隙保持器，可以部分恢复孩子的咀嚼功能，保证营养物质的摄入

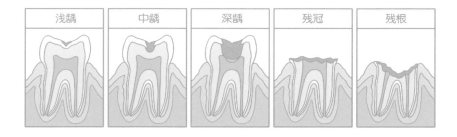

婴幼儿时期如何预防龋齿

注意口腔卫生，勤刷牙可以帮助预防龋齿

如何帮助孩子做好口腔护理，具体方法我在前面讲口腔护理的时候已经讲过了，大家可以参考第184~186页。等孩子自己能刷牙了，就要鼓励他勤刷牙，早晚各刷一次，最好能用一个定时器来保证足够的刷牙时间，让孩子刷牙刷得全面和彻底。还要让孩子养成吃完食物马上漱口的习惯，对预防龋齿非常重要。

进行窝沟封闭

窝沟封闭可以在牙齿表面形成一层保护膜，隔绝细菌和酸对牙齿的侵蚀，从而达到预防窝沟龋的目的。当磨牙完全萌出，牙齿没有龋病发生，即可实施窝沟封闭。一般来说，牙齿萌出后4年之内是做窝沟封闭的最佳时间。

多吃固齿类食物，少吃甜食

孩子的日常饮食要营养均衡，多吃些富含钙和磷的固齿食物，如牛奶、豆制品、虾、瘦肉等；少吃酸性食物，少喝碳酸饮料，少吃各种甜食，如糖果、蛋糕等。

使用含氟牙膏和含氟化物的药物预防龋齿

3岁以上的孩子可选用含氟的儿童牙膏，易患龋齿的孩子还可应用含氟泡沫、氟保护漆和含氟漱口水等措施，来增强牙齿的抗酸性，对龋齿有很好的预防和抑制作用。

定期看牙医

孩子出牙后，最迟1岁之前，要看牙医，并定期（最好每半年）复诊，进行口腔检查，可以早发现龋齿病，及早治疗。

改正不良的进食习惯

不要让孩子含着妈妈乳头睡觉，尽量不要让孩子躺在床上喝奶或吃东西。如果孩子已经可以使用水杯，就尽量不要再用奶瓶喂养孩子了。

手足口病

手足口病是由肠道病毒引起的传染病，属于呼吸道感染的一种，主要通过飞沫和空气传播，也可通过大便排出体外。被感染的孩子很快出现手、足、口、肛周部位的皮疹，因此被形象地称为"手足口病"。这个病多发生于5岁以下婴幼儿，容易在孩子群居地，如幼儿园、学校等，出现局部小流行。所以，很多家长一听到孩子得了手足口病就吓坏了，其实这个病没那么可怕，家长先了解这种疾病的发病过程，认真帮助孩子做好防治措施和护理就好，多数患儿一周左右可以自愈。

病例回放

圆圆2岁半，从昨天开始就有些不舒服，没胃口，睡眠也不好，但没有发烧，今天突然就开始发烧，而且手上、嘴里都起了很多小水疱。妈妈赶紧带孩子来医院，医生检查后确诊为手足口病。

手足口病的发病过程和特点

潜伏期	⇒	肠道病毒在体内的潜伏期多为2～10天，平均3～5天
发病初期	⇒	发病初期，孩子会出现类似感冒的症状，如咳嗽、流鼻涕、烦躁、哭闹等，多数不发热或低热，所以也常被误诊为感冒
症状明显期	⇒	发病1~3天，口腔黏膜、上腭及舌面可出现多处小水疱或溃疡，同时手、足、臀、臂、腿等部位出现零散斑丘疹，后转为疱疹，疱疹周围可有炎性红晕，疱内液体较少。这些疹子不痛、不痒。少部分孩子可能出现精神萎靡、烦躁不安、频繁呕吐、肢体震颤或无力、呼吸明显加快、面色苍白、呼吸困难，体温持续≥39℃且治疗后退热效果不佳等重症。这是孩子可能出现并发症的信号，应立即就医
转归期	⇒	体温下降，皮疹如果没有感染，一般2~5天内水疱逐渐干燥，形成深褐色结痂，脱痂后不留瘢痕，无色素沉着

手足口病，预防是关键

预防手足口病，就要从源头上入手。医院儿科的墙上，通常都挂着防治手足口病的告示牌，家长按照上面的说明来做就可以了。

手足口病的预防

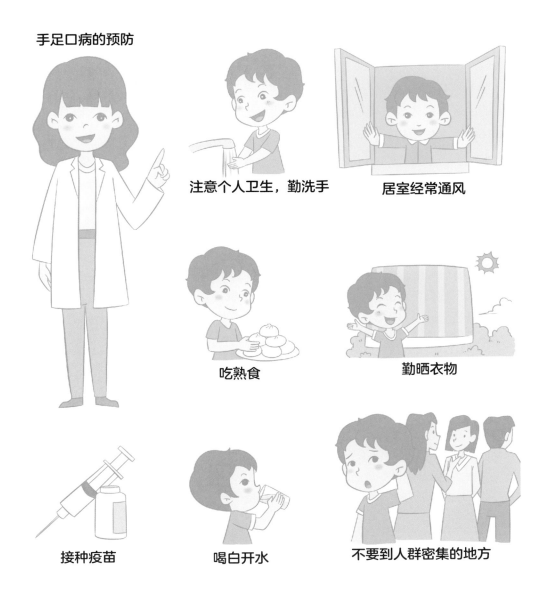

注意个人卫生，勤洗手

居室经常通风

吃熟食

勤晒衣物

接种疫苗

喝白开水

不要到人群密集的地方

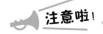

注意啦!

　　手足口病的传染方式主要有三种：接触被病毒污染的毛巾、牙刷、牙杯、玩具及衣物；接触患有手足口病宝宝的飞沫、唾液；接触被病毒污染的水和食物。

得了手足口病，如何就医和治疗

　　如果怀疑孩子得了手足口病，可到正规医院的儿科就诊，医生一般根据孩子典型的手足口病表现就可以做出诊断，但有时医生也会做病原学检查，以确定是由哪种病毒感染引起的。

　　那么，得了手足口病，要如何治疗呢？手足口病是由病毒感染引起的，目前没有针对这类病毒的特效药，所以没有特效治疗方法，主要以对症治疗为主。

主要症状	治疗方法	注意
发热	孩子发热38.5℃以下，可用温水擦浴的方法进行物理降温 孩子发热超过38.5℃则遵医嘱给孩子服用退热药物，如泰诺林、美林等，如果孩子拒绝服药，可选用泰诺林栓剂，经肛门直接给药	如果孩子高热超过5天、出现剧烈咳嗽或呼吸困难、头痛等症状时应及时就医
口腔溃疡	保持孩子口腔清洁，饭前饭后用生理盐水漱口，对不会漱口的孩子，可以用棉签蘸生理盐水轻轻地清洁口腔 也可使用口腔溃疡膏，家长可用棉签蘸上药膏，涂抹于患儿口腔溃疡处，15分钟后孩子就可感觉疼痛减轻，每天涂3~次	如果这些小溃疡不能得到很好的清理和治疗，很容易出现继发性细菌性口咽感染
皮疹	手足部皮疹初期可涂炉甘石洗剂，待有疱疹形成或疱疹破溃时可涂0.5%碘伏 臀部有皮疹的孩子，应随时清理他的大小便，保持臀部清洁干燥	及时更换衣服，每天坚持给孩子洗澡，保持皮肤清洁 把孩子指甲修剪整齐，并告诉他尽量忍一忍，不要用手抓水疱

孩子得了手足口病，家长要怎么护理

　　孩子患了手足口病，除了遵医嘱进行对症治疗外，家长还要做好以下护理工作：

做好隔离

手足口病传染性强，可通过喷嚏、咳嗽、说话时的飞沫等方式传染，如果家里不止一个孩子，需要把健康的孩子和患有手足口病的孩子隔离开来，最好是先暂时把健康孩子送到亲戚家，并向他解释清楚原因。

避免外出

孩子病症比较轻，不需要住院时，应尽量让孩子待在家中，直至体温恢复正常、水疱结痂，避免外出，以免外出时受凉，或接触其他病菌而加重不适。

注意环境卫生

每天至少开窗通风2次，每次至少20分钟。居室内要避免人员过多，禁止吸烟。家长每天需要用消毒液擦地板、桌子、沙发、门把手等孩子有可能接触到的地方。每天可以用醋熏蒸房间进行空气消毒，方法为：把半瓶醋放在小锅里，大火把醋烧开，然后转成小火，让醋挥发。

注意卫生

患儿用过的餐具、玩具等要及时清洗，用开水煮15分钟左右进行消毒。家里有两个孩子的，要避免孩子间相互使用对方的物品。孩子的衣物、被单等要勤洗勤换，清洗干净后放在阳光下曝晒。另外，吃东西之前、上厕所以及孩子玩完玩具后，都要让孩子彻底洗净双手。

注意饮食营养

孩子发热会损失体内的水分，所以要让孩子多喝水。如果孩子因为口腔溃疡疼痛喝不下水，导致孩子4~6小时没有小便了，应去医院接受静脉输液治疗。饮食上，宜给孩子吃清淡、可口、易消化、柔软的流质或半流质食物，如牛奶、稀粥、米粉等。禁食冰冷、辛辣、咸等刺激性食物。

急性结膜炎

急性结膜炎，就是老百姓常说的"红眼病"，是一种由细菌或病毒感染引起的传染性眼病。婴幼儿的抵抗力弱，容易让细菌、病毒趁虚而入，所以，在幼儿园或小学，急性结膜炎的发病率以及传播率都是非常高的，而且起病急骤，来势凶猛，一旦被感染上了，几小时之内就能发病。因此，及时治疗和护理非常重要。

小儿急性结膜炎有哪些特点

小儿急性结膜炎起病急剧，有眼睛红肿、烧灼异物感、流泪等明显的刺激症状。且病因不同，症状也有所区别。

急性结膜炎类型	主要特征	其他症状
细菌性结膜炎	结膜充血显著，并有大量脓性分泌物	眼睛有异物感、炙烤刺痛、轻度畏光等症状，但视力不受影响。眼中分泌物可带血色，睑结膜上可见灰白色膜，此膜能用棉签擦掉，但易再生
病毒性结膜炎	结膜充血水肿、有出血点，并伴有水样或黏性分泌物	眼睛伴有流泪、异物感等症状，可因角膜上有细小白点而影响视力，或引起同侧耳前淋巴结肿大，有压痛

孩子患了结膜炎，如何就医、检查和治疗

家长一旦发现孩子出现结膜炎的症状就要及时检查治疗，去正规的诊所或者医院眼科都可以。医生一般根据孩子眼睛的症状就可以诊断，有时会取一些眼睛分泌物做检验，看是不是由细菌感染引起的，以辅助诊断。

冲洗眼睛

眼睛分泌物多时，可用3%硼酸水或生理盐水冲洗眼睛。

冲洗方法：患儿仰卧，侧头，家长洗净双手，翻转患儿眼睑，用药水冲洗眼睛，同时用手指推动上下眼睑，使眼皮中的分泌物也被冲出，冲洗后用消毒棉签拭净眼缘。然后再冲洗另一只眼，每天2～3次。

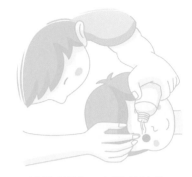

冲洗眼睛，去除分泌物

注意：冲洗液必须是温的，以免刺激眼睛。分泌物冲出来时，头要转向同侧，避免冲洗液流入对侧眼。

局部用药

◎ 细菌性结膜炎：点抗菌眼药水，如0.25%氯霉素眼药水、0.05%卡那霉素眼药水、氯氟沙星眼药水等，每1～2小时滴眼一次。睡前涂金霉素、红霉素等抗菌眼药膏。

◎ 混合病毒感染的结膜炎：除应用0.25%氯霉素眼药水外，可选用抗病毒眼药水，如疱疹净眼药水、无环鸟苷眼药水、肽丁胺眼药水等。为了减轻炎症反应，可配合使用醋酸可的松眼药水。

孩子患了结膜炎如何护理

孩子得了急性结膜炎以后，除了要坚持用药治疗之外，家长也要注意护理：

◎ 注意保持孩子眼部的卫生，触摸眼睛前后要彻底洗手，用干净的温毛巾擦眼部的分泌物，教孩子不用不干净的毛巾或者手擦眼睛，不长时间用眼。

◎ 勤用流动水洗手、洗脸，毛巾、脸盆等物品不与别人混合使用，以免传染给别人。

◎ 让孩子多喝水，多吃新鲜的水果、蔬菜，不吃辛辣刺激的食物，以免加重病情。

◎ 多在家休息，尽量少去人群密集的公共场所，以防传染他人。

过敏及其他出疹性疾病

食物过敏

病例回放

默默10个月了，从6个月开始添加辅食，一切也都非常顺利，可是最近妈妈发现，每次给默默吃番茄后，她的嘴唇周围就红红的，好像还有些肿。但半小时以后红肿又消失了。妈妈怀疑，是不是默默对番茄过敏啊？

从右侧病例回放中默默的症状表现来看，她确实是对番茄有轻微的过敏反应，属于食物过敏的一种。生活中，发生食物过敏的孩子不少，尤其婴幼儿免疫系统发育不健全，是食物过敏的高发人群。容易引起过敏的食物也很多，具体有多少种，至今还没有确切的说法。但对婴幼儿来说，90%的食物过敏都是由常见食物引起的，比如牛奶、鸡蛋、海鲜、坚果、黄豆、麦类、水果、蔬菜、食品添加剂等。

目前来说，食物过敏是终身性的，只能通过预防来尽量避免。而且食物过敏还是引起多种过敏性疾病的源头，如湿疹、过敏性鼻炎、过敏性腹泻、哮喘等，都与食物过敏有密切的关系。所以，家长一定要重视起来，要从根本上了解食物过敏，找到过敏原，掌握科学的治疗方法和预防措施，尽量减少食物过敏给孩子带来的危害。

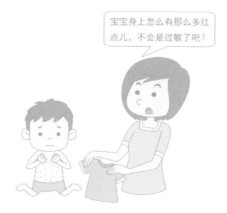

宝宝身上怎么有那么多红点儿，不会是过敏了吧？

如果怀疑孩子出现食物过敏，
家长应尽快找出过敏源，并避免孩子再次食用

如何判断孩子是食物过敏了

食物过敏是人体对某种食物产生的超敏反应，对某种食物过敏的孩子，通常于吃了致敏食物后，30分钟~2小时发生过敏反应，这些症状主要是透过皮肤、胃肠道、呼吸道等表现出来，有些严重的食物过敏，若不及时救治还会有生命危险。所以，家长要学会判断孩子是不是食物过敏，以便及时采取正确、有效的防治措施。那么，要怎么判断呢？我们主要通过食物过敏的主要症状来判断。

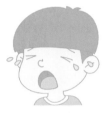

口腔：唇、舌、上腭、咽等水肿、瘙痒

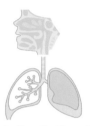

呼吸道：咳嗽、鼻炎、喘息、哮喘、呼吸困难等

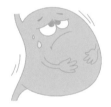

胃肠道：恶心、呕吐、拒食或厌食腹痛、腹胀、腹泻、便秘、肛周红肿，出现黏液样或稀水样便，个别患儿还会出现过敏性胃炎及肠炎、乳糜泻等

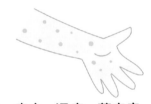

皮肤：瘙痒、湿疹、荨麻疹、皮疹、红肿、干燥等

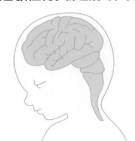

神经系统：头痛、头昏、情绪不稳、任性、脾气暴躁、注意力不集中、自制力差等

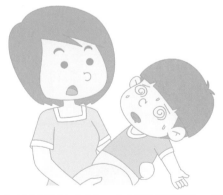

急性过敏综合征：血压急剧下降、意识丧失、过敏性休克，甚至死亡

孩子食物过敏如何就医、检查和治疗

如果怀疑孩子是食物过敏了，要尽快带孩子到正规医院的变态反应科就诊。找到过敏原是治疗食物过敏的前提，所以，医生先要通过一些检查来确定过敏原，再进行治疗。

判断孩子食物过敏的检查

检查项目	目的意义
询问患儿病史	比如患儿有无家族过敏史、可能致敏的食物、过敏反应发生的过程、持续的时间，以及患儿吃或不吃可疑致敏食物的反应等，来确定食物过敏的类型和可能导致过敏的食物
体格检查	检查口腔、皮肤、胃肠道、呼吸道等部位，可了解患儿发生过敏反应后体征，对做出准确判断很重要
排查饮食记录	患儿每天吃的食物、药物，甚至是接触未食入的食物，这阶段过敏反应的症状、持续时间、严重性等，可为病史提供更有效的证据，便于查找过敏原
过敏原检测	皮肤点刺试验（适合5岁以上的孩子）、血清特异性IgE检测（适合5岁以下的孩子），可帮助确定过敏原

食物过敏怎么治疗最有效

目前，食物过敏的治疗主要有替代疗法、脱敏疗法、益生菌疗法等，这些治疗方法对某些食物过敏是有效的，但不能保证百分之百让孩子摆脱食物过敏。所以，要想让孩子永远不再发生食物过敏，最有效的治疗措施就是避免孩子再次接触致敏食物。比如孩子对鸡蛋白过敏，那就不要再吃蛋白或含有蛋白成分的食物了；对牛奶过敏，就应避免食用各种奶类以及含牛奶成分的一切食物，如添加了牛奶成分的糕点、雪糕、饮料、冰激凌等。

注意啦！

> 有些孩子对某种食物过敏，过很长一段时间，再次食入这样食物时可能不再发生过敏反应，这是脱敏了，但这种情况并不一定会发生，所以尽量避免孩子再次食入此种食物是最安全的方法。

孩子食物过敏，家长怎么做

有个食物过敏的孩子，家长必须时刻提高警惕，让孩子避免接触引发过敏的食物，对有严重过敏反应的孩子，家里还要随时备有肾上腺素等急救药品，以防万一。另外，对于孩子食物过敏的事，还应该让孩子经常接触的人，如同学、老师、看护人以及街坊邻居们了解，这样才能为孩子营造一个安全的生存环境。

首先要排查过敏原

孩子过敏了，首先就要找出过敏原，家长要配合医生，细心排查，找到过敏原。家长在排查过敏原时不能盲目，要从孩子最爱吃、最常吃的食物开始排查。排查时有2点要特别注意：

◎ 每一种食物逐一排查，一次就查一种食物，不能几种食物同时排查。

◎ 先排查成分比较单一的食物，如牛奶、鸡蛋等，这样更容易找出过敏原，像饼干、饮料、罐头等这些成分复杂的食物，可能同时含有好几种潜在过敏原，不容易确定。

在饮食上避免孩子接触过敏原

1. 饮食最好自制，少食用深加工食物

给过敏孩子准备饮食，最好购买新鲜原材料，自己在家里制作，这样更有利于对整个菜品的制作过程进行严格把关，避免有致敏食物。尽量少给孩子吃深加工食物，特别是添加了很多食品添加剂的食物，这些食物添加成分复杂，不易排查是否含有过敏原，容易引发孩子食物过敏。

2. 外出就餐要特别小心

如今的生活水平提高了，外出就餐已是很平常的事情，但过敏体质患儿的家长就要特别小心了。尽量选择中餐馆，少去西餐馆，因为中餐和西餐所用的配料差异较大，且西餐更多地使用生的食材，所以致敏的概率更高。点菜时提前告知服务员过敏原，请他标注在菜单上，这样可以间接地和厨师做个沟通，能在一定程度上避免致敏食材出现在菜肴里。

3. 孩子在幼儿园期间如何预防食物过敏

一般孩子3岁开始就要进入幼儿园，孩子会在幼儿园或学校吃上一顿或几顿饭。为了均衡营养，幼儿园或是学校会为孩子们提供多种菜肴，这其中很可能就含有过敏体质的孩子最怕的那种过敏原。

◎ 向老师索要一份幼儿园的一周食谱，每天早晨告诉老师今天孩子饮食的禁忌，并且一定要落实到书面上（可以用微信或短信的方式），以免老师会记错或忘记，导致孩子误食含有过敏原的饭菜。

◎ 给孩子佩戴"过敏原提示"胸牌，在上面写上孩子吃了会过敏的食物，以及今天不能吃的菜，用安全别针佩戴在胸前，这样可以更直观地提醒老师。

◎ 教会孩子自己鉴别过敏原，家长要把孩子的病情如实告知孩子，让他知道哪些食物及其制品是他不能吃的，并教他学会认食品配料表。当然，孩子还小，不能期待他能够完全自己规避过敏原。不过，从小就让他多了解，以后长大了也能更好地避免发生过敏。

◎ 让幼儿园或是学校老师知道如何救治急性过敏反应，以免当意外发生时，老师因缺乏相关处置经验，而耽误宝贵的救治时间。

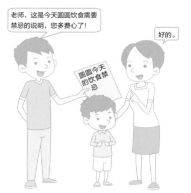

家长每天早晨要明确告诉老师孩子当天的饮食禁忌

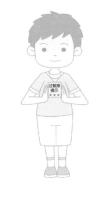

给孩子佩戴"过敏原提示"胸牌可以更直观地提醒老师

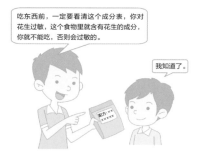

家长要教会孩子自己鉴别过敏原

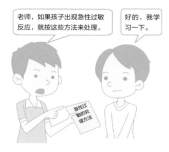

家长提前和老师沟通好急性过敏的处理方法，可避免耽误救治时间

给孩子挑选零食时，注意看食品配料表

孩子都爱吃零食，家长在给孩子购买零食的时候，一定要看清食品标签，看看是否含有过敏食物，特别注意配料表上的那些复合配料，比如食用淀粉、明胶、氢化植物油等，这些食品工业所用的术语背后，其实隐藏着众多的食物过敏原。

食品配料表上的常见专业术语

专业术语	主要来源或成分	应用的食品
食用淀粉/蔬菜淀粉/改性淀粉/改性食用淀粉	红薯、土豆、木薯、玉米、大豆、大米、椰子、绿豆等	火腿肠、牛皮糖、软糖、罐装的果汁、酱、婴儿食品、奶油、甜饼、果馅、布丁、油炸食品等
明胶	动物的皮、骨、韧带等	冰激凌、酸奶、果冻、软糖等
琼脂（琼胶）	石花菜等海藻	各种饮料、果冻、冰激凌、糕点、软糖、罐头、肉制品、银耳、燕窝、羹类食品、凉拌食品等
氢化植物油（奶精、植脂末、人造奶油、人造黄油、代可可脂等）	大豆油、葵花子油、花生油等植物油脂，乳化剂、盐、调味料、色素、化学防腐剂等	咖啡、红茶、奶茶伴侣；冰激凌、巧克力、饼干、面包、蛋糕、速溶麦片、珍珠奶茶、沙拉酱等
麦芽糊精	淀粉	莲子粉、山药粉等

当孩子发生过敏性休克时，如何急救

有些孩子食物过敏非常严重，即使只吃了很少的一点儿致敏食物，也会在很短时间内引起强烈的、全身性的过敏反应，如呼吸困难、血压下降、休克、昏迷，情况非常危急，若不及时处理，可危及生命。所以，当遇到这种情况，家长应马上拨打120叫救护车，如果身边备有肾上腺素，及时给孩子进行肌肉注射，以快速缓解症状。在救护车来之前，如果孩子出现呼吸困难或心脏骤停，一定要及时进行心肺复苏（参考"呼吸困难或心脏骤停时如何急救"一节，见第292～293页），直到医生到来。

过敏性鼻炎

右侧病例回放中果果的症状上来看，确实是患了过敏性鼻炎，这是一种鼻腔黏膜的过敏性疾病，也是孩子在婴幼儿时期发生率最高的过敏性疾病。过敏性鼻炎除了遗传之外，还与生活中很多的过敏原有关，比如花粉、柳絮、真菌、动物毛屑、尘螨、室内尘土、刺激性气味、冷空气等，它们通过呼吸进入鼻孔，刺激鼻黏膜而导致过敏。家长应帮助孩子找到过敏原，及早治疗，以免对健康造成更大的危害。

> **病例回放**
>
> 果果在2岁的时候，常用手抠鼻子，妈妈说了她好多次，她也改不了。后来妈妈发现，只要果果一靠近花，就打喷嚏、流鼻涕、揉鼻子，妈妈就怀疑她对花粉过敏，得了过敏性鼻炎。

如何判断孩子是否患了过敏性鼻炎

在门诊中，很多家长跟我反映，说过敏性鼻炎的症状与风寒感冒有些相似，分不清楚到底是什么病，往往会耽误孩子的治疗。其实，我们只要抓住过敏性鼻炎的4个典型症状就可以了：

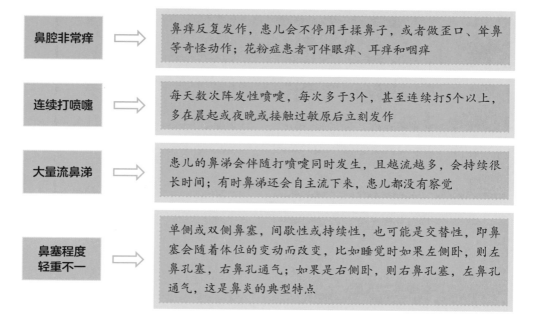

鼻腔非常痒	⇒	鼻痒反复发作，患儿会不停用手揉鼻子，或者做歪口、耸鼻等奇怪动作；花粉症患者可伴眼痒、耳痒和咽痒
连续打喷嚏	⇒	每天数次阵发性喷嚏，每次多于3个，甚至连续打5个以上，多在晨起或夜晚或接触过敏原后立刻发作
大量流鼻涕	⇒	患儿的鼻涕会伴随打喷嚏同时发生，且越流越多，会持续很长时间；有时鼻涕还会自主流下来，患儿都没有察觉
鼻塞程度轻重不一	⇒	单侧或双侧鼻塞，间歇性或持续性，也可能是交替性，即鼻塞会随着体位的变动而改变，比如睡觉时如果左侧卧，则左鼻孔塞，右鼻孔通气；如果是右侧卧，则右鼻孔塞，左鼻孔通气，这是鼻炎的典型特点

孩子患了过敏性鼻炎，如何就医、检查和治疗

如果怀疑孩子患了过敏性鼻炎，或者孩子的病情已经开始影响睡眠、入园、社交等活动时，家长就要带孩子尽快到正规医院的耳鼻喉科就诊。医生会向家长询问孩子的既往病史、症状，并检查孩子的呼吸道，有时会要求给孩子抽血或做皮肤点刺试验查找过敏原。

确定了过敏原之后，要怎么治疗呢？说实话，没有根治的办法，所有药物都只能缓解鼻炎的症状。所以，让孩子避开过敏原，才是治疗过敏性鼻炎的根本办法。下面就给大家简单介绍一下西医和中医治疗过敏性鼻炎的常用药，但具体使用时一定要遵医嘱。

	常用药物	作用	适应症及注意事项
西药	抗组胺药物	可缓解患儿鼻痒、打喷嚏、流鼻涕的症状	适用于轻度间歇性和轻度持续性变应性鼻炎，也可与鼻用糖皮质激素联合治疗中–重度变应性鼻炎
	鼻用糖皮质激素	是过敏性鼻炎的首选给药方式，有效缓解鼻塞、流涕和喷嚏等症状	一般连用几天或几周才会有效果，所以家长要配合医生，按要求用足疗程，并要定期复诊
中成药	辛芩颗粒	益气固表，祛风通窍	用于肺气不足、风邪外袭所致的过敏性鼻炎，症见鼻痒、打喷嚏、流清涕、易感冒
	玉屏风散	益气固表	用于表虚不固而外感风邪者，特别是平时容易感冒的过敏性鼻炎患儿
	鼻渊通窍颗粒	疏风清热，宣肺通窍	用于外邪犯肺、肺热所致的过敏性鼻炎，常伴有头痛、发热等症状
	通窍鼻炎片	散风消炎，宣通鼻窍	用于外感风邪、鼻塞严重的过敏性鼻炎及鼻窦炎
	鼻炎片	清热解毒，宣肺通窍，消肿止痛	用于风邪蕴肺所致的急、慢性鼻炎、过敏性鼻炎

孩子患了过敏性鼻炎，家长怎么护理

过敏性鼻炎受外环境影响较大，症状易反复，所以，除了及时治疗外，家长的精心护理对缓解患儿的鼻炎症状也至关重要。

搞好家居卫生，尽量减少室内过敏原

孩子的卧室最好在阳面，采光好，经常接受阳光照射，可以防潮、防霉，也能减少有害细菌的滋生。床上用品、墙壁、地板、桌椅、窗帘、空调等都要保持干净卫生，清扫时要避免尘土飞扬。尽量不在室内摆放植物，尤其是花粉多、香味浓郁的花卉。

如果不得已必须出门，也一定要给孩子做好防护措施，戴上口罩等，这样能使病情得到快速有效地控制。

留心孩子的饮食，避免致敏食物

孩子患了过敏性鼻炎，家长要特别留心孩子的饮食，要尽量避免给孩子食用含有大量异体蛋白、有可能引起过敏的食物，如海鱼、海虾、鸡蛋等食物，饮食不要过于油腻，少喝含糖饮料。

患儿鼻塞严重时，用鹅不食草塞鼻来缓解

过敏性鼻炎患儿鼻塞严重时，只能张口呼吸，家长看着都很难受。这里教给大家一个简单有效的方法来缓解鼻塞症状，就是用鹅不食草塞鼻。

方法：取鹅不食草30克，研成细粉末；将棉球浸湿，拧干，铺开，包少许药粉，再卷成细条，塞入孩子鼻孔，20~30分钟后取出，每日1次。

功效：祛风散寒，通利鼻窍，解毒消肿，缓解鼻塞、流涕症状。

注意：家长塞棉条的时候不能塞得太深，以免对孩子鼻腔造成损伤。

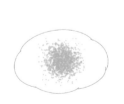

包少许药粉

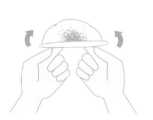

卷成细棉条

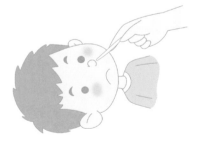

将棉条塞入鼻孔

锻炼身体，常做鼻保健操

◎ 让孩子多锻炼身体，可以增强体质，提高抵抗力，减少过敏性鼻炎的发作。

◎ 让孩子用冷水洗脸，有助于增加局部血液循环，保持鼻腔呼吸道通畅。

◎ 让孩子常做做鼻保健操，方法是：用两手拇指侧缘，在鼻背两侧作上下摩擦，每次擦至局部皮肤有温热感觉为止，每日早晚各1次，长期坚持，对缓解疾病大有帮助。

按摩迎香、印堂、上星穴，缓解过敏性鼻炎

穴位按摩对缓解过敏性鼻炎鼻塞、流涕等症状也有不错的效果，家长可每天给孩子按摩，大点儿的孩子可让他自己按摩。

选穴定位

迎香穴：在面部，鼻翼外侧缘中点旁0.5寸，鼻唇沟中。

鼻通穴：又名上迎香，在鼻孔两侧，鼻唇沟上端尽处。

上星穴：位于人体的头部，当前发际正中直上1寸。

按摩方法

孩子坐姿，让孩子用自己双手的食指或中指指腹按揉两侧的迎香穴，先顺时针按揉1分钟，再逆时针按揉1分钟；再让孩子用自己双手食指关节来顶按两侧的鼻通穴1~2分钟；然后家长一手扶住孩子的头部，用另一手拇指指端按住孩子的上星穴，稍用力点按，每次1~2分钟。如果孩子太小，自己不会按摩，家长可帮孩子按摩。

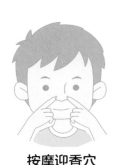

按摩迎香穴

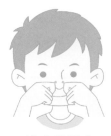

按摩鼻通穴

按摩上星穴

哮喘

哮喘，就是一种慢性气管发炎，有句话叫：内不治喘，外不治癣，这意味着哮喘是比较难治的病症。它不发作的时候，没有什么症状，患儿和正常孩子一样，很容易让家长掉以轻心。可就在你不把它当回事儿的时候，一点点风吹草动又会让它爆发，让人招架不住。所以，家长一定要时刻警惕，掌握有关哮喘治疗、护理的知识，减少哮喘的发作。

病例回放

萌萌6岁，一直都很健康，自从搬进刚装修好的新家，就开始咳嗽，还总感觉憋气，家长带他到医院去了好几次，吃了很多消炎药、止咳药，都不见效。最后才确诊，原来孩子是患了哮喘。家长不理解，好好的孩子怎么就得了哮喘呢？

为什么孩子容易得哮喘

哮喘多在婴幼儿时期就会发病，而且近年来，儿童哮喘的发病率还在逐年上升。为什么小孩子这么容易得哮喘呢？

◎ 从中医角度来讲，小儿脏腑娇嫩，脾、肺、肾不足，抵抗力差，容易受外邪侵袭而诱发哮喘。

◎ 从西医角度来说，一部分儿童哮喘是遗传自父母，另一部分则是因为儿童的身体尚未发育成熟，上呼吸道的管腔较细，而且体内的免疫球蛋白A（IgA）含量低（一般到12岁左右才能达到正常成人的含量），有过敏家族史的婴儿IgA含量就更少了，当遇到过敏原刺激时，呼吸道抵抗力差，就容易诱发哮喘。

总之，孩子得哮喘的原因就是抵抗力差，免疫系统不成熟，所以，建议家长们在日常生活中多留心，避免那些容易刺激孩子，引发哮喘的危险因素。

注意啦！

3岁以下的婴幼儿，有3次以上类似气喘发作的现象，且以前曾患过湿疹、皮肤过敏、过敏性鼻炎等过敏性疾病，若同时父母有哮喘或慢性气管炎病，就可以诊断为婴幼儿哮喘。

哮喘的诱发因素有哪些

哮喘的病因主要有两个：一是家族遗传和过敏史，二是受环境的影响。前者是很难改变的，所以，我们只能尽力改善后者来预防小儿哮喘发作。那环境中都有哪些因素会引发小儿哮喘呢？

诱发因素	病因分析	预防措施
呼吸道感染	感冒、支气管炎、肺炎等呼吸系统疾病，如果治疗不及时或者反复感染就可能会引发哮喘	注意预防孩子感冒，并积极治疗，保持上呼吸道健康
吸入性过敏原	如尘螨、动物毛屑、花粉、真菌、粉尘、刺激性气味等，它们通过呼吸进入孩子体内引起哮喘发作	做好家居卫生，可以使用空气净化器来改善室内空气质量；出门时，让孩子戴上口罩，做好防护措施
食物过敏	几乎所有食物都有引发哮喘的可能，且以婴儿期为常见，食物过敏出现越早、持续时间越长的婴幼儿，以后发生哮喘的概率越大	家长在生活中仔细观察，找出引起过敏的食物，并严格控制孩子不再食入过敏食物
气候变化	孩子对气候变化很敏感，如果气温突然变冷或气压降低，就可能会刺激呼吸道而诱发哮喘	注意给孩子保暖，尽可能地避免气候因素对孩子的影响
运动过度	剧烈运动会导致急性气道狭窄和气道阻力增高而引发哮喘	制订一个符合孩子情况的运动计划，运动要适度
过度的情绪变化	大哭、大笑、激怒、恐惧等过度的情绪变化都可能会引起哮喘发作；哮喘一旦发作患儿本身又会出现焦虑、抑郁、沮丧的情绪，从而促使哮喘发作更为频繁，形成恶性循环	给孩子创造良好的家庭环境，避免不必要的精神刺激和负担；哮喘患儿若出现心理问题，应及时进行心理疏导和治疗
药物因素	几乎所有药物都可能引起哮喘，包括各种抗生素、维生素、退热药、阿司匹林、保健品、注射药、中药、外用药、麻醉药等	给孩子服药一定要谨遵医嘱

孩子得了哮喘如何就医

如果怀疑孩子患了哮喘，家长要立即带孩子到医院确诊，若医院分科比较细的话可以挂哮喘科，但是如果没有的话就只能挂呼吸内科了。一般患儿要进行以下检查：

检查项目	目的意义
过敏原检测	判断相关的过敏原
免疫球蛋白E（IgE）	IgE在血清中含量过高，常提示遗传过敏体质或I型变态反应的存在
肺功能	检测呼吸道的通畅程度、肺容量的大小，用于评估病情的严重程度和哮喘的控制情况
血常规	发作时有嗜酸性粒细胞增多，合并感染时白细胞总数及中性粒细胞增多
胸部X线	判断肺部感染程度及有无并发症的存在

西医、中医是怎么治疗哮喘的

哮喘是一种很顽固的疾病，去不了根，所以，哮喘治疗的基本原则就是减少哮喘发生的频率和严重程度，保证孩子能够正常活动和上学。在治疗方法上，中西医是不一样的，大家一起来了解一下。

西医：哮喘急性发作期，吸入药物可快速缓解症状

哮喘急性发作期是指突然出现的喘息、呼吸困难、胸闷或咳嗽，常是在夜间或接触过敏原和各种激发因素后突然发作的。这时患儿症状比较严重，处境比较危险，所以，此时治疗的关键是终止哮喘发作，快速缓解症状，使其对小气道造成的破坏作用降到最低。而效果最快的方法就是吸入哮喘药物来解除哮喘的发作，常用的有两大类：

哮喘药物种类	临床作用	注意	常用药物
β₂受体激动剂	是哮喘急性发作时的首选药物，通过舒张气道的平滑肌而开放气道，能够快速缓解哮喘症状，可在3~5分钟内起效，药效持续约4小时，属于急救药物	家长或患儿应随时携带，必要时可用，但一天内不应超过4次，对于反应欠佳的患儿可加入抗胆碱能药物联合治疗，能起到较好的缓解效果	万托林、可必特等
糖皮质激素	可减轻和预防气道炎症，降低哮喘的发生频率，给药后3~4小时就可以看到症状明显缓解	最好给孩子使用吸入激素，能让药物更有效地到达气道，发挥局部抗炎的作用，而且进入身体的药量少，不良反应少，安全性高	普米克都保、普米克气雾剂等

那么，吸入剂怎么使用呢？这里我就以应用最普遍的定量气雾剂为例，给大家介绍一下：

1. 开盖，使用前轻轻来回摇晃气雾罐，使之混匀。

2. 尽可能呼出肺内空气后，将喷嘴放入口中，紧紧含住。

3. 以拇指和食指用力按下气雾罐并缓慢地深吸气，最好大于5秒钟。

4. 尽量屏住呼吸10秒钟，使药物充分分布到下气道，然后再慢慢呼气。

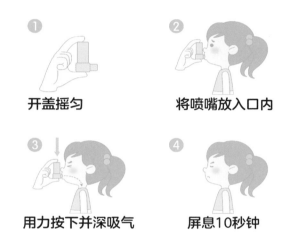

开盖摇匀　　　　　　　　将喷嘴放入口内

用力按下并深吸气　　　　屏息10秒钟

中医：哮喘缓解期，巩固治疗效果防复发

经常有家长问我，孩子的哮喘症状减轻了，是不是就可以停止用药了？答案是不可以，因为哮喘是一种气道慢性炎症性疾病，需要系统的、长期的治疗。在哮喘的缓解期，建议大家用一些中医方法来巩固治疗效果，减少哮喘的发作次数。

三伏贴

中医认为哮喘患者往往体质虚寒，阳气不足，所以在夏季三伏阳气最盛的时候，在一些人体特定穴位上贴上膏药，以鼓舞体内的阳气，驱风祛寒，防止哮喘复发。

选取穴位：

定喘穴：在背上部，第7颈椎棘突下，旁开0.5寸处，是止咳平喘的特效穴。

肺腧穴：在背部，第3胸椎棘突下，旁开1.5寸处，是治肺脏疾病的要穴。

足三里：位于孩子小腿前外侧，犊鼻穴下3寸，胫骨前缘约1横指（中指）处，是强壮脾胃的要穴。

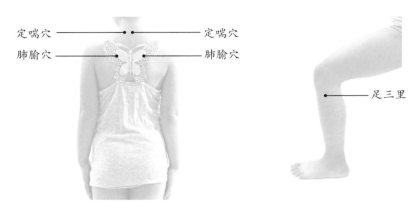

定喘穴　　　　　　　定喘穴
肺腧穴　　　　　　　肺腧穴
　　　　　　　　　　足三里

操作方法：将三伏贴的保护纸撕掉，将中间的膏药对准穴位，平整地贴好。贴敷2～3小时后揭下即可。

📢 **注意啦**！

三伏贴适宜2岁以上的哮喘患儿使用，而且最好连续贴敷6年，才能收到益肺健脾的功效，达到预防哮喘复发的目的。

药枕法

方法：取适量艾叶（根据孩子的个人情况而定），做成小药枕，让孩子枕着睡觉即可。

功效：艾叶中含有艾叶油，其中有疏解支气管痉挛的成分，孩子长期枕着艾叶枕睡觉，可起到止咳平喘的作用。

敷脐法

方法：取黄芪、防风、五味子各10克，一起研磨成细粉末，过筛，用姜汁调和成糊状，贴敷于肚脐及其周围，外用纱布覆盖，胶布固定即可。每2日换药1次。

功效：黄芪可益气固表，防风解表祛风止痉，五味子补肺益气，通过贴敷肚脐，可使药效更快地被吸收，并发挥作用，尤其适宜脾肺气虚的哮喘患儿。

孩子得了哮喘，家长要怎么护理

哮喘是一种发作性疾病，很难彻底治愈，所以家长做好日常的护理非常重要，护理得当，病情就恢复得快，也不容易复发。

做好家居卫生

可以让孩子尽可能地避开过敏原，这一点对哮喘患儿来说是非常关键的，家长打扫卫生时应尽量做得细致些。

生活有规律

这对哮喘病情的调养和控制非常重要，比如让孩子保证充足的睡眠（一般为10～12小时），白天最好午睡1小时；不偏食，不挑食；及时刷牙、漱口等。家长可以和孩子一起制订生活日程表，然后督促孩子执行。

调整饮食

避免食用那些容易引起过敏的食物，如牛奶、鸡蛋、花生、海鲜等；多吃具有化痰清肺、止咳平喘作用的食物，如白萝卜、冬瓜、丝瓜、梨、柚子等；哮喘发作时，少吃胀气及难消化的食物，如豆类、土豆、红薯等，以防加重呼吸困难。

做呼吸训练

如腹式呼吸、吹哨子、吹气球、大声唱歌等，可以改善肺部的换气功能与血液循环，当哮喘发作时，有助于减轻支气管痉挛，缓解喘息症状。

安抚患儿心理

多数哮喘患儿都存在一定的心理障碍，如焦虑、抑郁、沮丧、恐惧等，而这些坏情绪又会加重哮喘。因此，家长不要批评或训斥孩子，要想办法消除孩子的负面心理，引导孩子乐观积极向上，让孩子培养一些爱好，像唱歌、跳舞、弹琴、画画等，有助于放松情绪，稳定病情。

记好哮喘日记

要尽可能地详细，比如孩子每次哮喘发作的时间、地点、轻重程度、症状、当天的饮食、运动、天气、环境、接触物以及孩子当时的情绪或其他特殊事件等都要记录下来。然后逐步总结经验，找出与哮喘发作有关的因素，并避免孩子接触这些因素，可有效预防哮喘发作。

湿疹

湿疹是一种过敏性疾病，也叫特异性皮炎，在婴儿时期最为常见，所以湿疹又俗称"奶癣"或"胎敛疮"。很多孩子都是在出生后2~3个月开始发生湿疹，所以，门诊中很多来看湿疹的患儿都很小。湿疹典型的症状就是瘙痒，给孩子带来很大的痛苦，所以，家长们要了解引起湿疹的原因，并做好预防和护理，及时就医，及早治疗。

病例回放

天天3个月了，最近身上起了很多小疹子，妈妈以为是普通的皮炎，就给孩子涂了点药膏，过几天好了些，但一停药就又起了。孩子不舒服，哭闹不安，身上痒总想用手抓，家人没办法带他来医院就诊，确诊为湿疹。

什么原因导致的湿疹

很多家长向我反映，为什么孩子的湿疹总是反反复复，不能彻底治好吗？其实是可以治好的，但前提是需要找到原因。引发婴儿湿疹的原因比较复杂，遗传因素、过敏体质、胃肠功能紊乱等都可能引发湿疹，此外，一些外部的过敏原也是导致婴儿湿疹的重要原因：

◎ 食物过敏：对婴幼儿来说，食物过敏和湿疹往往是同时存在的，特别是那些对鸡蛋、牛奶都过敏的孩子，湿疹常常更加严重。

◎ 吸入性过敏：花粉、尘螨、霉菌、二手烟以及动物的毛屑、分泌物等，都容易刺激小孩子脆弱的免疫系统，引发湿疹。

◎ 环境因素：干燥、寒冷、炎热等环境的刺激，使皮肤变得干燥、敏感，引发湿疹。

◎ 接触性过敏原：与孩子皮肤直接接触的一些物质，比如肥皂、沐浴露、人造织物、人造革品以及与衣物有关的印染剂、洗衣液、防蛀剂等，都会对孩子皮肤造成刺激，诱发湿疹。

◎ 护理不当：给孩子穿得很多、很厚，给孩子洗澡、抓痒的方法不对等，也会诱发或加重湿疹。

孩子得了湿疹如何就医和治疗

如果怀疑孩子患了湿疹，家长可带孩子到儿童医院皮肤科或变态反应科就诊，一般不需要做什么检查，医生可根据有无家族过敏史和孩子皮疹的症状表现就做出诊断。有时候医生也会要求做过敏原测试，来判断导致孩子湿疹的过敏原。

如果孩子确诊为湿疹，那就要赶紧治疗了，轻症湿疹比较容易治愈。相反，如果治疗不当或耽误治疗，会使病情反复发作，且容易发展为慢性湿疹，并一直持续到幼儿期。那么，婴儿湿疹要怎么治呢？

西医：根据患儿病情针对性用药

西医治疗婴儿湿疹的药物主要是外用药物，根据患儿不同病期的症状表现选用溶液、洗剂或软膏进行湿敷或外涂，可起到收敛、消炎、止痒的作用。

湿疹分期	主要症状	治疗方法
急性期	剧烈瘙痒，小米粒大小的丘疹、丘疱疹或小水疱，可有点状或小片状糜烂、渗液及结痂，皮损边界不清；可并发感染，形成脓疱	1. 先用3%硼酸溶液冷敷：将干净的纱布或小毛巾在3%硼酸溶液中浸透，拧干后敷在患处。每次20~30分钟，每天3次 2. 冷敷后，在患处外涂氧化锌软膏或1%氯霉素氧化锌油
亚急性期	由急性期演变或治疗不当形成，皮损以红色丘疹、斑丘疹、鳞屑或结痂为主，间有少数丘疱疹、水疱及糜烂渗液；痒感较急性期稍有减轻，但会持续很长时间	1. 可给孩子外涂一些不良反应相对较小的激素类药膏，如1%氢化可的松软膏、百多邦等 2. 如果皮肤还有糜烂，可用3%硼酸溶液外洗
慢性期	因急性期和亚急性期反复发作不愈而形成，皮损为暗红或棕红色斑或斑丘疹，稍有增厚，表面有少量鳞屑、抓痕和血痂	1. 可给患儿外用肤轻松 2. 粗糙、肥厚的湿疹患儿，可用糠馏油软膏外敷，每1~2天敷1次，待皮疹变薄后再予以激素软膏

中医：内调外治健脾除湿热

在中医看来，湿疹是由于孩子感受了风湿热邪所致，所以，中医对湿疹的治疗主要以健脾、祛风、除湿、清热为原则。

饮食调养

1. 饮食宜清淡，在湿疹急性发作期，尽量避免进食牛奶、鸡蛋、海鲜、牛羊肉等容易引起过敏食物。母乳喂养的孩子，妈妈也不宜吃这些食物，以及烟酒、辛辣、油腻食物。

2. 多给孩子吃些具有健脾除湿、清热利湿作用的食物，如扁豆、薏米、红豆、马齿苋、冬瓜、绿豆、荷叶、荸荠、苦瓜、丝瓜等。

推荐食疗方　薏米红豆玉米须粥

材料　薏米、红豆各50克，玉米须20克。

做法　将薏米、红豆分别洗净，放入清水中浸泡4小时；玉米须洗净，放入砂锅中煎水取汁；将泡好的薏米、红豆放入药汁中，一同煮成粥即可。

功效　薏米、红豆都有健脾、利湿的作用，玉米须能清热、利尿，每天给患儿喝一碗这个粥，就能健脾益气、清热祛湿，有效缓解湿疹症状。

注意　如果孩子对豆类过敏，则不宜食用。

中医外治法　外洗法

1. 马齿苋30克，水煎取汁，凉凉后用6～7层纱布浸汁，稍拧，然后敷于皮损上，每5分钟重复1次，每次15分钟，每日2到3次。可清热利湿、凉血解毒，对于急性湿疹渗水较多的患儿尤其适宜。

2. 取苦参、荆芥、生地榆、白鲜皮、防风、蛇床子、黄柏、地肤子等各适量，水煎后，外洗或湿敷患处。每日2~3次，具有清热解毒、祛风燥湿、凉血止痒的作用，适用于婴儿亚急性或慢性湿疹。

孩子得了湿疹，家长怎么护理

对婴儿湿疹来说，不管用什么药治疗，大多都只能缓解症状，一不小心很容易复发，所以，家长们的居家护理就显得尤为重要了。

适宜的居室环境

居室环境上要求温湿度适宜，夏季要通风凉爽，冬季要保暖防干燥。家长打扫卫生时最好是使用湿抹布或湿拖把清扫，避免灰尘飘扬。家里不要养带毛的宠物，以减少过敏原。

正确处理湿疹部位

湿疹部位结痂后，可涂上鱼肝油使结痂软化慢慢脱落，切忌硬性揭下痂皮而使孩子皮肤损伤；孩子的皮损消失后，仍然需要继续用药进行巩固治疗，降低复发率，所以家长要记住孩子长湿疹的部位。

注意孩子个人卫生

给孩子勤洗手，早晚洗脸，天气炎热时每天给孩子洗一次澡，但干燥季节不可过于频繁，每周1~2次为宜。给孩子洗脸、洗澡时，应用温水轻轻擦洗。洗完，要用干净柔软的毛巾轻轻擦干水分，然后在湿疹部位涂抹医生开的药膏，没有皮损的地方也要涂上护肤乳液。汗液会刺激皮肤，导致湿疹复发，夏天出汗多时，应及时给孩子擦汗，换上干净的衣服。

注意孩子的衣物

给孩子准备的衣物最好是纯棉的，要宽松、轻软、透气性好、吸湿性好，切忌给患儿穿用丝、毛及化纤制品，因为这些面料容易刺激皮肤，加重过敏反应。孩子的衣物、被褥要勤换洗，尿湿后要及时更换，尽量少用或不用纸尿裤。给孩子清洗衣物时，要选择碱性弱、刺激性小的肥皂或洗衣液，最好是手洗，尽量漂洗干净，减少化学品残留。

防止孩子抓挠

"看"好孩子，一看到他抓挠就立即阻止；勤给孩子剪指甲，让孩子勤洗手。一旦发现孩子抓挠，应立即让孩子用洗手液清洗干净双手，爸妈也要用生理盐水给孩子抓挠的部位进行清洗，再用柔软的毛巾或手帕蘸干水分，最后给孩子涂抹上医生开的药物以预防感染。

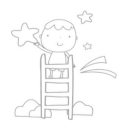

尿布疹

尿布疹，也叫尿布皮炎，多发生于婴儿的臀部、阴部及大腿内侧，老百姓也管它叫"红屁股"。主要是婴儿尿布更换不勤或洗涤不干净，尿液或洗涤剂长时间接触、刺激孩子皮肤导致的，另外，尿布质地较硬、劣质纸尿裤等也会引发孩子的局部皮炎。

尿布疹主要的临床表现就是在尿布部位发生边界清楚的大片红斑、丘疹或糜烂渗液，甚至继发细菌或念珠菌感染。严重者，特别是营养不良的慢性腹泻婴儿，可发生皮肤溃疡。被皮炎折磨的孩子特别爱哭闹，烦躁不安，睡不踏实。

病例回放

莹莹前些天拉肚子，每天要排好多次水样大便，这两天不拉肚子了，可小屁屁又痒又红，很不舒服，莹莹哭闹不止，寝食不安，妈妈很着急，怎么才能让讨厌的尿布疹走开？

孩子患了尿布疹如何就医和治疗

孩子患了尿布疹，家长可带孩子到正规医院的儿科就诊，一般根据典型的尿布覆盖区域的皮疹就可以诊断，不需要做其他检查。治疗时，要根据患儿皮损程度，选择适宜的方法及外用药物。

皮损程度	症状表现	治疗方法
轻度	皮损部位只是发红了，或者出了一些小疹子，没有出现水肿、破损、渗液等症状	把患处清洗干净，用紫草膏、5%鞣酸软膏或氧化锌软膏涂抹患处，每日3~4次，连续用药7~10天，若没有好转，则应立即带孩子就医
中度	皮损部位红肿比较明显，但还没有渗液，没有出现糜烂面	可用炉甘石洗剂涂抹患处：摇匀药液，家长用棉签蘸取适量药剂涂于患儿皮损部位，每天日2~3次
重度	皮损部位出现严重的水肿，且有糜烂面、渗液	用3%硼酸溶液来湿敷，每次敷30分钟，每天敷2~3次。但如果患儿皮损面积较大，则不宜使用
亚急性或慢性期	皮疹通常以丘疹、鳞屑、结痂为主	可外用激素类药膏，如丙酸倍氯美松、丁酸氢化可的松等

怎么做才能预防尿布疹？

家长提问

刘医师解答

预防尿布疹的关键是保持孩子臀部皮肤的干爽。在孩子排便后，用温水洗净臀部，用柔软的干纸巾或软布吸干局部水分。如果是用湿纸巾擦拭，一定不要太用力，以免使局部皮肤破损。也不要急于给孩子换上新尿布或纸尿裤，待臀部皮肤干爽，再涂上一些含有氧化锌的护臀霜，以避免下次排便时粪便对臀部皮肤的刺激，起到预防尿布疹的目的。

孩子患了尿布疹，家长怎么护理

孩子患了尿布疹，防治和护理的关键在于保持小屁屁的清洁和干燥，家长需要这样做：

◎ 要为孩子选择柔软、干净、透气的尿布或者优质的纸尿裤，切忌给孩子用劣质的纸尿裤，或者过硬过厚或没洗干净的尿布。

◎ 尽量减少孩子用尿布和纸尿裤的时间，如果用的话，每2~4小时要更换一次，夜间也要更换。如果孩子腹泻了，还要增加更换的次数。

◎ 每次换尿布时，都要彻底清洗孩子的臀部和外阴等区域。仅用手纸或湿巾擦是不够的，一定要用软布或棉球蘸着温水清洗干净，洗完后，用柔软的毛巾把水吸干，千万不要来回擦。

◎ 最好让孩子光着小屁股睡觉或玩耍，因为直接接触空气有利于促进尿布皮炎的恢复。

◎ 尽量避免孩子搔抓患处，也不能用热水敷患处，因为不管是抓挠还是热水敷，都会使红肿加重，渗透液增多，加重病情。如果孩子实在很痒，家长可用冷毛巾适当冷敷一下，缓解痒感。

注意啦!

防止细菌或真菌在孩子尿布皮损区域的滋生感染，对防止尿布疹病情加重非常重要，而现在市场上常见的护臀霜并不具备此类功效，建议家长不要给有皮损的孩子使用。

幼儿急疹

幼儿急疹也称玫瑰疹，是由病毒引起的急性发热出疹性疾病，也是婴幼儿时期常见的出疹性传染病，中医称为奶疹，其典型症状是热退疹出。发病人群以6个月~2岁的婴幼儿为主，1岁以下婴儿最多。但孩子发生幼儿急疹后，一般都能获得持久免疫力，很少二次患病。

了解幼儿急疹的发病过程

孩子感染幼儿急疹后，最初的症状与感冒类似，所以家长们常常像右侧病例回放中嘉嘉妈妈那样，给孩子吃感冒药。那怎么避免这种情况发生呢？那就需要家长了解幼儿急疹的发病过程：

潜伏期	⟹	孩子感染人类疱疹病毒，潜伏期一般为1~2月
发热期	⟹	突起高热，最高可达39~40℃，持续3~5天，同时伴随惊厥、烦躁、咳嗽、呕吐、腹泻、咽部扁桃体轻度充血等症状
出疹期	⟹	病程第3~5天体温骤然退至正常，同时或稍后出现玫瑰红色斑疹或斑丘疹，压之褪色，很少融合。疹开始出现在前胸、后背，很快波及全身，腰部及臀部较多
退疹期	⟹	皮疹持续1~2天，很快消退，无色素沉着，也不脱皮

发生幼儿急诊，家长需要做什么

幼儿急疹是典型的热退疹出，基本上不需要特殊的治疗就能自愈，家长只要注意退热和日常护理就可以了。

积极退热

孩子出疹前会发高烧，所以，家长要注意给孩子积极退热，主要以物理降温为主，如给孩子用温水擦浴等，当孩子体温超过38.5℃时，可以按医嘱给予退烧药，避免孩子因突然高热而导致抽搐或惊厥。如果高热不退，应立即就医。这里给大家推荐一个中药退热浴方，退热效果也不错，还没有不良反应。

中药退热浴方

配方：柴胡15克、葛根20克、防风15克、川芎20克、薄荷10克（后下）、芦根20克、荆芥15克、连翘10克。

做法：水煎2次，去渣取汁，将药液对入温水中给患儿泡澡，每次20分钟为宜。一般2～3付可愈。

多补水，吃清淡易消化的饮食

孩子在高热期间会损失大量的水分，家长应该让孩子多喝温开水或蔬果汁，以利出汗和排尿，促进毒素排出。饮食上要以清淡为主，如牛奶、米汤、粥以及面条等易消化的饮食，避免进食辛辣刺激的食物。

注意皮疹的护理

孩子皮肤娇嫩，出疹时要注意保持皮肤的清洁、干燥，如果孩子出汗多，要及时给孩子擦干身上的汗渍并换上干净的衣物，以防止孩子着凉。还要注意选择宽松透气的纯棉内衣和舒适的纸尿裤，以减少衣物对皮疹的刺激。

让孩子注意休息，减少外出

家长要给孩子营造良好的休息环境，保证孩子充分休息，居室要经常开窗通风，保持空气新鲜。另外，发热期间尽量不要带孩子外出，因为这时孩子的抵抗力很弱，容易感染外邪，加重病情。

小儿常见意外伤害的紧急处置法

呼吸困难或心脏骤停时如何急救

家长如果发现孩子呼吸极其微弱或没有呼吸，心跳停止，第一件事就是要打120叫救护车。在救护车来之前，需要立即进行心脏复苏，使孩子恢复呼吸和脉搏的跳动。

1. 松开衣领：将患儿脖子周围和手腕处的衣扣松开，让患儿平卧，如果出现呕吐，要迅速将头搬向一侧，防止呕吐物误吸到气道，引起窒息。

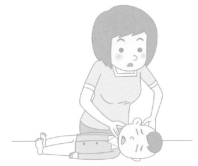

2. 判断自主呼吸：细心观察患儿的呼吸情况，看胸部有无起伏，也可用耳朵贴在他的口鼻处去感觉他的呼吸。

解开患儿衣领、袖口，将其头偏向一侧

3. 检查脉搏：把食指、中指轻轻地放在患儿颈部一侧，触摸颈动脉的搏动。

4. 进行胸外心脏按压：患儿平卧，家长站或跪在患儿一侧，用一手的手掌贴于心前区（胸骨下1/3交界处），然后用掌根部有节奏地以冲击动作垂直向下按压患儿胸骨，使其下陷2~3厘米后放松，让胸部自行弹起。如果患儿是婴儿，家长可

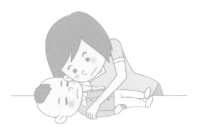

用耳朵感受患儿的呼吸状况

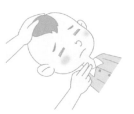

检查颈动脉的搏动

将中指和无名指并拢，按压患儿的心前区。如此反复，有节奏地按压，每分钟60次以上，按下和松开的时间必须相等。当感觉患儿的脉搏恢复后，表明心肺复苏成功。

5. 开放气道：家长一手按住患儿额头向下压，另一手托起其下巴向上抬，标准是下颌与耳垂的连线垂直于地平线，这样就说明气道已经被打开。

6. 口对口人工呼吸：家长一手捏住患儿鼻子，深呼吸，屏气，迅速用嘴包住患儿的嘴，快速将气体吹入，可在患儿嘴上放一薄手绢或纱布。然后观察患儿的胸廓起伏，气吹完后，松开捏着鼻子的手，让气体呼出，这样就是完成了一次呼吸过程，每分钟吹气12~15次。

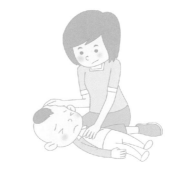

1岁以上孩子用单手进行胸外心脏按压

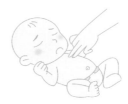

婴儿用中指、无名指进行胸外心脏按压

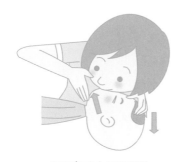

口对口人工呼吸

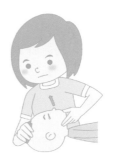

开放气道

 注意啦!

　　胸部外心脏按压与人工呼吸的比率为30:2，即每按压30次做2次人工呼吸。重复检查患儿的脉搏，每隔5分钟检查一次，若检查时仍然没有脉搏，则继续进行心肺复苏术，若有脉搏跳动，则检查患者的呼吸。无呼吸时继续采取人工呼吸，有呼吸后则采取复苏姿势（即开放气道的姿势），直到救护车到达。

孩子呼吸道进入异物，怎么办

根据临床统计，3岁以内婴幼儿出现的意外伤害40%是由呼吸道进入异物引起的。因为这阶段的孩子咀嚼能力不强，又非常喜欢将一切物品放入口内、喜欢啃咬硬物。当孩子跑、跳、哭、笑等情绪激动、需要大口吸气的时候，很可能将小块的食物或物品吸入呼吸道，造成危险。所以，家长给孩子喂食的时候要小心，不要让孩子口含食物乱跑或哭笑，3岁以内不要给孩子吃果冻、口香糖等胶状食物，也不要让孩子吃整颗的花生、杏仁、开心果等。

这些物品都可能引起异物窒息

食品：果冻、口香糖、花生、瓜子、松子、开心果、豆类、玉米粒、鱼刺、肉骨头、糖块（豆）等。

小物品：塑料笔帽、小橡皮、小玩具、硬币、小纽扣、别针、纽扣电池、图钉等。

如果发现孩子的呼吸道进入异物，孩子还能呼吸、讲话、咳嗽或哭闹，应立即带孩子去附近的医院，千万不要用手指去清除孩子喉中的异物，或者自作主张拍背，否则有可能会使异物向下进入得更深，造成进一步的梗阻或者损伤。

如果孩子呼吸困难，不能讲话，面色和唇色发紫，则需要立即实施海姆立克急救法进行急救。

1岁以下婴儿的急救法

5次拍背法

【**方法**】将孩子俯卧在你的膝盖或前臂上，保持头低脚高位，掌根部在其背部肩胛骨之间叩击，每5次叩击为一组，共做3~5组，迫使异物排出。

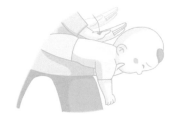

如果孩子呼吸情况没有改善，改用5次胸部冲击法

【**方法**】让孩子仰卧于家长的前臂，头低位，食指、中指并拢，迅速冲击孩

子双乳头连线中点下方，每5次为一组，共做
3~5组。

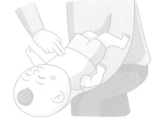

1岁以上幼儿用海氏腹部冲击法

立位腹部冲击法——清醒的幼儿

【方法】孩子站立，头部略低，嘴要张开；家长
站或跪在患儿（大孩子）背后[或者家长坐在椅子上，患儿骑坐在家长的腿上
（小幼儿）]家长手臂直接从患儿的腋下环抱其躯干，一只手握拳放于肚脐以
上、胸骨以下，另一只手握住握拳之手，急速冲击性地向内上方压迫其腹部，有
节奏且有力地反复进行，通过形成的气流把异物冲出。

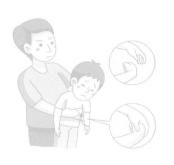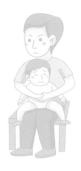

仰卧位腹部冲击法——昏迷的幼儿

【方法】将患儿平卧，家长面对患儿，两腿分
开跪在孩子大腿外侧地面上，双手叠放，用手掌根
顶住腹部（肚脐稍上），快速地、冲击性地、向内
上方冲击患儿的腹部，反复5次，然后打开下颌，
如异物已被冲出，迅速掏出清理，如果异物没有冲
出，则继续进行冲击，直到异物排出。

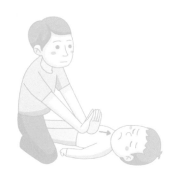

 注意啦!

若以上方法无效，应立即将患儿送医院，医生会根据病情施行喉镜或气管镜
下取出异物，切不可拖延。如果患儿发生心跳停止，则要进行心肺复苏的处理。

孩子误服药物或毒物怎么办

如果家里的药品或有毒物品没放好，就有可能被孩子误服。家长如果发现药物被动过，或是孩子表现出中毒的症状，比如昏昏欲睡、嘴唇有灼伤、异常流口水、呕吐等，要及时采取正确有效的方法来降低药物或毒物的危害。

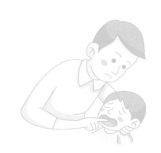

催吐方法

首先，弄清孩子误服的是什么，毒性和危害的强度有多大。如果搞不清楚，就要将装药品或毒物的瓶子及小孩呕吐物一同带往医院检查。

其次，分情况现场处理：

具体情况	家长怎么处理	注意
误服的是一般性药物，而且剂量较少	让孩子多喝水，多排尿，让药物尽快排出体外	密切观察孩子的情况，发现情况不好，立即送医
吃下的药物剂量大，或有毒性	立即催吐，然后送医。催吐方法：给孩子喝半杯清水，家长一手扶住孩子后颈，另一手用手指或勺柄按压孩子舌后根部，使其吐出来	催吐要尽快进行，催吐越快，效果越好；吐出来的东西留存，带去医院做毒物鉴定
误服了强碱性药物	给孩子喝柠檬汁、食醋、橘汁等来弱化碱性，然后尽快送医	
误服酸性很强的毒物，如洁厕灵等	给孩子服用牛奶、生鸡蛋清等可减轻对消化道的腐蚀，然后尽快送医	不可催吐，以免灼伤食管和咽喉
误服碘酒或来苏水等有强烈刺激和腐蚀作用的药物	让孩子喝一些米汤、面汤等含淀粉的液体，减轻对胃黏膜的损伤，然后尽快送医	
误服有机磷农药	可让孩子先喝下肥皂水解毒，再反复催吐，然后送医急救	孩子的呼气中闻到大蒜味就是误服了农药
已昏迷，或误服汽油、煤油等石油产品的患儿	立即送医	不可喂水，不能进行催吐，以防窒息的发生

孩子被烧伤或烫伤，家长要怎么处理

据统计，2/3的儿童烧烫伤都发生在家中，弄翻热水、热食物，是造成烫伤的主要原因。可以说很多烧烫伤事件都是由于家长疏于照顾所致。

如果孩子在家中不慎被烧烫伤，家长该怎么办呢？请牢记以下五步急救法，尽量把孩子的伤情降到最低。

Step1 立即用冷水冲洗局部30分钟

如果孩子是小的烧烫伤，家长要迅速将孩子的受伤部位用流动冷水冲洗30分钟左右，以便快速降低皮肤表面热度，尽可能减轻损伤。

Step2 脱去烫伤部位的衣物

充分冲洗后，如果烫伤部位有衣物，要轻轻地脱下，必要时用剪刀剪开衣物。如果衣物和皮肤已经严重粘连，就不要硬脱，可暂时保留粘住部分，尽量避免将水疱弄破，引起继发感染。

Step3 将烫伤部位用冷水浸泡30分钟

在去除伤口处衣物后，将烫伤部位继续于冷水中浸泡30分钟，可以缓解疼痛。此时切忌不要用冰块。

Step4 用干净的无菌纱布覆盖局部

充分浸泡后，家长可用干净的无菌纱布覆盖孩子的烧烫伤部位，以保持伤口清洁，减少感染。

Step5 及时送医

小的烧烫伤可以在家自行处理，但较为严重的烫伤，在完成前四个步骤后必须及时送医处理。

孩子外伤出血如何处理

孩子活泼好动，自我保护意识又不强，所以出现擦伤、割伤、刺伤等外伤的频率就特别高。如果出血严重，要迅速压迫伤口止血，然后送医。如果不是很严重，家长可先自行处理，只要止血外加预防感染就可以了。下面就给家长说一下几种常见轻度外伤出血的处理方法。

擦伤出血：冲洗→消毒→包扎

擦伤大都是由于孩子摔倒造成的，一般都不会太严重，出血量也不多，但伤口会沾到地上的脏东西，所以需要先清洗干净再包扎。

洗净伤口

先用流动水或生理盐水清洗伤口，如果有异物附着在伤口上，可用无菌棉签或纱布去除异物。

止血、消毒、包扎

如果伤口流血，用消毒纱布或干净的毛巾在伤口处加压止血，待出血停止后用碘伏涂在伤口处即可。

◎ 如果伤口较深或创面较大，可用碘伏擦洗伤口周围皮肤，然后用消毒纱布包扎。

◎ 如果伤得很严重，伤口污物很难清理掉，或者受伤部位肿胀、疼痛严重、血流不止，应及时就医。

注意啦！

> 如果局部出血很容易止住，伤口也不深，一般不需要包扎和覆盖，尽量曝露有利于伤口愈合。保持伤口局部清洁、干燥是预防伤口局部感染的最好方法。

割伤出血：止血→冲洗→消毒→包扎

孩子不小心摸了刀具、碎玻璃或任何边缘锋利的物品都可能造成割伤。如果只是小伤口，加压止血后血很快能止住，就不需要特殊处理了。如果伤口较深，出血较多，就需要消毒、包扎了。

先止血

用消毒纱布或干净的毛巾按压伤口5~15分钟。

清洗消毒

血止住以后，用流动清水或生理盐水轻轻冲洗伤口，擦干后用碘伏擦拭伤口周围皮肤进行消毒。

包扎

较小的伤口可用创口贴包扎；较大的伤口用消毒纱布覆盖伤口，再用医用胶布固定。

注意啦！

> 如果血止不住，说明伤口比较深或面积比较大，要在继续按压的同时迅速去医院处理。

刺伤出血：取出残留物→挤出污血→冲洗→消毒

刺伤留下的小伤口在家处理即可，但如果伤口较深，就会有感染破伤风的风险，应尽快送医处理。但在送医之前，家长可先做一些简单的处理：

先了解伤口是否有残留刺伤物

如果残留的刺伤物有一端露在外面，可以用消毒后的镊子夹住取出；若刺伤物全部埋藏在皮肤下面，可以用消过毒的缝衣针挑破皮肤取出。

挤出污血

如果没有残留刺伤物，或已将刺伤物取出来了，家长需要用力挤压伤口，使其中的污血排出，同时也将细菌排出来，减少感染的发生。

冲洗、消毒

用流动水或生理盐水冲洗干净伤口，再用碘伏涂抹伤口，如果伤口较深，需尽快送医处理。

注意啦！

> 如果刺伤孩子的是玻璃、刀子、剪刀、筷子等比较大的物品，血管和肌肉都可能会受损，家长不要自行在家里处理，要尽快送医院处理。

孩子坠床，家长如何处理

婴儿坠床是高发事件，一般孩子长到三四个月刚会翻身的时候最容易坠床。当发现孩子坠床后，相信99％的家长第一反应就是赶紧冲过去把孩子抱起来哄，这种焦急的心情大家都理解，但这种做法其实是不对的。那么孩子坠床后，家长怎样处理才正确呢？可按照以下步骤进行处理：

第一步：不要马上抱起，先静观10~20秒

1. 如果孩子"哇"的一声大哭了起来，声音嘹亮，眼神灵活，四肢挣扎比较有力，这说明没有太大的问题，此时可抱起来安抚。

2. 观察孩子有没有活动性出血，若有，应立即加压止血，并送医处理。

第二步：观察孩子有无运动障碍

轻轻地动一动孩子的胳膊、腿、手、脚，观察有无运动障碍。

1. 如果活动自如、没有活动性出血，说明没有骨折，可以抱起来安抚。

2. 如果某侧肢体不动或一动就哭，那就可能发生骨折了。这时，不要碰他的骨折部位，以免加大损伤，立即拨打120，等急救人员来处理。

第三步：观察孩子神经系统有无异常

如果孩子出现了意识不清、嗜睡、尖叫、哭闹不止、呕吐、翻白眼等情况，要立即打120求救，期间切忌移动（包括抱起、摇晃孩子），冷静等待医生来处理。

第四步：检查孩子的皮肤，看是否有皮外伤

如果孩子没出现肢体或运动障碍，也没有神经问题，再看孩子有没有皮外伤。如果局部瘀青肿胀，一般为皮下出血，单纯性瘀斑3天左右即可自行吸收。若当孩子身上出现了瘀青，切忌用手揉搓或热敷，应用毛巾包裹冰块局部冷敷，如果3天后还未吸收，可以用毛巾热敷。

第五步：仔细观察孩子的后续表现

孩子摔伤后的24~48小时内，要留心观察孩子的睡眠、进食、玩耍等规律是否有改变，尤其要注意创伤后特别爱睡觉的孩子，以免孩子出现内伤而疏忽。观察2天后，如果孩子神志清楚、行为正常，就不用担心了。

孩子意外骨折的紧急处理

我们知道，婴幼儿的骨骼发育还很不成熟，容易造成外伤和骨折。所以，家长在看护孩子的时候一定要多加小心，避免骨折的发生。但如果怀疑孩子骨折了，家长也不要惊慌失措，采取正确的方法，尽量把伤害降到最低。

第一步：不要移动孩子的骨折部位

孩子发生骨折后，局部会明显肿胀或畸形并有骨擦音，孩子也会因剧烈疼痛而哭闹不止，家长应避免搬动孩子骨折的肢体，也不能让孩子自己乱动，以免进一步发生错位，损伤血管和神经。

第二步：打120，固定受伤的肢体

确定孩子骨折后，家长先拨打120，在等待救护车时，可先把孩子的骨折部位处理一下，但也要分情况处理：

◎ 四肢骨折：可找夹板附于患侧肢体上，在夹板和肢体之间，垫一层毛巾，用带子捆绑，应松紧适宜，超过上下两个关节，四肢固定时要曝露手指脚趾，以便观察指部位血液循环情况，随时调节夹板的松紧。

◎ 脊柱骨折：把孩子留在原地，千万不能随意搬动，要等待救护人员来处理。一旦搬动不当，会损伤脊髓神经，孩子很可能会终身瘫痪。

◎ 开放性骨折有出血时：应用干净纱布或毛巾压迫止血，以免造成更严重的损伤和感染。

注意啦！

不管是什么情况，如果怀疑发生了骨折，家长都要按骨折来对待患儿，动作要轻柔，不要急着脱去衣裤。在没有经过医生诊断前，万万不可给孩子按摩、热敷等，以免造成二次损伤。

孩子意外脱臼的紧急处理

脱臼通常发生在关节活动度大、关节囊较松弛的部位，比如肘关节、肩关节等，孩子的骨关节还没发育好，一不小心就可能引起关节脱臼。其中，肘关节的桡骨小头半脱位在婴幼儿肘关节脱臼中最为常见，又被称为"牵拉肘"，俗称"错环"。引起脱臼的原因主要是拽孩子起床或给孩子穿脱上衣时，拽孩子的肘部用力过猛；孩子走路、上下台阶或摔倒时，家长突然用外力向上提拉孩子的手臂；小孩朝前方摔倒时本能地用手掌或肘部撑地等。当意外发生后，家长也不用过于紧张，正确处理就可以了。

如何判断孩子脱臼了

◎ 脱臼是非常疼的，孩子发生脱臼时，会突然大哭大叫起来；会说话的孩子会指着受伤的部位说疼。

◎ 脱臼关节功能会受到限制，不能自如活动、抬举或拿任何东西。

◎ 受伤关节的韧带和肌肉会受到牵拉，触碰伴随剧烈疼痛，故孩子会抗拒大人触碰受伤部位。

意外脱臼后如何处理

当孩子发生脱臼，家长千万不要去勉强活动他受伤的关节，更不要自行给孩子复位，以免增加或引发二次创伤。正确的处理方法是适当固定孩子的患肢，第一时间送医治疗。

◎ 桡骨小头半脱位的固定方法：用大围巾折成三角形，将孩子的患肢悬吊在胸前。

◎ 肩关节脱臼的固定方法：用绷带、衣物、布条或围巾等，将脱臼的胳膊与躯干捆绑固定。

复位后如何护理

◎ 复位后仍然要固定患肢1~2周，不宜做大幅度的活动，以免引发习惯性脱臼。

◎ 在孩子脱臼康复后，要注意加强上肢的功能锻炼，比如引导孩子多做前臂旋转动作，增加孩子上肢的肌肉功能和环状韧带的紧张度，有利于防止关节脱位。

孩子被猫狗抓伤或咬伤后如何处理

现在家里养猫、养狗的越来越多了，所以孩子被猫狗抓伤、咬伤也是时有发生的事。孩子一旦被猫狗抓伤、咬伤后，即使是小伤也千万不可大意，除了可能会出现伤口感染、发热、败血症等，最大的危险是患上狂犬病。要知道，狂犬病一旦发病，死亡率是100%！所以，家长需要立即对伤口进行紧急、正确的处理。

第一步：尽快彻底冲洗伤口

立即用流动的水、肥皂水或者含有其他清洁剂的水反复冲洗伤口20~30分钟，再用大量清水清洗10分钟。

第二步：用2%～3%碘酒或75%酒精擦伤口

彻底冲洗后，可用2%～3%碘酒或75%酒精给伤口消毒。但不要包扎，也不要涂抹软膏。如果家里没有碘酒或酒精，应彻底冲洗后马上到就近就医请医生处理。

第三步：注射狂犬疫苗和（或）抗狂犬病免疫球蛋白

伤口彻底处理后，带孩子到就近的疾控中心接种狂犬病疫苗，如果伤口较深、较多、有污染、伤处在头颈面部等，建议注射狂犬疫苗的同时联用抗狂犬病免疫球蛋白。

注意啦！

狂犬病疫苗接种共有5针，分别需要在第0、3、7、14、30天各注射1针。要按规范全程注射，然后可抽血检验血清内中和抗体效价。若没能及时接种疫苗，即使错过了最佳注射时机，也要注射，注射总比不注射好。

孩子溺水的急救方法

据统计，造成幼儿以上的孩童死亡原因，第一位的便是溺水。只要有水的地方就潜藏着溺水的风险，小孩子把脸放到洗脸盆和水盆中导致窒息的意外也不少。孩子溺水2分钟后，便会失去意识，4~6分钟后神经系统便遭受不可逆的损伤，时间再长就会导致死亡。所以，家长除了要立即拨打120外，还应学会溺水的现场急救方法，以减少悲剧的发生。

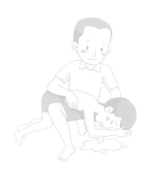

第一步：迅速将孩子脱水上岸

以最快的速度将溺水的孩子从水里救上来，若孩子溺入深水中，家长宜从背部将孩子的头托起或拉住他的胸部，使其面部露出水面，然后将其拖上岸。

第二步：清除口鼻里的堵塞物和积水

溺水的孩子气道经常会有泥沙、水草或积水堵塞，孩子被救上来后，要使其头朝下，立刻撬开其牙齿，用手指清除口、鼻内的杂物；然后让孩子俯卧在家长的大腿上，使其头、足下垂，然后颤动大腿或用手掌迅速连续击打其背部，使其呼吸道内积水倾出，并确保舌头不会向后堵住呼吸通道。注意倾水的时间不宜长，以免延误心肺复苏。

第三步：进行心肺复苏术

对呼吸、心跳微弱或刚停止的孩子，迅速进行口对口（鼻）式的人工呼吸，并施行胸外心脏按压，具体方法可参照"呼吸困难或心脏骤停时如何急救（详见第292~293页）"里所讲的心肺复苏术。

第四步：不论有无脱离危险，都要送医检查

经现场初步抢救，若孩子呼吸心跳已经逐渐恢复正常，可让其服下热茶水或其他汤汁后再送医检查。如果一直未脱离危险，就要坚持做心肺复苏至急救医生到来，并尽快送医抢救。

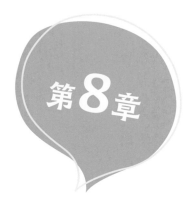

第8章

感知孩子心理，
心理健康与身体健康同等重要

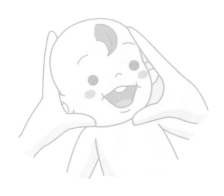

　　有些家长说："孩子吃得好、睡得好，长得白白胖胖的，这样就是健康的。"这样理解是不完整的。因为婴幼儿的健康成长不仅是指身体上的，还有心理上的。让孩子保持健康的心理、愉悦的心情，不仅可以避免心理疾患，还可以减少各种躯体疾病，更会对孩子的一生产生深远的影响。

家长要了解孩子情绪表达的方式

　　孩子自从出生起，就逐渐有了自己的心理活动，且随着年龄的增长，心理活动越来越丰富。但他们还不能像大人一样用语言准确表达自己的想法，常常要依靠声音、表情、姿态、动作等来表达自己的内心状态。所以，家长必须仔细观察，学会识别孩子的情绪，不要因为孩子不听话就随便处罚或者责骂。那么，孩子到底通过哪些方式来表达情绪呢？

哭：这是婴儿表达情绪的一种常见方式，比如饿了、困了、便便了、感觉冷或热、疼痛、身体不舒服、害怕、生气、吸引家长注意力等，都是通过哭来传达自己的情绪。

攻击性行为：当孩子心情压抑，精神压力大或生气、愤怒，而又不能用语言表达出来时，咬、打、抓、骂、威胁等攻击性行为，就会成为发泄情绪、减轻心理压力的一种方式。

睡不好：孩子情绪以及心理状态的变化对睡眠的影响很大，当孩子感觉烦躁、生气、愤怒、害怕、焦虑或抑郁时，常表现为睡眠不安，睡眠中会突然惊醒、哭泣，睡眠质量差。

反复生病：孩子情绪低落、紧张、害怕、焦虑等，会引起的自身免疫力降低，表现在身体上就是反复生病，比如很多孩子入园就生病，很可能就是孩子不适应，很焦虑，借由生病来获得宣泄。

孩子情绪表达的方式

拒食：孩子如果没有生病，却总是拒绝吃饭，家长就应该要留意了，这可能是孩子出现某种无法化解的情绪，这时家长不要强迫孩子进食，而应与孩子及时沟通了解他们的想法。

说谎和欺骗：孩子说谎只是一种描述事情的方式，是根据自己的需要而夸大或扭曲事实，并不是真正的谎言，也通常不知道这种行为的后果，所以，这其实是孩子焦虑和情感得不到满足的表达体现。

过度忧虑：有些孩子不仅对经历过的危险、灾难等感到害怕，还会对自己想象中的事情、即将发生的事情过度担忧、害怕，甚至发展到对任何事物都表现出恐惧，这就不正常了，容易导致孩子性格的变化，所以，当发现孩子过度忧虑的时候，家长要及时疏导。

哪些因素会影响孩子的心理健康

我有个朋友是幼儿教师，她说幼教工作很不好做，因为很多刚入园的孩子都会表现一些不好的情绪，比如自私、任性、脾气差、害羞等问题，老师们通常要花很多的时间和精力在这方面。这是为什么呢？其实是因为孩子在个性和心理品质形成的关键时期受到了不良的影响。那么，影响孩子心理健康的因素有哪些呢？

家庭结构：一个家庭里，亲生的爸爸、妈妈都在，那就是健全完整的家庭结构，反之，在单亲家庭、再婚家庭、寄养家庭等生活的孩子，往往得不到应有的关怀和照顾，缺少欢乐和睦的家庭气氛，也没有安全感和幸福感可言，那孩子又怎么能形成健全的人格呢？

家庭氛围：在轻松、愉快、和谐的家庭氛围里长大的孩子，通常性格活泼、开朗、谦逊、合群；相反，父母吵架、厮打，或家庭成员之间关系恶劣等，都会使家庭氛围变得紧张、压抑，孩子就会出现暴躁、冷漠、孤独、焦虑、抑郁等心理障碍。

家长的教养态度与方式：有些家长好包办代替，什么都替孩子规划好了，这样养出来的孩子通常会缺乏独立思考的能力，不自信；而有些家长是完全放手，不对孩子提要求、立规矩，结果让孩子变得自私、没有自制力，常会出现攻击性行为。这两种教养态度和方式都不对，正确的做法是：既要让孩子学会独立自主，又要在一旁引导和要求。

祖辈或保姆代养：父母工作忙没时间带孩子，只能由长辈或保姆来带，可在他们眼里，带孩子主要是看好孩子的安全和饮食，怕孩子受伤就限制孩子的活动，孩子做出不良行为也不会纠正，结果使孩子变得胆小懦弱、依赖性强、蛮横无理等。

影响孩子心理健康的因素

家长的文化素质和心理素质：家长是孩子的榜样，家长的一言一行都会潜移默化地影响着孩子的心理成熟和生长发育。家长爱学习，也会引导孩子多读书，锐意进取；家长脾气暴躁，动不动就发脾气、摔东西，孩子耳濡目染，也会在生气的时候大喊大叫摔东西。

孩子的这些不良情绪和心理问题怎么应对

孩子在成长的过程中，总会出现各种各样的坏情绪或一些心理障碍，比如发脾气、焦虑、嫉妒、任性等。有些家长觉得这些不是什么大事儿，孩子长大了就好了。其实不然，如果在孩子的不良情绪刚出现时不重视、不正确引导，问题就会越来越严重，对孩子以后的人格发展和社会交往都非常不利。所以，家长一定要重视起来，掌握一些正确的处理方法，以促进孩子心理的健康发展。

发脾气

这样的场景家长们不陌生吧，孩子用哭闹来要挟妈妈，以达到自己的要求。我女儿小时候也有过这样的情况，稍不如意或受点挫折就大发脾气，为什么会这样？家长该怎么办呢？

孩子为什么会发脾气

爱发脾气多是在孩子在1岁前后出现的，因为这时候孩子开始有了自我意识，当他意识到自我后，就渐渐有了自己的主张，

> **场景再现**
>
> 商场里，一个3岁的小男孩想要买玩具汽车，妈妈跟他说家里有类似的汽车了，不能再买了，孩子不干，坐在地上大哭、耍赖，拉着妈妈不让走，妈妈又生气又尴尬。

甚至变得任性、固执。他相信自己什么都能做，什么都想亲自尝试，结果却发现好多事他还不能做或做不好。当事实和自己的想法出现差距时，孩子的内心就会产生矛盾，想要发泄出来，难免会哭闹、发怒、打人或扔东西，其实，这也是孩子分散心理压力的表现。而且，随着孩子自我意识的发展，孩子发脾气的次数会越来越多，情绪越来越不稳定，亟需家长的正确引导。

孩子发脾气，家长怎么办

接纳孩子的坏脾气

面对发脾气的孩子，最忌讳的就是家长比孩子更加愤怒，这对解决问题一点帮助都没有。家长首先要理解孩子发脾气是在表达自己的情绪，家长应该接纳他们的情绪，然后心平气和地抚慰他们。

态度坚定，家庭成员意见要统一

面对孩子的坏脾气，家长的态度要坚定，不娇惯，不纵容，家庭成员的意见要统一，不能父母不同意，祖父母背后偷偷满足孩子，那样孩子就学会了"看人下菜碟"，在宠着他的人面前耍性子，让父母的决定失去意义。

冷处理

当孩子发脾气、无理取闹的时候，家长再着急、生气，也尽量不要表露出来，可以采取不理睬的方式淡化处理，但不要走开，把孩子自己丢下，那样孩子会没有安全感，像我女儿小时候哭闹发脾气时，我就在一旁看着她哭，直到她冷静下来我再去跟她沟通。

鼓励孩子表达内心想法

当孩子冷静下来以后，家长要引导孩子说出自己的感受和内心的想法，因为小孩子是不会无缘无故发脾气的。当孩子能积极地用语言描述的时候，那恭喜你，说明孩子已经开始拥有情绪管理的能力了。

适当惩罚

有些孩子可能当时接受了家长的决定，但下次还会再犯，所以，家长要跟孩子约定好，下次再无理取闹、乱发脾气就要接受惩罚了，比如取消他喜欢的一项活动，减少看动画片的时间等，让他明白，发脾气不但达不到目的，还会影响其他福利，让他下次在发脾气前慎重考虑，逐渐改掉乱发脾气的毛病。

嫉妒

右侧场景再现中小轩的表现明显是一种嫉妒心理，我平时在和家长聊天时，很多家长也认为自己的孩子有嫉妒心，比如当妈妈搂抱别的宝宝时，或夸赞其他的小朋友时，孩子会有不高兴的情绪，甚至会发脾气。

孩子为什么会嫉妒

嫉妒是一种心理现象，是当他人在某些方面超过自己，导致自身欲望得不到满足而产生的排挤、不安、痛苦、怨恨、破坏等负面情绪。其实，每个人都或多或少存在着嫉妒心理，只是孩子年龄小，嫉妒心理很容易外露而不加掩饰。那么，嫉妒是怎么产生的呢？

◎ 感觉自己被忽略：婴幼儿还处在以自我为中心的世界里，总是希望自己一直处于被关注的焦点，无论是大人的关爱，还是食物、玩具，什么都想独占。当有"竞争者"出现时，就会产生排斥、愤怒的嫉妒情绪。

◎ 攀比：孩子都争强好胜，认为自己最棒、自己的东西最好，如果有别人比自己好了，嫉妒心理就产生了。有些家长总是不自觉地拿孩子与他人比较，比如："你看，××都会自己穿衣服了，你怎么还不会。""你怎么这么不听话，看××多乖！"这样的比较会让孩子变得越来越不自信，嫉妒和讨厌的心理也会越来越强烈。

◎ 比别人差：每个孩子渴望被称赞、被肯定，可当发现自己做不到的某些方面，别人却能做得很好，还得到了大家的称赞与表扬，这时孩子就会出现嫉妒心理。

场景再现

邻居家的莉莉来小轩家里玩，两个孩子一起搭积木玩，莉莉搭了城堡，很好看，大人们都夸她。小轩看了很不高兴，一下子就把莉莉搭的城堡推倒了，还冲莉莉大喊："这是我的积木，你别在我家，你走！"吓得莉莉哭了起来。

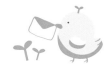

如何帮助孩子克服嫉妒心

同情和理解孩子的嫉妒情绪

小孩子的思想是很单纯的，心里怎么想的就会怎么表现出来，所以，家长要对孩子表示同情和理解，切忌大惊小怪，更不要责骂。等孩子平静下来，要告诉他"妈妈爱你"，这样可以安抚孩子的情绪。

倾听孩子的心声

当发现孩子在嫉妒时，家长要细心观察孩子嫉妒的原因，并鼓励孩子把想法表达出来，比如"你喜欢小朋友的玩具，但你没有，所以很不高兴是不是？"这样孩子知道你理解了他的感受，会更愿意跟你沟通。

多关注孩子

如果孩子经常有嫉妒情绪流露出来，可能是你对孩子的关注和爱护太少了，有些家长会强迫孩子将自己的玩具、食物让给弟弟、妹妹或其他小朋友，这样的孩子更容易产生嫉妒心理。对小孩子来说，父母的关爱就是安全感和归属感的来源，多关注孩子，多花一点时间陪伴孩子，可以减少嫉妒心理的滋生。

帮助孩子找到自身的优势

每个人都有自己的优势，家长既要承认别的孩子好，也要鼓励自己的孩子，帮孩子找到自己的闪光点，比如孩子唱歌不行，但手工做得好，要让孩子知道自己也有能让别的孩子羡慕的地方。

正确引导，变负面情绪为成长的动力

有嫉妒心的孩子，说明他也有很强的自尊心，希望自己得到和他人同样的待遇，家长千万别伤害孩子的自尊心，而是应该鼓励孩子积极进取，与小朋友良性竞争，这样不但能缓解孩子的嫉妒情绪，还可以让孩子变得更自信。

恐惧

恐惧是婴幼儿常出现的一种情绪，这是包括人类在内的所有动物自我保护的本能，是一种对实际或预想威胁的正常反应，一般持续时间都不长。当孩子出现恐惧心理时，家长要怎么办呢？

孩子的恐惧心理是怎么产生的

孩子的世界中，总有着许多让他们感到害怕的东西，比如像右侧场景再现中明明这样怕闪电和雷声，我女儿小时候就怕黑，有时候夜里哭醒了，说做噩梦了，有怪兽要来吃她。有些孩子还会怕火、怕猫狗等动物、怕陌生人、怕医生或警察、怕当众讲话或表演等。

场景再现

妈妈和明明在公园游玩时，突然下起了大雨，妈妈连忙带着明明到附近的室内躲雨。突然，一道刺眼的闪电从天空中划过，紧跟着传来一声惊雷，非常响，就好像在屋顶上炸了一样。明明吓得尖叫一声扑进妈妈怀了，脸色发白，泪花闪闪。

那为什么孩子会产生恐惧心理呢？原因大致有几种：

◎ 源于对这个事物或现象认知的不足或偏差，孩子按照自己的理解来想象，由此产生了害怕与恐惧。

◎ 孩子自身的某些经历会导致他们产生恐惧情绪，比如被狗咬过，那以后见到狗就会害怕，有的孩子会继而怕所有的四足动物，这是心理泛化造成的。

◎ 孩子受他人恐惧情绪的感染，也会坐立不安，在心里产生恐惧感。

◎ 家长为了图省事，常用吓唬的方法来对待孩子，比如孩子不乖，家长说："再不听话，让警察抓你来了！"孩子可能从此就会怕警察了。

◎ 当熟悉的环境发生变化时，孩子对陌生环境不适应，不知道怎么办，就会感到焦虑不安、害怕，比如孩子刚入园的时候，总要哭一段时间，就是因为对幼儿园的环境不熟悉而产生的恐惧心理。

家长如何应对孩子的恐惧心理

当孩子表现出胆小畏惧时，家长不用过于担心，因为随着年龄增长，恐惧会逐渐消失，并不会对孩子造成不利影响。但如果孩子的恐惧心理过度强烈，造成做噩梦、失眠、生病，甚至有形成恐惧症的趋势，那就需要进行必要的干预了。

家长为孩子树立良好的榜样

家长的言行会给孩子潜移默化的影响，往往家长怕什么，孩子也会怕什么，所以家长首先要克服自身不该有的恐惧心理，然后以沉着勇敢的态度和行为影响孩子，这样才会给孩子增添克服恐惧的信心和勇气。

不要惩罚或嘲笑孩子的恐惧心理

对孩子来说，害怕是内在情绪情感的一种自然流露，家长千万不要责备、嘲笑或愚弄孩子，比如当孩子听到雷声感到害怕时，家长不能说："雷声有啥可怕的？真是个胆小鬼！"这样的话，越是这样，孩子就越惊恐不安。而是应该用搂抱、亲吻或倾听等方式来安慰孩子，让孩子获得安全感，以逐步减少直至消除恐惧心理。

经常给孩子讲相关的常识

孩子惧怕某种事物或现象，常常是因为无知，一旦明白真相，其恐惧心理便会自然消除。如孩子害怕雷电，是因为不知道雷电是怎么回事，这时家长可向孩子解释雷电是怎么形成的，为什么先看到闪电后听到雷声等，当孩子了解之后，对雷电也就不会那么害怕了，还有可能激发了他的科普兴趣。

通过游戏活动矫正孩子的恐惧心理

孩子喜欢各种游戏，家长可根据孩子恐惧的情况设计一些游戏，让孩子在轻松的气氛中认识恐惧的对象。比如孩子怕看医生，怕打针，家长就可以准备一些医疗器械的玩具，与孩子一起玩看病的游戏，模仿患者和医生的动作，让孩子在游戏中逐渐消除对医院的恐惧。

如何培养心理健康的孩子

　　什么样的孩子才算是心理健康的孩子呢？独立、自主、自信、坚强、勇敢、乐观、富有同情心……总之，只要是积极向上的、快乐阳光的孩子，就是心理健康的孩子。法国儿童教育学专家曾说："一个阳光快乐的孩子是一个能自主的孩子，他有能力面对生活中的各种困难，也能在社会中找到自己的位置。"所以，家长们要在孩子个性和心理素质形成的关键时期，积极干预，努力培养一个心理健康的好孩子。

培养孩子的独立性和自主性

　　现在一个家庭里大多只有一两个孩子，却是好几个大人围着一个孩子转，舍不得孩子吃一点苦，受一点累，结果惯的孩子没有一点生活能力，连最基本的自理都做不到。就像右侧场景再现中的彤彤，本来想要自己吃饭，可是妈妈嫌她做得不好，不让她自己吃，那孩子的独立性和自主性又从何养成呢？

孩子为什么要独立和自主

　　独立性和自主性其实是一个意思，是指善于独立地、创造性地认识事物，依靠自己的力量进行思考，而不依赖别人的心理品质。大家可能也会有这样的体会，独立性强的孩子往往会独立思考，很自信，不管是在做事、适应环境还是人际交往方面，都表现得更出色。

场景再现

吃午饭的时候，1岁半的彤彤坐在餐椅上，拿着勺子吃饭，可她还不会正确用勺，把饭弄得到处都是。妈妈想把勺子拿过来喂她吃饭，彤彤不给，非要自己吃，妈妈说"你把饭都浪费了，还是妈妈喂吧。"最后还是妈妈喂彤彤吃完了饭。

通常，孩子长到1岁左右的时候，大动作和手部的精细动作都已经发展得很不错了，孩子发现可以自由地支配手脚肢体去做一些事情，意识到自身的力量，从而产生了强烈的独立需要，什么事情都想尝试一下，比如尝试着自己穿衣、吃饭、独立行走，这时候正是培养孩子独立性和自主性的敏感期，只要家长正确引导，舍得放手，孩子的独立性和自主性就会越来越好。

培养孩子的独立性和自主性，家长应该怎么做

学会放手，让孩子做自己能做的事

家长心疼孩子，好多事情都想要包办代替，这是大错特错的。有家长跟我抱怨，说孩子都四五岁了还不会穿衣服，我说这都是你溺爱造成的，怨不得孩子，在孩子想做的时候，你不让孩子做，可孩子不做，就永远不知道应该怎么做。所以，当孩子想要尝试的时候，家长就要学会放手，让孩子去做一切力所能及的事情，不要担心他做不好，多做几次就能做好了。

树立榜样并加以鼓励

孩子小时候的动作通常是由对其他人或事的模仿后产生的。家长都是一个很好的榜样，比如说叠被子、叠衣服、整理玩具、刷牙、洗澡等，我们先自己做好了，再让孩子有意识地参与进去，孩子有样学样，逐渐就会做得很好。在孩子做完事情后，不管他做得好不好，一定要对孩子进行表扬和鼓励，而不是打击和批评，孩子自信心增强了，独立性才会提高。

尊重孩子的意见与看法，让孩子自己做选择

很多家长认为，孩子还小，什么都不懂，不用问孩子的意见。这样做是不对的，孩子有了自主意识以后，就会有自己的想法，家长要鼓励孩子参与家里一些事情的决策过程，让孩子表达自己的想法，尊重并听取孩子的意见，逐渐培养孩子面对事情独立思考和决策的能力。尤其与他有关的事情，如孩子房间的装饰、床单的花色、文具的样式、穿什么衣服等，让孩子自己做选择，家长适时提出建议即可。只有给孩子选择的权利，他才会尽早独立。

不可或缺的挫折教育

右侧场景再现中熙熙的就是遇到了挫折，对婴幼儿来说，体验挫折是他们的人生必修课。熙熙在与同伴玩的时候输了，他面对挫折的应对方式就是大哭，这也代表了绝大部分孩子面对挫折的情绪反应，此时，家长的态度和应对方式就会对孩子产生极为重要的影响。

为什么孩子需要挫折教育

所谓的挫折教育，是指让孩子在成长的过程中遭受适当地挫折，让孩子通过动脑、动手来解决矛盾，从而使他们逐步形成对困难的承受能力和对环境的适应能力，培养出迎难而上的坚强意志。而这种教育也恰恰是很多孩子缺少的，现代大多数孩子都是在蜜罐里长大的，优越的生活条件加上家长无微不至的照顾，在他们成长的道路上，顺利的连一块绊脚石也没有，以至于他们幼小的心灵承受不了一点点打击，他们任性、脆弱、自我、依赖性强、独立性差、害怕面对失败、指责、猜疑，事事要求助于父母，心理上缺乏独立意识和耐挫力。这样的孩子将来如何在社会上立足呢？

当然，父母一方面担心外面世界凶险，害怕孩子以后吃亏受伤；一方面又焦虑孩子太脆弱，受不了挫折，消极沮丧。这样的矛盾心理我也有过，但我也知道，我帮不了孩子一辈子，以后的人生路都要靠他自己走。所以，家长一定要狠下心来，孩子摔倒了之后让他自己爬起来适当的对孩子进行挫折教育，这对孩子来说是一个非常重要的磨炼过程，既强化了孩子的意志，又锻炼了孩子克服困难的能力，对孩子的一生都将大有助益。

场景再现

熙熙和琪琪玩石头剪子布的游戏，谁赢了谁就可以钓一条鱼。熙熙总是输，琪琪就把小鱼全都钓走了，熙熙大哭起来，妈妈连忙过来询问原因，熙熙说："小鱼都被他钓走了。"妈妈说："那你就想办法把小鱼再赢回来。"熙熙不听，仍大哭不止，非要把小鱼拿回来不可。

家长如何培养孩子的抗挫折能力

随着年龄的增长，孩子面对挫折的能力也会不断增强，但这种能力不是一蹴而就的，需要不断地练习和积累，那在这个过程中，家长要怎么做呢？

引导孩子正确认识挫折

首先家长要做好榜样，我们对待挫折的态度和行为会潜移默化地影响孩子。家长要让孩子知道失败没有什么了不起，可以给孩子讲一讲自己的失败经历，以及是如何面对困难、总结教训和解决问题的，要让孩子相信自己能够克服困难，并为克服困难做出自己的努力。另外，家长在陪孩子看书讲故事的时候，可以特意挑选一些名人的挫折故事，让孩子了解到这些伟大的人都是在经历失败后才取得成功的，以这些名人做榜样，增强抗挫折能力，不畏困难，勇往直前。

给孩子经历挫折的机会

这是很重要的，如果孩子从来没有经历过挫折和失败，他又怎么能提高抗挫折能力呢？所以，家长不要剥夺孩子体验挫折的机会，因为孩子远比你想象的要坚强。比如孩子摔倒了，如果家长马上跑过去把他扶起来哄，孩子可能会哇哇大哭；但如果家长不理会，孩子或许当时哭两声，看大人不理他，他自己就爬起来了，继续玩。

设置合适的困难情景进行挫折教育

在生活中，我们可以为孩子设置一些合适的困难情景，既要有一定的难度，能引起孩子的挫折感，但又不能太难，打击孩子的自信，最好是孩子经过自己的努力可以克服的。比如系鞋带，家长可先帮孩子系一次，边系边给孩子讲方法，然后让孩子自己练习，家长要及时肯定和鼓励，有困难时可以指导一下。孩子在经历了由不会→别人帮助完成→自己独立完成的过程后，心理上会获得一种满足感，也会变得更有信心去面对新的困难。

让孩子富有同情心

同情心是一种对他人的不幸和困难产生共鸣，并形成对他人的关心、支持和援助的情感，右侧场景再现中小军就是一个富有同情心的孩子。同情心是婴幼儿在社会交往过程中最早获得的一种情感，是构成孩子完美个性、良好品德的要素之一。所以，家长要好好呵护孩子的同情心，培养孩子的同情心。

孩子的同情心去哪了

1. 在家里他最重要。

2. 妈妈生病了漠不关心，还要求妈妈做这做那。

3. 经常会和小朋友打架或者闹别扭。

4. 自己的物品不允许别的小朋友碰。

5. 看到小朋友摔倒了，会哈哈大笑。

6. 看到老师批评犯错误的小朋友会表现出幸灾乐祸的表情。

7. 看到小花，会顺手折断。

8. 看到路边的蚂蚁，会毫不犹豫地踩踏。

9. 虐待小动物。

…………

以上这些都是孩子缺乏同情心的表现，大家看了是不是很惊心，孩子的同情心去哪儿了？为什么会表现得这么自私、冷漠？其实，这正和家长的行为有着密切的关系。

◎ 家长的溺爱：父母给孩子的爱应该是理性的、有原则的，如果对孩子一味满足、迁就，孩子就容易养成自私、任性的性格。

◎ 家长的坏榜样：家长是孩子最早模仿的对象，有些家长对别人的困难和不幸无动于衷，也不让孩子去关心、帮助他人，觉得孩子是多管闲事，久而久之，孩子也就变得自私、冷漠，同情心的幼苗就这样在无形之中被扼杀了。

培养孩子的同情心，家长怎么做

一个没有同情心的孩子，心里装不下别人，更别说去理解和接纳别人了。所以，家长要从现在开始培养孩子的同情心。

家长做好榜样

家长是孩子的第一任老师，所以，我们首先要做个富有同情心的家长，看见有人需要帮助时及时伸出援手，给孩子做好榜样，这样才会促进孩子同情心的发展。

通过情境游戏培养孩子同情心

游戏是孩子最主要的活动形式。家长设计一些角色游戏，比如妈妈生病了，向孩子诉说病痛，并寻求帮助，让孩子感受到妈妈生病时的痛苦，帮助妈妈倒水、拿药、做家务等，以此来激发孩子的同情心。

不要扼杀孩子的同情心

比如好朋友生病了，孩子想去探望，家长却怕对方把病菌传染给孩子，不让孩子去。这种做法会让孩子产生认识偏差，觉得关心别人是错误的，甚至会对自己不利，下次他可能就不会主动去关心他人了，同情心也就被扼杀了。

鼓励孩子关爱他人

家长要让孩子多与同龄人接触，当他人有困难时，鼓励孩子主动去关心、帮忙。如果孩子察觉到了别人的困难，主动去关心、帮助他人，家长就要及时给予表扬，让孩子从内心体验到助人的快乐。

善于体会孩子的感受

当孩子遇到困难时，家长要富有同情心，关心、安慰孩子，让孩子感受到你的关爱。比如孩子把玩具摔坏了，哭得很伤心，这时家长应对孩子难过的心情表示理解和同情，并引导孩子诉说内心的感受，安慰他，而不是训斥他。同理，当他人遇到类似情形时，孩子也会主动关心、安慰别人了。

参考文献

[1] 郁晓维. 中医儿科学[M]. 北京：中国中医药出版社，2006.

[2] 王永炎，鲁兆麟. 中医内科学[M]. 北京：人民卫生出版社，2011.

[3] 申昆玲. 健康大百科：学龄前儿童篇[M]. 北京：人民卫生出版社，2012.

[4] 马冠生. 健康大百科：膳食营养篇[M]. 北京：人民卫生出版社，2014.

[5] 王新良. 做孩子的家庭保健医：儿童常见病的防治养护[M]. 北京：人民卫生出版社，2014.

[6] 李正全. 实用中医脾胃学[M]. 重庆：重庆出版社，1992.

[7] 刘慧兰. 儿科医生说：养好脾胃孩子不生病[M]. 北京：电子工业出版社，2017.

[8] 刘慧兰. 只有医生知道的小儿过敏[M]. 北京：电子工业出版社，2017.

[9] 崔玉涛. 崔玉涛图解家庭育儿[M]. 北京：东方出版社，2017.

[10] 莫源秋. 幼儿常见心理行为问题：诊断与教直[M]. 北京：中国轻工业出版社，2015.

[11] 冯夏婷. 透视0—3岁婴幼儿心理世界：给教师和家长的心理学建议[M]. 北京：中国轻工业出版社，2016.

[12] 百映，聪明宝宝：从五感律动开始[M]. 杭州：浙江科学技术出版社，2017.

[13] 韩棣华. 蹦蹦跳跳：0—6岁婴幼儿运动能力发展与体格锻炼[M]. 上海：复旦大学出版社，1995.

[14] 中华人民共和国教育部. 3~6岁儿童学习与发展指南[M]. 北京：首都师范大学出版社，2012.